U0113633

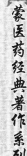
蒙医药经典著作系列

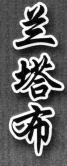

兰塔布

德司仁·桑杰嘉木苏 著

通辽市蒙医研究所 编译

内蒙古科学技术出版社

图书在版编目（CIP）数据

兰塔布/德司仁·桑杰嘉木苏著；通辽市蒙医研究所编译. — 赤峰：内蒙古科学技术出版社，2020.3

（蒙医药经典著作系列）

ISBN 978-7-5380-3197-3

Ⅰ.①兰… Ⅱ.①德… ②通… Ⅲ.①蒙医 Ⅳ.①R291.2

中国版本图书馆CIP数据核字（2020）第033166号

兰塔布

著　　者：德司仁·桑杰嘉木苏
编　　译：通辽市蒙医研究所
责任编辑：季文波　那明　张继武　马洪利
封面设计：王　洁
出版发行：内蒙古科学技术出版社
地　　址：赤峰市红山区哈达街南一段4号
网　　址：www.nm-kj.cn
邮购电话：0476-5888970
排　　版：赤峰市阿金奈图文制作有限责任公司
印　　刷：内蒙古爱信达教育印务有限责任公司
字　　数：340千
开　　本：880mm×1230mm　1/32
印　　张：13.5
版　　次：2020年3月第1版
印　　次：2020年5月第1次印刷
书　　号：ISBN 978-7-5380-3197-3
定　　价：58.00元

如出现印装质量问题，请与我社联系。电话：0476-5888926　5888917

编译委员会

编译说明

　　《兰塔布》是蒙医经典著作《四部医典》的第三部《秘诀医典》之增补。该部医学著作原版是藏文版，是著名医学家德司仁·桑杰嘉木苏的医学巨著，完成于1691年。以乎日业医药大学（蒙古国）的名医罗布桑扎木苏、给凌嘉木苏等前辈将其蒙译，1746年哈拉合太吉斯冷拉喜用木版发行。以1987年8月特木热老师核对抄写的蒙文版（内蒙古人民出版社出版）为蓝本汉译。通辽市蒙医研究所从2014年4月起承担该著作的汉译任务。

　　桑杰嘉木苏是藏族人，出生于1653年，他从小就聪明伶俐，并受到很好的教育，8岁那年跟随第五世达赖学徒。1705年去世。他一生共创作27部著作。

　　蒙医《四部医典》第三部《秘诀医典》共92章。本书共133章，其中128章是各科临床疾病诊疗方面的内容，其余5章是临床诊疗相关内容，如病之根原、养老滋补、壮阳、求子法、妙音法等。本书是一部集理论、临床、养生保健于一体的综合性著作。书中把疾病分为基础疾病赫依、希拉、巴达干、楚苏、协日乌苏、浩日海等20类，共有1200种疾病，简述了404种疾病的诊疗方法。尤其对温病的诊治方面，增补瘟疫传染病的命名、病因、分类及诊治方面的详细内容，填补空白，提供了诊治瘟疫传染病的宝贵资料。

　　原著编写时参考了大量的医学文献，包括已出版的或未出版的民间流传的医学著作、相关医学方面手抄本等，如《四部医典》以外的《白琉璃》《蓝琉璃》《甘露瓶》《祥雄轮医疗手册》，根部医典肉剂之《扎布玛》《花册》《红册》，《松石封面医经》，"上师深奥松石封面医学小册子"，《医药王藏》等等。寻访名医广采博征，收纳各个医学派的要方、名方、验方、秘方，征集了民间诊治零星杂病的偏（土）方等，丰富了《四部医典·秘诀医典》的内容，著成科研、教学、临床、保健等医务人员必备的医学著作。

原著详细阐述了疾病的病因、病缘、分类、诊治。在治疗方面明确分为药治、外治、饮食、起居，另外还含有一些精神和心理疗法方面的内容。

虽然涉及疾病种类繁多、内容丰富、症状错综复杂，但病因分析清晰、思路明确、诊察准确、治疗对症，药物采集时间、地区以及配方等均详细，对使用名方、验方、秘方、土方和创制新方等非常严谨，具有较强的实践指导意义，被称为医学诊疗宝典。

我们承担《兰塔布》这部医学著作的汉译任务感到很荣幸，压力也很大。这是一部集医学理论与实践之大成的医学著作，包括文史、宗教和医药等诸领域，涉及古印度梵语、藏语和古代蒙古语及密语等，由此可知其翻译的艰巨性。即使这样，我们还是义无反顾地承担了此项任务，翻阅大量的资料，向专家学者请教，全组工作人员共同努力做好此项工作。

在编译过程中坚持辩证唯物主义和历史唯物主义，以继承、发扬、整理、提高蒙医药宝贵遗产为宗旨，以严肃、科学、谨慎的工作态度全身心投入翻译工作中。首先选定汉译的版本，其次确定用白话文编译该著作，坚持以直译为主、意译或音译为辅的翻译原则，有些需要解释的文字和内容以括号形式注明。秉持尊重历史、服务当今的翻译理念，为使读者更直截了当直面历史，尽量做到翻译不走样、不臆造，原汁原味地再现原著的医学思想和文化，如"藏羚羊角、虎爪、熊胆"等保护类动物药现已禁用，本书仍按原样译，仅供研究者参考，实际使用时要寻找替代品。坚持按原著叙述特点，反映原著的完整性和历史风貌，但对缺乏科学性及有迷信色彩的内容未翻译。

　　蒙医经典著作《兰塔布》汉译本即将与读者见面，此书适合蒙医医务人员和其他各民族医务工作者参考使用。由于我们水平有限，加之受参考资料缺乏等因素的制约，书中难免会出现这样或那样的问题，恳请各位同仁及广大读者不吝赐教。

目 录

第一章　病之根原

称之"甘露精要八支秘诀医典增补法,清除宿疾热折磨的嘎布日,斩断随时死亡索命套索的利刃"医药著作《兰塔布》是也。

以身、语、意之崇拜向聚"三身""俱威大法"(五世达赖)敬礼,为了保佑眷属及众生如愿安康,祈求恩泽,脱离浊劫孽业所致"瘟疫"染身而随时死亡之灾难。

讲诲普天形部:显身自两大集聚(福泽集、吉祥集)智慧之海者慈悲之医药佛以万丈光芒之术而能灭黑暗者,照耀浊劫乱世之黎众黑暗痛苦者对七医药佛虔诚叩拜。

讲病因分类部:谓之悲悯众生之医药大师至尊者而不为过,念诸善逝之义者,拯救于随时死亡,保佑今生与来世幸福之厚德甚多,怎能不崇拜。

讲非完美部:观其智慧玄妙的变化美轮美奂医药坛场之神奇,在其上如同升起的太阳明智仙长愿将永远活在我心房而快乐。

讲渊博的知识:对谓之极乐世界诸天净土怙主共生"拂尘沙",凡是静怒坛城聚全(一切静与怒聚为坛场)转世之佛、威震三界的巴达忙壮乃大师赞颂也。

讲普天形部:雪域圣贤丛林繁茂智慧(医学)之树,散发出三教芳香气味使百叶颐悦者住居三界生灵之上首者宗喀巴胜乎哉。

论述调理因缘:向静与怒胜坛场,为一统者,浊劫之时悲悯众生尽享袈裟劲舞者欢歌起舞,诸宗之大德圣主者"威震笑面佛"顶礼膜拜。

论吉祥之美：能祛除躯体病魔者、讲述医学巨典《四部医典》之意生大仙等，以及天神、仙人、外道徒、佛教徒、天王帝释、圣母、仙女均喜欢的仙境。

论集与非集部：胡图格图佛国圣地班智达圣贤辈出，其道之智悲具足玉兔（月光）医学光辉者，纳迦遮纳高勒布罗如布大师、善根巴布大师、月现喜达瓦沃迦等敬礼之方者也。

论聚集部：佛土腹地，泱泱学问之海洋佛语求渡医者之王以精勤之舟每足求渡者培如遮纳、仁钦桑布等大译师是跪拜之方也。

论述医术之美部：向精通五门学问佼佼者大圣化身真正祛除"三毒"（谓之三毒为赫依希拉巴达干病理学之所称）病之医药王、与巴达忙壮乃无别者宇妥·元旦贡布大师由衷跪拜。

论述吉祥之美饰：永远崇拜于妙音慈祥仙女，虽然其等形象无数，但是吉祥天女法者，终生崇拜之，恩泽吾心，祈拜也。

论述两种现象部：成为有情性命尊严标识的甘露精要，如慧开启佛母行空母香唇而甜蜜预言的，咯拉巴拉迪-翁赛、多本扎巴等发掘出了被埋藏的《四部医典》应是敬礼之处也。

论集会与非集会部：它们所秉承医学深奥精华虽然被无善巧愚昧之水污甚而杂，皆能分得一清二楚的俱足善察热症之北方医学派名医那木吉拉斯冷，苏日瓦-尼玛尼德道尔吉等怎不敬仰！

论身价及资质部：虽然没有发挥过威望神医之光辉，但是没有任何言语的错误导致迷乱过《医典》的意义和治疗方法。盼望解除众生疾病的痛苦，并向往着创造众生的富贵与安康。

论狰狞面目象部：大悲大慈世上的众生，有慈祥的内心（功能），被误认为狰狞、恐惧、凶恶、猛烈之身的药神，皇帝的御医，奉献于超出世界与世界之神。

论未积之部：有宏论辞藻如虹者，将罗如尼杰布捧在手中，在临床实践中空空如也，虽没有冰片白粉弥漫，但阐述《医典》要义秘诀却无一言谬误之述。

论不平等形象部：冰巴张瓦-那木吉拉斯冷、苏日瓦-尼玛尼德道尔吉、光朝克班代、曹玛德仁钦等都是古代出类拔萃的圣人，他们有超出众人的医学知识和医学技术，能较好地解决疑难杂症，也能处理好错综复杂的危重疾病。

论身份资质部：因三根五行失调而形成的内乱，可导致多种疾病。正确地分别诊断这些疾病，全身疾病的诊疗方法共有九十二章，其中明确地讲述了疾病的病因、病缘、分类、症状、诊断、治法等。

论共同部：虽然阳光普照万物，但也有永远得不到阳光的地带，这是大自然的规律，同样也有智慧超众的医药大师们难以治愈的疑难杂症，以及粘病、瘟疫等传染病。

论合作部：用医学知识来讲述人体内外学结合于神化内容的"医药大典"，研究它的深奥含义。功德无量的增补方法。

论单形部：由于体内发生内乱而诱发疾病，医治这些疾病的医药大师，断除突发病而死亡的能力。

论相同功能互补部：令人讨厌的猛兽有爬行动物蛇类，麝香等尚好的药物炮制使用，把这些珍贵奇材药物好好收藏，用于医治疾病为好。

《四部医典·秘诀医典》中讲述，众生中最高贵的是人类，由于疾患之故，坠入轮回；由于愚昧无知，不能正确理解功与过的关系；

由于贪欲之故，做了许多恶孽；由于嗔怒之故，伤害他人；由于妒忌之故，产生了嫉妒之心；由于骄傲之故，对他人产生了歧视。凭这些聪明智慧做着一切无意义的事情，轻视正法，得不到永世长存，长期蓄积恶意，所以转于轮回之中，经历着各种各样的丑习，所以宿业与罪过之中产生了谓之四百零四种疾病，使人们受到病魔的折磨，导致身心得不到安宁。在《论述医典》记载之要讲述所有疾病的病因只有一种，即自己未觉悟引起愚昧，如同鸟类飞在天空，影子离不开自己。

众生虽于世界上安详、长存，但愚昧缘故总是受病魔的折磨，尤其是病因是愚昧引起的贪欲、愤怒、愚昧三者之毒，产生了赫依、希拉、巴达干三弊（毒）。因此总热时在《医典》所述，隐性病因是愚昧引起的嗔怒。因愚昧而形成烦恼的五毒，因此嗔怒是产生希拉的内因，因为无愚昧者无烦恼，无烦恼者不会产生嗔怒，无嗔怒就不会产生燥热。也就是说无愚昧者无烦恼，无烦恼就无贪欲，无贪欲就不会产生赫依病。也可以说无愚昧就无烦恼，无烦恼就无愚昧者，就是说无愚昧者不会产生巴达干等寒病。所以因愚昧而产生烦恼，且三种烦恼诱发三种病因。在此没有展开讲述先天性疾病的种类及疾病名称，但是也有假象的愈症，也有先天性囊性疾病，阿达作崇症，旁系性前世宿业病等四种疾病，一切疾病都归纳于三弊（三毒）范畴。

众生机体和作祟、三弊（毒）疾病的分类以及治疗疾病之药物等四施都归属于五元（行）学，从而使用药物也要结合疾病的轻重缓急等。例如，赫依病在十所害者（七素三污）依存于骨骼，风寒属于赫依发病居位，夏季及黎明、傍晚属于赫依病的发作时季。人体七种特征中，赫依特性，在年龄方面赫依病多发于老年人，赫依所居处是腰髋部以及下身，胃三阳中调火赫依盛或衰，体质弱，抵抗力减弱，经常进食生赫依之饮食等，具备患赫依病十个要点则病情十分严重。其中具备六七个要点则病情中度，具备一两个要点则病情较轻。要根据上述病情，饮食起居，药物外治等正确地调理四施，确切地弄清病因，要准确掌握各种疾病的诊疗方法，关于所有疾病的治疗《四部医典》中有明确的记载。但是人到老年（60岁）以后，因种种因素体质衰弱，抵抗力下降，自然灾害以及阿达作祟，发生瘟疫，巴日巴达传染病传播，此病侵入途径又明确，与任何疾病合并，随时会危及生命。那些病毒、病菌侵入身体要害部位，则生存机会渺茫。

因此，为了刚刚出道的门（学）徒们在行医中易懂理论知识，好掌握诊疗方法，要详细明确讲述理论联系实际的方式，并分解为各个章节，分别讲述。

病之根原：总赫依病，阿敏赫依病，狼头赫依病，赫依血病，赫依性气喘，希拉、巴达干合并症等。

瘤疾症：未消化病，痞瘤症，浮肿病，水肿病，水臌瘤疾病，消瘦瘤疾病等六种。

温病：温病（总热症），诊病四纲（无误要诊），热症山滩界，未成熟热症，增盛热症，虚热症，隐伏热症，陈热症，浊热症，伤热症，紊乱热症等十一种。

瘟疫症：包括传染病，天花痘疹，麻疹，咳嗽等四种。

粘疫热症：脑刺痛，白喉病，急刺痛症，粘痧症，粘痢疾症（粘肠刺痛），腮腺症，丹毒，霍乱病，炭疽，粘疔痈，粘角弓反张，粘黄疸，内炭疽症，隐性粘，粘独痛，粘凹凸症，耳下肿和粘阿玛如等十八种。

脑胸部疾病：脑病，脑部浩日海病，眼病，耳病，鼻病，口腔疾病，牙和牙龈病，疙瘩病，胸腔中各脏器疾病等。

脏腑疾病：心和肺病，肺脓病，肝病，脾病，肾病，遗精症，胃病，小肠病，大肠病，肠道陈旧病等十一种。

阴部病：男性病和女性病两种。

其他各种疾病：有喑哑病，食欲不振，口渴症，呃逆症，呼吸不畅症，脏腑绞痛症，浩日海病，呕吐病，腹泻症，便秘，尿闭，遗尿，热性腹泻，痛风，关节风湿症，布氏杆菌病，协日乌苏病，白脉病，肾脉病，皮肤病，疣症等二十一种。

零星杂症：总的疾病，烧伤，乳痛肿，腋臭，骨刺等五种。

先天性疾病：疖痈病，痔疮病，丹毒病，苏日亚病，腺病（淋巴结病），疝气，脚肿病，阳痿病等八种。

小儿病：分娩法，婴儿保育，小儿疾病，小儿阿达病，鸟疫等五种。

妇科病：总的妇科病，妇科具体疾病，妇科常见疾病，妇科绝育疾病等四种。

精神类疾病：宝迪那尔·阿达病，癫狂病，痫病，米尔黑病，萨病，哈日协日乌苏病等六种。

创伤病：头部创伤，颈部创伤，胸部创伤，四肢创伤，总的创伤等五种。

中毒症：合成中毒症，不适合引起中毒症，肉毒素中毒症，肌肉中毒症，天然中毒症，梅毒（接触中毒），狂犬毒等七种。

欲念症：壮阳，不育症两种。

妙音法，补阳等一百三十三章，要展开讲有一千二百多种，在此简述四百零四种疾病，侵害众生生命及身心健康疾病无遗漏，明确地讲述了人体从头到脚各种疾病的病因、病缘、诊疗方法等。

　　增补甘露精要八支秘诀医典，祛除一切病魔折磨的嘎布日，断非时死亡之索利刃者《兰塔布》第一章病之根原（病因）论述结束。

第二章　赫依病

赫依是一切疾病的向导，也是一切疾病的收尾，遍布周身。一般疾病的激化，皆为赫依所致。下面从赫依病的病因、病缘、分类、诊察症状、治疗等五个方面讲述。

病因：因为愚昧导致贪欲而诱发疾病，一般来说是具有六种特性的赫依。

病缘：由于过量进食味苦、性轻而粗糙食物，房事劳累，少食，失眠，空腹时过度劳累，言语过多，失血过量，上吐下泻，被寒风吹袭，悲伤，哭泣，愁苦抑郁，絮语叨叨，长期缺乏营养，极力忍住或强力挤压大小便等均诱发赫依病。

分类：赫依病虽有二十多种，但可概括分为脑赫依病、心赫依病、肺赫依病、肝赫依病、肾赫依病、大肠赫依病、胃赫依病、骨骼赫依病以及合并希拉和巴达干等十种赫依病。

诊察症状：从疾病的病因、症状体征、利弊等三方面诊察。

诊察病因：由饮食起居等外缘所致的疼痛者，可确诊为赫依病。准确无误地分析病因十分重要。

诊察症状体征：有总体和具体两种。

总体症状：脉象空而虚，尿清如水、搅动后则稀而不黏，想走却浑身乏力、心神不宁，头晕目眩、耳鸣，舌赤、干糙、苦涩，游走性刺痛，畏寒战栗，活动时全身疼痛，懒怠懒动，僵、缩、裂、折，抽，被束缚感，移动便剧痛，失眠，哈欠，爱伸懒腰，易怒，髋、腰、全身关节麻木，后颈、眼窝、面颊、前胸皆疼痛或刺痛，赫依诸穴位开启有压痛，有时干呕、黎明时咳出泡沫痰，腹胀，腹鸣，傍晚和黎明时消化后疼痛剧烈。

具体症状：

赫依病：头晕、头昏、耳鸣、呕吐、颠覆、感到天旋地转等症状。

心赫依病：周身颤抖、胸闷、思维紊乱、语无伦次、头晕目眩、少眠、气喘等症状。

肺赫依病：睡眠减少，痰液不易排出，干咳，咳出泡沫痰，夜间咳嗽加重，眼睑肿，浮肿，呕吐等症状。

肝赫依病：呃逆，胸部刺痛，脊肉疼痛，食欲不振，视物模糊，早晚肝区不适等症状。

胃赫依病：气喘，腹胀，空腹呃逆，胃部针刺般疼痛，进食后疼痛稍缓等症状。

大肠赫依病：腹胀，肠鸣，腹泻，排气多等症状。

肾赫依病：腰部疼痛，耳鸣如雷等症状。

骨骼赫依病：赫依侵入骨骼时全身疼痛，消瘦，乏力等症状。

赫依病与希拉病合并时：生热引起眼及小便发黄等症状。

赫依病与巴达干合并时：身体发沉、畏寒、思维迟缓等症状。

诊察利弊习惯：偏嗜肉类、酥油、糖等热性、营养丰富的食物，推拿按摩、晒太阳、烤火、进食后病症缓解，运用冷水，酸牛奶，干菜，茶叶，花椒，饥饿和寒凉，以及多言多语，房事过频，失眠，劳心过甚等为害者可确诊为赫依病。

首先饮食起居失调会诱发疾病，其次脉象空虚，尿色清，打呵欠，伸懒腰，畏寒，黎明、傍晚和消化后感觉不适并上腹部疼痛。总之，寒冷有害，进食热性营养食物有益，无论患何种疼痛，若出现上述症状者无疑是赫依病。

治疗方法：分为总体治疗和具体治疗两种。

总体疗法：有饮食、起居、药物、外治、镇服等五种。

饮食调理：应该进食大葱、大蒜、面粉、骨头汤、绵羊肉、马肉、驴肉、旱獭肉、隔年陈肉、红糖、陈酥油、植物油、热面糊、牛乳、奶酒、甜酒等温性而富营养的各种饮食，均可以祛除赫依病。

起居方面：要居住于温暖的地方，衣着保暖，睡眠休息适当，讲悦心的事，请知心朋友护理，消除忧愁，禁忌有害食物与起居异常。

药治：分为汤剂、药酒、散剂、浆剂、油剂等五种。

汤剂：首先是跗骨、肩胛骨、尾椎骨煎汤成浆或各种杂骨汤加调料饮服，则医治所有赫依病。又一方：肉、酥油、陈糖与酒煎汤，内服能医治一切赫依病，尤其对赫依性牙病疗效显著。再加肉豆蔻、紫硇砂、阿魏内服，可医治侵入心脏和命脉之赫依病。用三岁绵羊头煎汤加阿魏、干姜、光明盐内服，可医治所有赫依病，尤其是医治赫依性头痛之佳方。用干姜、阿魏煎汤加紫硇砂内服对一切赫依病均有效，尤其是对赫依病侵入胃、大肠、心脏则疗效显著。另外，用干姜、小茴香、肉豆蔻煎汤内服医治一切赫依病，并增加记忆力。

药酒：药用玉竹、黄精粉酿酒加小麦酒稀释饮服治赫依病，特别是对髋、腰以及下半身的赫依病疗效为佳。饮红糖酒医治一切赫依病（如果此方剂中出现药名不准的要查看《四部医典·后部医典》解释），还有酥油酒祛寒性赫依病，蒺藜酒祛骨骼及肾赫依病，饮二岁羔羊骨汤酒医治骨骼赫依病。

浆剂：分为白浆剂、红浆剂、酸浆剂、大蒜浆剂等四种。

白浆剂：将滤净的纯酥油、大麦粉调和，与牛乳煎煮，加干姜、光明盐制成的浆剂,称为白浆剂。

红浆剂:在白浆剂上加羊肉汤制成的浆剂,称为红浆剂。

酸浆剂:用酿酸的酒,加陈酥油、红糖、干姜等煎煮制成的浆剂,称为酸浆剂。

蒜浆剂:把大蒜煮烂,加酥油、骨头汤、光明盐煎煮制成的浆剂,称为蒜浆剂。

此四种浆剂皆可无遗漏地祛除赫依病,增强体质,提高记忆力,尤其治疗山滩界处赫依病的疗效胜过甘露。

散剂:药用肉豆蔻,阿魏(二选一)以及紫硇砂、卤盐、光明盐、干姜、荜茇、胡椒、肉桂、石榴、白豆蔻、诃子尾、苦参、大蒜制成散剂,以八倍的白糖为引,以三骨营养汤或四骨营养汤送服医治体内外所有赫依病。用阿魏、兔心、丁香、肉豆蔻、肉桂、干姜、荜茇、胡椒、黑云香、白云香、石榴、大蒜灰、白豆蔻、诃子尾、草乌、小茴香、沉香、绵羊脂、木香、土木香、苦参、紫草茸、黑冰片、菖蒲、光明盐等制成阿魏为主剂的二十五味散剂,祛除体表赫依病,内服兔心为主剂的二十五味散剂可消除体内赫依病,内服丁香为主剂的二十五味散剂可医治司命赫依病。

元旦贡布讲述:四种浆剂为药引,黎明、傍晚内服。侵入肌肉、皮肤、脉道、骨骼等体表赫依病,降于五脏、坠于六腑的内赫依病,司命等五种隐形赫依,分布于胸、腹、腰等身体上、中、下部位的赫依病之治疗只有此剂。

油丸剂:石榴、芫荽子、干姜、小辣椒、肉豆蔻、荜茇、牦牛油等制成油剂内服,可祛除赫依病,增生胃阳,医治消瘦病并且滋润机体。

外治:用陈酥油搽涂,推拿按摩和温和导泻比较适宜。诃子、大蒜灰、紫草，用牦牛油炼成凝膏剂送入肛门，可医治肛肠下身赫依病。火灸百会，第一、五、六、七、十六脊椎和黑白界穴位。用面粉加水制成帽子状蒸或油炸戴在头上。肢体关节拘挛、僵麻等活动受限者在疼痛处涂油治疗。用酒煎羊粪蒸汽于疼痛部位熏疗，也可用陈酥油涂于体表再按摩施治，肌肉萎缩者在患病处施油剂罨敷，清脉利尿，泡温泉等。浮肿时用油布罨敷之后施温和导泻疗法。若足皮腐者则禁忌油剂疗法，施峻泻疗法。刺痛者，油剂热敷疗，之后施火灸等。

若癫狂者，可施四味营养油剂或火灸、针灸等疗法。施油剂、导泻、火灸可医治赫依性口吃暗哑病，施罨敷疗法等可医治一切赫依病。

具体治疗：

脑赫依病：取阿魏、干姜、光明盐、肉豆蔻、黑云香等制成散剂，用骨头汤送服可医治赫依性头痛。或取山奈、茜草、石榴、蛇床子、白豆蔻、肉豆蔻、红糖等制成散剂，赫依病发作时用酒送服。

脑赫依合并希拉时，内服玛努四味汤（土木香、山奈、珍珠杆、苦参）加木鳖子、玫瑰花、诃子、龙骨、绵羊颅骨（煅灰）、地格达等，可祛除赫依病。

巴达干赫依病合并头晕：药用阿魏、当归、沉香、肉豆蔻、木香、丁香、小茴香、黑云香、绵羊脑等制成散剂与牦牛油煎煮，赫依发作时用酒送服有益。或烈性酒六两加少许黑云香内服3天，可治愈顽固性头痛、头晕。此方是苏日卡瓦医派之验方。肉豆蔻、阿魏制成散剂，放入酥油中煮，待温取汁滴耳。红花、白糖煮融化，将汁滴入鼻。此是按《四部医典》所述温和外治法。病情严重时火灸会门、百会、囟门穴。

心脏赫依病：药用刀豆、广枣、木腰子、三子散（诃子、川楝子、栀子）与牦牛油制成散剂，再加三热（荜茇、干姜、胡椒）、三盐（光明盐、白硇砂、紫硇砂）制成散剂，内服。或草乌油剂，按《四部医典》所述施治。

肺赫依病：沙棘、天竺黄、白苣胜、肉豆蔻、土沉香、北沙参、狐肺制成散剂，用牛奶送服之后火灸第四、第五脊椎，乌鸦眼穴；或内服甘草、葡萄、白糖浆剂；或用诃子、川楝子制成油丸剂内服。

肝赫依病：石榴、肉桂、白豆蔻、荜茇、干姜、胡椒、红花、紫硇砂制成散剂内服，之后火灸第九脊椎右侧肋上穴位。

胃赫依病：白硇砂汤或阿那日四味散加阿魏制成散剂内服。

大肠赫依病：药用石榴、干姜、荜茇、肉豆蔻、白豆蔻、草果、肉桂、红花、黑种草子、诃子、光明盐与紫硇砂等制成散剂，白开水送服。或《四部医典》所述之治法，宝如巴达干侵入的大肠病用阿那日十三味散，内服。施温和导泻疗法，然后火灸左右两侧大肠穴位。

肾赫依病：内服五根油剂，或《四部医典》所述之苏格木乐十三味散加肉豆蔻、水獭肉制成散剂，用酒送服。

骨骼赫依病：施油剂罨敷，干姜粉用植物油调和涂搽。赫依、希拉合并者，使用凉性、营养丰富饮食及药物；赫依、巴达干合并者，以服用轻、热性饮食治疗为佳。

镇服疗法：赫依病反复发作者使用"陶格心-嘎日迪"加各自对治药物实施镇服治疗。对顽固性脊椎病施火灸本位穴。以上述疗法难以祛除赫依病，则如《四部医典》所述，若病情恶化陷入困境难以治愈的疾病时，首先要调理总赫依病，沉香一钱，兔心、狼毒香、瑞香狼毒、拳参、肉豆蔻、干姜各两钱，光明盐、荜茇各半钱等制成散剂，用红糖调和制成丸剂，内服施下泻疗法，之后内服动物踝骨汤和热水消除后遗症。

总之,治疗赫依病首先要采用调理饮食、正常起居、药物、外治以及镇服疗法等五种治法,有并发症者掌握增减药引子,治疗单一型赫依者按照赫依病的总治疗方法来调理,并结合各种征候症的治疗方法都有各自的施法、油剂、浆剂、营养疗法,以及温热等疗法医治赫依病。赫依病又热又寒,寒热征并存而形成病弊。希拉病被赫依吹煽呈现热症。巴达干病被赫依吹煽呈现寒症。水肿、浮肿、水臌症以及痞瘤皆由赫依诱发,诸病扩散则以赫依为向导,一般热症由赫依作祟。因此,对赫依病要十分警惕。

增补甘露精要八支秘诀医典,祛除一切病魔折磨的嘎布日,断随时死亡之索利刃者《兰塔布》赫依病总论专分而施治论第二章全述结束。

第三章　阿敏赫依病

阿敏赫依病从病因、病缘、诊察症状、治疗方法等四个方面讲述。

病因：与诸赫依病引发之原因相同。

病缘：悲伤，思虑过度，失眠，进食凉性食品，过于饥饿，强忍大小便与用力排便，言语刺激，声音惊吓，恐惧等，尤其心疑及精神受刺激均诱发本病。

诊察症状：脉象、尿液特征与赫依病特征基本相同，但也有可能出现不同征象，心神不安，产生恐惧感，语无伦次，失眠多梦，震颤，多汗，心情浮躁，头晕，呼吸及吞咽困难等。

治疗方法：药治、外治、饮食、起居等四种方法。

药治：药用干姜、肉豆蔻、阿魏、紫硇砂、小茴香、丁香、荜茇制成散剂，用三味骨营养汤或酒类煎汤，清晨赫依发作时内服。《四部医典》记载：沉香八味散加丁香、兔心、阿魏等三味制成散剂，称为"阿敏别日其十一味散"，内服可医治乳腺、肝区、心脉周围刺痛，癫狂病，口吃等。槟榔、沉香、肉豆蔻、丁香、木香、广枣、牦牛油、草乌、荜茇、胡椒、紫硇砂、当归、葶苈子、兔心、秃鹫、野牦牛心（以上全用），除了狗、猪以外，其他所有能弄到的动物之心制成散，用红糖调和，制成黄豆粒大小丸剂。根据病人的年龄、体质，取五至七粒药，用三味或四味骨营养汤为引子内服，可治愈赫依所致刺痛，特别对阿敏赫依，心脏不舒服等疾病疗效显著。

诃子四颗（去核），与等量的菖蒲、荜茇、丁香、木香、紫硇砂，以上药物之总量的草乌，与上述药物等量肉豆蔻、兔心制成散，用八岁小儿尿调和，与红糖制成丸剂，在赫依病发作时适量内服。医治心脏病，命脉各类病，尤其是癫狂症，昏厥等疗效为佳。或在此方上加水银一钱（制），黑云香半钱，野牦牛心、鹦鹉心各一钱与三子油搅和，用广枣煎汁为药引子，清晨赫依发作时口服，疗效与上述方剂相同。又一方：广枣三百颗，如无广枣可使用五十个胆囊，在三升水里煮沸剩一升水，去除药渣，加二两牦牛乳，七两牦牛油，杂骨头煎汤一两，红糖九两调和。浓度如酸奶时加白云香、木香、大蒜灰（根据病情确定三味药的用量，听师口传）。此三味药能祛除所有赫依热症。阿魏、当归、紫硇砂等三味药消除赫依热之三大威势。巴沙嘎、兔心、蓝刺头三味药消除刺痛三大威势。手掌参、刺柏叶、马钱子等三味药消除胸部赫依病之三大威势。荜茇、胡椒、山柰增盛胃火的三大威势。小茴香、糖、蜂蜜等三味引药入脉络之三大威势。经血、兔心及人参可消除癫狂、昏厥之三大威势。此二十一种药与上述药剂调和，在清晨赫依发作时服一勺，医治阿敏赫依病有药到病除之效。此方是北方医派名医之验方。

此外，加减威势剂医治赫依热，阿敏赫依，赫依性刺痛，胸闷，赫依寒等所有赫依病，尤其病情严重难以医治时，标准制剂陶格心（烈性）-嘎日迪加贵秘药（兔心、野牦牛心血）同伴阿魏、紫硇砂，加肉豆蔻、丁香等内服（服后有醉意）之后，在阿敏别日奇十一味或槟榔剂二者选一再加秘药（野兔子心）内服。

外治：火灸第六、第七、第一脊椎，黑白际、冬门眼等赫依病穴位。或者在胸背处拔火罐，楚苏希拉偏盛者于脏腑总脉施针刺放血。最后内服阿那日八味散。病情严重者按《四部医典·后部医典》

所述,肉豆蔻、丁香、红花、糖与熔化酥油制成油剂施滴鼻疗法。火灸三穴(第一、六、七脊椎),用油布罨敷颈部,有并发症者施药引子。

饮食起居调理:与总赫依病相同调理。

增补甘露精要八支秘诀医典,祛除一切病魔折磨的嘎布日,断随时死亡之索利刃者《兰塔布》诊疗阿敏赫依病第三章全述结束。

第四章　狼头赫依病

狼头赫依病是二十种赫依病之一，主要从病因、病缘、诊察症状、治疗方法等四个方面讲述。

病因：体内正常赫依、楚苏、希拉三种。

病缘：由粘（病菌）、仇恨、话语甚等引起赫依偏盛，因强力劳作伤，白昼多眠引起楚苏、希拉偏盛的饮食起居等诱发本病。

诊察症状：脉象与尿象一般显示与赫依病相同。有时候也出现楚苏、希拉热特征，从胫骨筋端到"哈日莫里黑"出现红斑，充血患病部位浮肿，毛孔显现，行走疼痛，特别是上坡时会剧痛，下坡时困难，伸屈困难，有些缺乏经验者误诊为粘疫或合如乎。

治疗方法：有外治、药治、饮食、起居等四个方面。

外治：在患处用雪水冷敷使之失去知觉（用指弹无反应）为要。炒面粉加热，加文冠木、白云香、决明子、苘麻子等制成散剂，用黄油调和制成膏剂，涂抹膝关节患病处，然后用烤热的油毡子在患处热敷一昼。若上述疗法未见效，用肉桂、白硇砂、多叶棘豆、诃子、荜茇、藜芦制成散剂，用水调和贴敷浮肿处，厚度如牛皮般普遍罨敷。其后涂黄酒或喷酒，患处用羊皮包裹，用皮条包扎一昼夜，第二天解开包扎物，若出现水泡可用骨头尖刺破引流出协日乌苏，暴露三天，之后喷涂植物油。若病情迁延致楚苏、协日乌苏、赫依偏盛者，结合病情选用针刺放血（楚苏偏盛）、罨敷疗法（协日乌苏、赫依偏盛者）或火灸、温泉疗法。

药治：如《四部医典·后部医典》所述，白云香制剂和嘎日迪合剂之嘎日迪十五味（白云香十味加嘎日迪五味，其中去复味药后加黑云香、文冠木）加阿魏、肉豆蔻、牛黄、红花、人参等制成散剂，与《四部医典》所述的乌力出十八味交替服。

饮食起居调理：与总赫依病相同。

增补甘露精要八支秘诀医典，祛除一切病魔折磨的嘎布日，断随时死亡之索利刃者《兰塔布》二十种赫依病中狼头赫依病诊疗第四章全述结束。

第五章 喘 病

喘病是普行赫依发生内抗所致气喘之赫依病。

喘病从病因、病缘、分类、诊察症状、治疗方法等五个方面讲述。

病因：体内正常赫依、楚苏。

病缘：缺食少眠，受寒吹风，听闻不悦之言语，悲伤或心事过重，江河之噪，潮湿和阴冷甚，寒冷及凉性饮食所致赫依偏盛向上运行导致哮喘。以三业（身、口、心）失调而心身被扰乱者，因过度火烤日晒，饮酒甚，用力过猛等因素引起恶楚苏偏盛所致，楚苏上逆之哮喘常称为赫依楚苏所致哮喘。

分类：有赫依型、楚苏型两种。

诊察症状：分总体症状和具体症状两种。

总体症状：脉象虚而数、尿清澈如水或赤黄；头、眼窝、牙、胫骨、踝关节均痛；畏寒战栗，出冷汗，无眠，打呵欠，颤抖，喜温暖，爱晒太阳，感觉空虚，不喜爱寒冷处。这些均是赫依楚苏所致发病规律。病情严重者有前胸后背刺痛，吸气或俯仰困难，胸闷气短，发绀等症状。

具体症状：楚苏偏盛者刺痛剧烈，赫依偏盛者哮喘剧烈。问诊便知，不必诊察，很少有误诊，但在临床上也有误诊为粘刺痛病而危及患者生命，为此诊断要力求准确无误。

治疗方法：分为总体治疗和具体治疗两种。

总体治疗;有药治、外治、饮食、起居等四个方面。

药治:首先用沙日汤、玛努四味汤加毛连菜、马钱子煎煮内服几次,可抑制疾病扩散,甚至药到病除。尤其是医治胸部刺痛疗效较好。之后如若赫依偏盛者,阿嘎日八味散减去三味药(减去哪些药味详见《四部医典·后部医典》),五味药加丁香、马钱子、毛连菜制成散剂,用新酿酒送服。如若楚苏偏盛者,据《四部医典·秘诀医典》所述,阿嘎日八味散加木香、胡黄连、土木香、毛连菜,如若病情严重时可加镇刺痛之药马钱子,赫依偏盛加草乌,楚苏偏盛加草乌芽制成散剂。根据寒热症按上述方剂调理内服。又一方,查干汤(玛努四味)、沙日汤(三子汤)加三种沉香(白沉香、沉香、降香)、马钱子、广枣、肉豆蔻、丁香、胡黄连、木棉花、紫草茸、毛连菜、木香等制成散剂,称之阿嘎日十九味散剂,赫依偏盛则用药酒送服,楚苏偏盛则用毛连菜送服,可治愈哮喘病。即性重而腻有三种阿嘎日(沉香),性凉而钝有两种檀香,调理机体有沙日汤,与六良药、刺痛三药、巴沙嘎、丁香、粘四药、广枣、白云香、木香、北沙参、木棉花、马钱子、胡黄连、石榴加玛努四味汤制成散剂,称之阿嘎日三十五味散(配方药味多,有复味,可能因师传不同而有差异),内服,可医治粘、赫依、热三者相犯,山滩界热,憋气、痰壅之喘咳,风湿症,睾丸肿大以及赫依并发陈旧热等,无毒副作用。未确诊喘病以此方施治亦无大碍,此方为验方。或者内服阿嘎日十五味(药物剂量根据病人年龄、体质而定)等方剂疗效佳。

外治:赫依偏盛则火灸黑白际,第六、七脊椎,若前胸疼则火灸黑白际穴位,若后背疼则火灸第六、七脊椎。若楚苏偏盛则针刺脏腑总腧穴。赫依、楚苏合并则拔火罐(在针刺部位或在前胸后背对齐拔火罐),此是有些名医治疗喘病之验方。施拔火罐治疗赫依性喘病疗效显著,病情较严重则在胫骨(叫降落法)之侧麻醉穴位处夹踝骨绑起,并扎紧祛赫依睡脉,于颈总动脉穴或腋窝、喉部等赫依运行处施凉水冷敷(此深奥秘诀冷敷法是师传之)。刺痛剧烈则用井水下的泥石施冷罨敷,并于赫依腧穴涂酥油按摩。

饮食调理:进食新鲜而富营养饮食,禁忌粗而性轻食物。

起居方面:住居温暖而幽静之处,美言善诱并常与知心朋友交谈,消除忧愁。

根除后遗症,防止反复发作:施火灸上述三腧穴,即黑白际,第六、七脊椎。经上述治疗未见效,刺痛剧烈的顽固性疾病,病情严重,病人体质尚可时,药用沉香、丁香、肉豆蔻、山奈、光明盐、诃子、白硇砂、赤瓟子、狼毒、藜芦、瑞香狼毒根各等量制成散剂,加兔心两份,若赫依偏盛加阿魏、小茴香,若希拉偏盛加木鳖子、连翘,若巴达干偏盛加大黄,与广枣等制成散剂,用红糖调和制成丸剂,以酒做药引子送服,下泻二至三次之后,饮骨头营养汤收尾。

施催吐疗法等五种疗法与总体疗法相同调理,可治愈喘病。

增补甘露精要八支秘诀医典,祛除一切病魔折磨的嘎布日,断随时死亡之索利刃者《兰塔布》因赫依、楚苏引起的哮喘病第五章结束。

第六章　希拉病

希拉病从病因、病缘、分类、诊察症状、治疗、断除后遗症等六个方面讲述。

病因：正常希拉、胆汁。

病缘：引发希拉病的外缘是要害部位创伤，暑热，愤怒，辛辣、酸性食物不适而未消化，以及不洁净食物，空气与环境污染，阿达作祟而导致难以治愈的诸希拉病。

分类：希拉病有总体与具体两种分类方法。

总体分类：从病原角度分为四种，①胆汁过量而失调；②胃阳过甚希拉窜流它处；③胆汁外溢；④胆汁顺脉逃逸。

具体分类：有四十七种之说法，但在此概括为两种，楚苏希拉所致者称之热希拉病，未消化、巴达干、赫依希拉合并所致者称之寒希拉病。希拉病可分寒、热希拉病，以及肤色发黄、目发黄、黑黄疸（奇亚症）希拉病等五种。

诊察症状：分为总体症状和具体症状两种。

总体症状：眼睛、面色、皮肤及小便皆发黄，腹胀，吐泻胆汁，皮肤发痒等。

具体症状：

热希拉病：口渴，脉象紧，小便热蒸、沉淀物厚，口苦，发烧，睡眠少，大便呈黄色。酒、肉、陈酥油、红糖等热性饮食均有害。

寒希拉病：症状与上述恰恰相反。胃阳（胃火）和消化功能均弱。小便呈浅白色，目、舌苔及耳后均发黄，尤其是大便呈白色是寒希拉病的典型症状。

肌肤发黄希拉病：体力衰弱，嗜睡，身体乏力，食乳酪和饮水都发苦，皮肤呈金黄色，同时眼睛将白色物体看成黄色，早晚自觉舒适，午间自觉病情加重。

目黄希拉病：眼睑与指甲皆发黄，多汗，乏力，烦热，眼疼痛，食欲不振，口渴甚，干呕欲吐，眼前显示青红光。

黑黄疸希拉病：上述症状迁延日久，使病症转变为黑黄疸，浑身发痒，肤色呈青黑色，头发、眉毛均脱落，乏力，肌肉萎缩，指甲有黑斑点，此时胆汁外溢，骨肉遍黄，谓之难以治愈希拉病。

治疗方法：分为总体治法与具体治法两种。

总体治疗：药治、经语治、外治、饮食、起居等五个方面。

药治：地格达、诃子煎汤内服。之后用木鳖子、诃子、玫瑰花等制成粒剂，谓之希拉克星剂。此方对总希拉病有神奇之效。此方剂加干姜、绵羊颅骨（制）可医治所有希拉引起的头疼病。

经语治（心理疗法）：把"符语"浸泡于柿子汁后念完抛弃。

希拉病侵入胃腑时内服海鲁木乐九味散。如若希拉病侵入小肠致腹泻时，内服苏斯七味散可消除小肠希拉病。病情严重者加草乌、石菖蒲、木香、黑冰片等四味药。海鲁木乐九味和苏斯七味联合内服，医治胃肠希拉病疗效如同甘露。

峻泻治：诃子、五灵脂、熊胆、木鳖子煎汤饮几次，如若显示聚合症状，即目、尿、面色比以前发白，思饮，食欲尚可者，病势已收敛，亦是导泻最佳之机。是否使用导泻法，要与总希拉病相结合确定。用藜芦、狼毒、五味子、硼砂、诃子、京大戟、查干泵嘎、木鳖子、水银（制）、地格达制成丸剂内服攻泻。消除热余症者，使用五种疗法中下泻剂与总治法相同。一般对希拉病的治疗没有超越导泻疗法者。尤其患有腑希拉病者施导泻法为佳。

具体治疗：

热希拉病：玛努四味汤加诃子、玫瑰花煎汤，待凉多次饮服，使希拉热不会扩散而消除希拉病。之后药用查干泵嘎、木鳖子、吉勒泽、地格达、巴沙嘎、山苦荬、胡黄连、黄柏内皮、角茴香、金腰子、牛黄、红花、连翘；如若瘟疫时加漏芦花、角茴香，如若楚苏热时加巴沙嘎、石斛，如若侵入胃腑时加香青兰、五灵脂，如若肠疫时加连翘、拳参、木通。所有希拉病均加草乌叶，此是北方医学派名医之验方。结合病情加减草乌叶，称之查干泵嘎十三味散，用白开水送服，可无遗漏地治愈热希拉病。

寒希拉病：石榴、肉桂、白豆蔻、荜茇、诃子、光明盐、木鳖子、连翘、熊胆、黑冰片等制成散剂，称之哈日嘎布日十味散，可医治赫依病，未消化巴达干，痞瘤等旁系希拉病。此方对希拉病合并未消化病的疗效较佳，是消除寒性希拉病之首选药。又一方，诃子、石榴、木棉花、玫瑰花、五灵脂、黑冰片（煅）等制成散剂，称之阿拉坦阿如五味散，内服可医治胃肠道的赫依希拉病，未消化性疾病，目黄病等。或诃子、石榴、肉桂、栀子、山豆根、沙棘、黑冰片、白糖制成阿拉坦阿如七味散，疗效佳。对寒性希拉病初、中、末任何期不可施放血疗法，可施温和导泻法，但禁忌猛烈导泻法。若经上述疗法未能治愈希拉病，则火灸第十、第十二脊椎。进食熟面食、牛及犏牛嗜酸奶汁、淡茶、新鲜绵羊肉少许。要禁忌潮湿、受寒冷风，可在干燥处适当做些活动，以不出汗为准。

肌肤黄希拉病：如《四部医典·后部医典》所述，地格达八味散加诃子、五灵脂、栀子、红花、熊胆、拳参、连翘等内服疗效好。

目黄希拉病：内服三子散，地格达煎汤，之后阿拉坦阿如五味散加栀子、连翘、苦参、红花、木香、玫瑰花（其中地格达为主剂）制成散剂，用白开水送服。或《四部医典·后部医典》记载的古日古木七味散加檀香、冰片与地格达八味散交替服，可医治目、尿、肌肤发黄的希拉病。同时，可针刺穴位少许放血。

黑黄疸希拉病：上述目黄、肌肤黄之黄疸病迁延日久，病情发展而出现肤色发黑的一种希拉病，也称"黑黄疸病"。据《四部医典·秘诀医典》所述，此病虽很难治愈，无特殊治疗方法，但及时积极治疗也可治愈。药用红花、牛黄、白檀香、熊胆、木鳖子、地格达、金腰子、苘麻子、决明子、白云香、查干泵嘎、五灵脂、巴沙嘎、香青兰、石榴、连翘、黄柏、三子散各等量制成散剂，加此方二分之一量的黑冰片，正午、午夜用凉开水送服。热偏盛者加草乌叶，赫依寒偏盛者加诃子、川楝子、铁屑、苦参、莲座虎、荜茇、芫荽子、信筒子等制成散剂，用优质酒送服，可医治"夏亚"黑黄疸希拉病。

肌肤黄、目黄和黑黄疸者，施总希拉病的泻下疗法，使用牛尿催泻，至彻底祛除黄疸症为止。

根除后遗症：进食温、凉、平性饮食调理，防止疾病复发。最后火灸第十三脊椎、十九脊椎穴位。又一方，在《论述医典》中谓之希拉数味剂，即地格达、木鳖子、连翘、查干泵嘎、山苦荬、金腰子、吉勒泽、黄柏等，可祛除希拉病。此方加熊、鱼、旱獭、蛤蚧等各种动物胆类，以及冰片、天竺黄、红花、紫檀香、白檀香、拳参、白花龙胆、甘草、巴沙嘎等制成散剂，用凉开水送服。内服一个月，可治愈希拉病所致的目黄、尿黄等黄疸病。

饮食调理：进食牛、山羊新鲜乳油，凉白开水，淡茶等性轻、凉饮食，禁忌性重、油腻饮食。

起居方面: 居清凉处, 漫步或休息, 切忌出汗。

增补甘露精要八支秘诀医典, 祛除一切病魔折磨的嘎布日, 断随时死亡之索利刃者《兰塔布》希拉病总治疗和具体诊疗第六章论述结束。

第七章　巴达干病

巴达干是阴阳学解释，属于阴性。"巴达"五行学为水，"干"五行学为土，合者为巴达干。

巴达干病从病因、病缘、分类、诊察症状、治法等五个方面讲述。

病因：由于无知与愚痴产生具备七个特征之巴达干。

病缘：贪嗜苦味或甜食，性重凉、油腻饮食，餐后安闲，活动少，昼眠，久居湿地，入凉水，衣着单薄受凉，过食未成熟新麦豆等粮食和未成熟瓜果，以及日久发霉食物、山羊肉和犏牛肉、脂肪、菜籽油、肥酥油，陈旧豆叶和烂萝卜、野蒜等所有生、硬食物或未熟的烧烤食物及酸败食品，牛羊奶、奶酪、酸奶、凉水茶等饮食过量，或宿食未消化又进食等病缘皆可诱发巴达干病。

分类：巴达干病分为本系和旁系两大类。本系巴达干病有四十一种疾病。旁系巴达干病又有希拉巴达干病和宝如巴达干病之分，而宝如巴达干病是一种聚合病，详见第八章。其中消瘦巴达干病不常见。胃阳衰弱巴达干，还有铁垢巴达干，寒痛风病皆为胃阳衰弱导致的疾病，为此按巴达干病的总治疗法均能治愈，不展开讲。在此主要讲胸口巴达干病，梗阻咽喉巴达干病，希拉巴达干病等三种疾病。

诊察症状：分为总体症状和具体症状两种。

总体症状：有从病因诊察、疾病特征诊察、习惯益害方面诊察三种。

病因诊察：上述饮食起居失调所致巴达干病。

特征诊察：其脉象沉而弱，尿色发白，气味和热气皆小，口淡却无味，舌苔和牙龈灰白，眼睑浮肿，鼻涕和痰液增多，头昏，身心沉重，食欲不振，体温降低，胃阳衰弱，腰部不适，身体肿胀，颈上生瘿瘤，上吐下泻，记忆力减退，嗜睡，皮肤发痒，各关节发僵如木，肢节拘谨，难以舒展，身体肥胖，倦怠无力，气候预感反应强，阴雨天、早晚进食即可发病。

习惯益害：以性粗、轻、温者为宜，性重、凉者有害，嗜好重而凉犯病者为巴达干病征象。

具体症状：

胸口巴达干病：年迈老人，寒赫依性体质，进食从未食过、不习惯之食物，同时食用性质相反的食物，未熟或变质的食物等四种病缘诱发未消化，胃黏涎增多，而积聚胸口剑突下，称为胸口巴达干病。病症是自觉胸口有结节，触及有疼痛感，但无凝块结物，恶心，食欲不振，进食任何食物不易消化，进食时疼痛明显加重，饥饿时却感觉舒适。

咽喉梗塞巴达干病：是胃胸部及肺部巴达干增多，巴达干病之气附着于气管壁和咽喉，如桶内壁被酥油黏附一样。此病分为初、中、晚三期。初期症状、咽喉处灼痛，食管、胸口剑突下、腰部疼痛，自觉吞咽食物困难。中期症状：饮食困难，咽部疼痛，黏液痰增多，从咽喉到双侧眼窝刺痛，吸气困难，消瘦体衰。晚期症状：咽喉灼热，咽下的食物阻塞于食道某个部位，不能进入胃腑。进食时咳嗽，咳痰，恶心，呕吐，呃逆，呼吸阻塞致喉鸣痰响，最终咽喉食道阻塞。疾病初期、中期名医调治可治愈，晚期症状俱足者多不能治。

希拉巴达干病属于胆汁外溢病。脉象迟而虚，尿色发黄。胃胀满，食欲不振，饮酒身热后囟门与眼窝疼痛，胸痛，泛酸，吐胆汁，居于湿地、食腐烂及变味饮食引起腹泻，最后发展成为宝如巴达干病和希拉巴达干病。

治疗方法：有总体治疗和具体治疗两种。

总体治法：巴达干病本质属于寒性，因此施用药物、外治、饮食、起居等治法以温热为主；巴达干性质与土相似，固重，为此一时难以彻底消除病根，要经长期治疗才会治愈。为此，从饮食、起居、药治、心理疏导、外治等五个方面治疗。

饮食调理：经常适量进食陈米，热面汤，醇酒，开水，绵羊肉，野牦牛肉，新鲜鱼肉，性温而轻以及粗糙的饮食，但不要过甚，容易消化之食少吃多餐稍嗜。

起居方面：要居住温热处，适当晒太阳，衣着要暖和，在干燥的地方适当进行身、心、语活动，不要过多卧床，勿多睡眠，在饮食起居方面时刻禁忌所有生、硬、冷、劳作等诱发巴达干病之外缘。

药治：有汤剂、散剂等。

汤剂：山奈、光明盐、诃子制成光明盐三味汤内服；或此汤加荜茇制成光明盐四味汤，此汤剂又谓之"均等四味汤"，可医治巴达干寒病。

散剂：寒水石、六良药、干姜、荜茇、胡椒、冬青叶、炉甘石、肉桂、硼砂、莱菔灰等制成散剂，以患病部位各自的良药为主剂（脏腑各自的良药）辨证服用，医治巴达干病（具体剂量要听师口传而定）及合并症、聚合症等一切体外巴达干病如同青蛇蜕皮似的有效，对体内巴达干病具有如阴凉处受到日照的调治效果。或石榴、胡椒、干姜、信筒子、荜茇、肉桂、光明盐、雕和鹫粪、蛇床子、铁线莲、小米椒、大托叶云实等制成散剂，称之阿那日十三味散，此方剂为北方医学派名医之验方，是未消化病、胸口巴达干病、铁垢巴达干病、胃阳衰弱等本系巴达干病以及其他各种巴达干病之克星。尤其是开胃，增胃火（阳）有特效。又一方，阿那日五味加紫草、地格达、芫荽子、胡黄连、巴沙嘎、五灵脂、漏芦花、红花、栀子、香青兰、方海、花苜蓿等制成散剂，白糖做药引子，开水送服，此方称为俱宁息巴达干病之阿那日剂，可增胃火，开胃，增强体力，助消化。医治浮肿，肝火型腹水及食积痞瘤等疗效佳。此药对巴达干肾病的疗效较好。宝如巴达干增盛时以木香为药引子服用，宝如巴达干紊乱则加黑冰片。有并发症加寒水石为佳，治疗楚苏病时再加沙棘。沙棘浸膏虽是普通剂，但治疗宝如巴达干疗效佳。另一方乃《四部医典·后部医典》所述，阿那日剂、冬青叶剂按其各自用法调理适宜。尤其是万年灰剂对此病疗效甚好。又一方仍是《四部医典·后部医典》所述，壮西灰剂（微剂）加石榴、香青兰、信筒子等无遗漏地祛除未消化病，胃火（阳）衰弱等胃巴达干寒病。楚苏偏盛者内服唐斯独旺白丸，"治胃病专章之述"称之灵丹白丸剂，有益。

心理疏导：向食物诵"奥么、沙得、萨日、巴得、木拉、万、苏汗"经语食之可消除未消化病，赫依痞瘤，水肿，楚苏病等引起的所有巴达干病。

具体治法：

胸口巴达干病：《四部医典》所述之冬青叶七味散和上述北方医学派之阿那日十三味散交替服用。在胸口处凝结成如痞瘤物，触诊时坚硬，常疼痛难以忍受，不能进食，所进食全吐出，此称为胸口巴达干痞瘤。其方，把寒水石在炭火中烧至熟透后放在酸奶清汁里淬之，炮制成灰剂，与秃鹫粪、诃子、荜茇、白贝齿、大托叶云实等制成散剂，用白开水送服，可医治胸口痞瘤病。用壮西灰剂治疗痞瘤病可转化该病。若内服此药尚未治愈时，要用《四部医典·后部医典》记载的三均丸剂破痞瘤。若痞瘤已破，之后施催吐剂和清泻剂消除余块。

咽喉梗塞巴达干病：是一种顽固性疾病，多为上行赫依紊乱等病缘诱发此病。此病无疑符合查干巴达干病之说法，但此病早期症状出现时须服几天《四部医典·秘诀医典》记载热症后期之凉剂，之后以猛制寒水石为主剂，加五热、石榴、信筒子、木香、蛇床子等制成散剂，开水送服。巴达干病发作时，橐吾、飞廉、大黄、藜芦、光明盐、荜茇制成丸剂内服，施催吐剂（与总催吐法相同）。令病人平卧，若恶心欲吐时，令病人立刻坐起，用羽毛或筷子刺激咽部催吐，可消除疾病的残余。必要时联合使用导泻剂与催吐剂，药用万年灰和寒水石，白开水冲服，反复引吐。若上述任何方法均未见效，以《四部医典·后部医典》所记载的沙棘五味散加飞廉催吐适宜。

另外，在嗓窝脉处轻微针刺放血。若嗓窝脉显示不明显，亦要轻微针刺颈脉放血。火灸嗓窝和胃脘腧穴位、第四脊椎。常进食鱼肉等热汤，也有治愈咽喉梗阻巴达干病之病例。

希拉巴达干病：阿那日四味散加黑冰片、木鳖子、金色诃子、玫瑰花等量制成散剂，称为八味莲花散。寒热药引子可医治新旧未消化病，白色巴达干，宝如病，希拉病，胃瘟疫和各种并发症、聚合症等，尤其对希拉巴达干病疗效更佳。或阿那日四味散加光明盐、木鳖子、诃子、熊胆、玫瑰花、红花制成散剂，与壮西六味散交替服用，施针刺金柱脉放血。另外，《四部医典·后部医典》所述之"等量四味"和阿那日八味散交替服用对此病有益。若上述方法未能治愈时，催吐剂。丝瓜子、囊吾、飞廉、藜芦、荜茇、光明盐等制成散剂，内服可引吐。进食鲜肉、鲜酥油、牛羊奶酪等性温、易消化饮食调理为佳。

巴达干病：对所有巴达干病均可内服上述阿那日十三味散加减《四部医典》所述各自脏腑之药。此病虽无合并"巴日巴达"症之说法，但若患者体质好，又发病初期时先内服嘎日迪五味散，之后施催吐法为佳。此疗法尚不能治愈时，火灸第三脊椎和胃脘腧穴。

增补甘露精要八支秘诀医典，祛除一切病魔折磨的嘎布日，断非时死亡之索利刃者《兰塔布》希拉查干巴达干病之总体和具体诊疗第七章结束。

第八章 聚合症——宝如病

宝如病（聚合症），即赫依、希拉、巴达干、楚苏等自然原因并发的聚合症。此病若展开讲述而无尽者也，约之则不尽其意而有失矣。为此从病因、病缘、分类、诊察症状、治疗、断除后遗症等六个方面讲述。

病因：巴达干、楚苏、赫依、希拉合并为聚合症，因众多病源内讧之故，诊断和治疗皆有难度。

病缘：有寒热两种病缘。

热缘是机体损伤，楚苏紊乱而过剩，刀伤所致楚苏淤积在体内，进食辛酸食物等因素，楚苏希拉增盛而诱发此病。寒缘是调火赫依和消化希拉衰退引起未消化所致巴达干寒。

分类：分为发病部位、发病时间、疾病病源等三个方面。

发病部位：有肝、胃、大肠、小肠等四个本系部位。

发病时间：宝如病分三期，疾病初期为热期；中期是有热亦有寒，称为寒热对抗期；末期是大寒无热，称为寒期。

疾病病源：宝如病病源及症状分为蔓延、增盛、迁延、淤积等四种。

诊察症状：分总体症状的和具体症状两种。

总体症状：从诊察脉象，观察尿液，诊察症状及特征，诊察嗜好之益害等四方面讲述。

脉象：宝如病一般脉象洪大，关脉濡，因寒而发病一般脉象细而弱。

尿象：尿赤黄，浓稠，浑浊或呈紫红色，也有时出现绿色。

症状和特征：在肝胃区及前胸、后背作痛，身体沉重，下肢肌肉无力及脊椎骨关节疼痛，烦躁，口腔内有腥臭味，烧心，欲吐又吐不出，胸灼热，头、眼疼痛，出汗和受凉后腹部绞痛，大便干燥，如同羊粪，饱时、饿时肝胃区均疼痛，冷暖亦痛，无缘无故发病，不治而愈，一般春秋多发病。

宝如病分为三个阶段，疾病初期呕吐热酸水，中期疾病已经成型，呕吐黄色或如茜草汁之水，末期病情已成扩散型，呕吐烟汁色腐血性黏液物。

习惯益害：过食新未成熟谷类，陈麦、陈酥油，植物油，煮熟的血块、山羊肉，腐烂的野牦牛肉、鱼肉、猪肉、黄油、大蒜，未发酵的酪，性腻、重以及过热过冷的饮食对本病均有害无益。

新鲜山羊、犏牛、黄羊、牛肉，陈谷，豌豆，黄牛与山羊、犏牛乳中提取的乳酪、酪浆，猪、鱼鲜肉等性轻、粗，冷热适宜的饮食对本病有益。

具体症状：

发病部位症状：

患于胃腹症状：似巴达干病，不易消化，呃逆，呕吐，过暖、潮湿、寒冷时发病。

患于肝脏症状：如同楚苏病，横膈膜和后背疼痛，烤火、日晒均可发病。

患于小肠症状：似希拉病，眼睛与尿色均发黄。小肠疼痛部位没有固定之处，并且似扭曲疼痛。

患于大肠症状：似赫依病，腹部胀满，肠鸣，尤其是傍晚或食酸味饮食后则胀满。

病程诊察:

发病初期热期:脉象粗大或紧,尿色赤,臭味大,身体沉重,嗜睡,面色油腻,眼睛赤红,口苦,舌苔干燥,胸膈和后背刺痛,烤火、日晒、高温天气及用力过猛时疼痛剧烈。此症状是宝如病热盛之症状。

发病中期寒热对抗期:是楚苏希拉所致的热症和巴达干赫依所致的寒症相交,赫依楚苏相搏。宝如、巴达干紊乱而堵塞了共存之路,故共存时侵入脏腑脉道之内,且赫依、楚苏彼此相反而互搏窜流,持续而无间断,剧烈疼痛,故发生胃肠痉挛、绞痛。白天稍安,夜晚持续疼痛。饥饿或热敷则胃脘自觉舒适,消瘦,皮肤干燥,脉道凸显。凉热饮食及药物之益害显得微弱。此称之"宝如病寒热对抗期",难以治愈。

末期症状:身体发凉,体力衰弱,不消化,常有呃逆、呕吐,饱后疼痛,亦有腹泻,腹胀,肠鸣,水和黄酒皆有害。

病源诊察症状:

宝如蔓延症状:头和眼窝疼痛,全身酸痛,身体沉重,懈怠,乏力,胸膈、后背、胁肋刺痛,按压脊椎后自觉舒服,肌肉颤抖,痰中带血丝,常咳出深褐色痰,腰、腿、肾区、骨关节游走性疼痛,并有呕吐感。

宝如病蔓延至肺者:胸口灼痛,咳出带血丝痰,针刺放血和药物治疗均无法治愈;性热及营养疗法不但没有效果,反而加重病情。

宝如病蔓延至肾者:腰部酸痛,腿脚发沉,腹股沟与肾脉抽搐,尿色赤红。

宝如病蔓延至精腑者:男女外阴常流脓血不止。

宝如病蔓延至关节者：关节肿大，屈伸困难。性重、凉或热，营养丰富之食物均有害，疼痛如痛风。虽然蔓延症状错综复杂，但合并肝胃病即可确诊为此病。肝胃周期性疼痛，之后引发其他疾病，若之前无其他疾病者无疑可确诊为此病。

宝如病增盛：分穿孔与非穿孔两种。

宝如病非穿孔症状：盛热期症状相似。穿孔症状：如若疾病发展为严重时楚苏腐败而导致穿孔。增盛至胃腑者呕吐物像烟汁，增盛至肠道者出现黑色便或血便，宝如增盛至消化和未消化（小肠）中间部位可同时出现吐血和便血。

宝如病迁延症状：有隐伏型和非隐伏型两种。隐伏症状：脉象细而沉，尿呈绿色，体沉，懈怠，饮食欠佳，胸膈和脊椎疼痛，口涩，发汗受凉后脏腑可痉挛性绞痛，消化困难。饮食起居偏热时自觉舒适，积食不化，胃腑饱满，大便干燥。非隐伏症状：与总宝如症状相同。

宝如淤积症状：宝如病发展成痞瘤病时一般发病部位有肝、胃、小肠、大肠等四个部位。症状为淤滞发硬，刺痛，按压疼痛，有跳动感，发病之初难治愈，但日久溃烂时反而疗效会好一些。

内疾一般由宝如巴达干所致，有些医生误诊为毒症，有些医生误诊为热症，也有医生误诊为寒症，所以对宝如病要认真、详细诊察病情及症状。

治疗方法：分为总治疗法和具体治疗法两种。

总治疗法：分饮食、起居、药治、外治等四个方面。

饮食调理：食鲜鱼肉、鲜猪肉，《四部医典》记载鱼肉及三岁猪之新鲜肉，牛、犏之奶酪，山羊肉、野兽肉、黄羊肉、牛肉，豌豆，茶、凉开水均为治疗热宝如病扩散之膳食。禁忌性温热、营养丰富食物及用力过猛。江海鱼、野牦牛肉、鲜绵羊肉、新黄油、旱地谷类粥糊为寒性宝如病隐伏之膳食,禁忌不易消化食物,性凉、重的饮食。

起居方面:禁忌白天睡眠及受凉,居住干燥温暖地方,适当活动,以不发汗为宜。

药治:发病初期吐酸水者,石榴、土木香、红花、荜茇、白豆蔻、寒水石等制成散剂内服,对此病可药到病除;或石榴、沙棘、栀子、五味子、黄柏、大黄制成"六味酸剂"内服。希拉偏盛宝如病,呕吐黄色胆汁者,连翘、地格达、甘草、芫荽子、草果、熊胆、白糖制成散剂,用白水送服,可止吐;或甘草、木鳖子、地格达、石榴、三红煎汤内服。

发病中期呕吐物似茜草汁,用红花、天竺黄、地格达、绿绒蒿、木通、栀子、黄柏、白糖等制成散剂,用茜草汤冲服即刻平息。

发病末期血腐烂宝如病,呕吐物似烟汁,石榴、茜草、芫荽子、白豆蔻、荜茇、柿子、甘草、熊胆、蜂蜜等制成散剂内服。又一方,寒水石、六良药、木香、五灵脂、三子、三施(土木香、沙棘、芫荽子)、石榴、柿子、地格达、木通、巴沙嘎、光明盐、干姜、绿绒蒿、白糖等制成壮西二十五味散,是医治希拉巴达干病和宝如巴达干病等所有宝如病之总治方剂,热盛者加檀香、牛黄。或用称之"战胜宝如巴达干剂"(莫和宝玉乐吉乐)或斯都瓦迪"都德"之验方壮西二十一味散:寒水石、石榴、白豆蔻、荜茇、土木香、芫荽子、绿绒蒿、香青兰、柿子、沙棘、栀子、巴沙嘎、诃子、木鳖子、连翘、查干泵嘎、牛黄、地格达、木香、紫檀香、五灵脂等二十一味制成散剂,制法和剂量根据《四部医典》或按"师口传",要详细了解发病原因,准确无误地用药,可治愈胸部灼热痛,有酸水、黄色及烟汁色等呕吐物,肝胃区前后兼痛,关节痛,楚苏希拉病降于胃腑而胸部刺痛,宝如病增盛,隐伏紊乱，旧病复发以及侵入本系和旁系等陈旧性聚合病。又一方：牛黄、白檀香、紫檀香、降香、莲座虎耳草、兔心、丹参、栀子、绿绒蒿、木鳖子、土木香、芫荽子、香青兰、五灵脂、巴沙嘎、木香、天竺黄、红花等制成野凤仙花十八味散，此药对治疗肝楚苏、宝如巴达干病增盛症特别有效。

宝如病隐伏、淤积者，取炉甘石十六味散按《四部医典》所述的剂量、用法内服。或炉甘石、诃子、五灵脂、硼砂、牛黄、紫檀香、绵羊骨、土木香、芫荽子、柿子、绿绒蒿、熊胆、姜黄、蒲公英之根、六良药、黑冰片、白糖等制成散剂（按顺序加），谓之"甘露寒流散"。若肠鸣，自觉下泄时，减少进食，开水送服，可消除宝如淤积症。

另外，还有《四部医典》所记述，石类剂、精华剂、草药剂适宜此病。寒水石用犏牛奶调和，牛黄、六良药、绿绒蒿、紫檀香、白檀香、麝香、木鳖子、连翘、地格达、草乌、诃子、巴沙嘎、木香、栀子、石榴、荜茇、五灵脂、熊胆、铁屑、香青兰、炉甘石、蒲公英、大黄、绵羊骨灰、水银（制）、硫黄、黑冰片、马钱子、胡黄连、土木香、马先蒿等制成散剂，用四倍量的白糖调和，以各脏腑之药做引子送服。此方称之月光水晶草药剂，为张瓦苏日巴医派创制的祛除合并症、聚合症最佳方剂，此药与《四部医典·后部医典》所述寒水石寒剂联合使用疗效为佳。

外治：根据病情酌情施针刺、火灸、泻下、罨敷等疗法。

具体治法：结合发病部位、发病时期、病源等三种治法。

发病部位治疗：

宝如病侵入胃腑：将阿那日四味散和上述"战胜宝如病剂"交替服。宝如病侵入肝脏者以医治楚苏为主。首先用地格达、木香、巴沙嘎、土木香、石斛等煎汤内服，之后"战胜宝如病剂"与"秘诀寒剂”或“甘露寒流剂”交替服。

宝如病患于肝或胃：出现混合型症状就针刺肝脉穴，之后根据《四部医典·后部医典》所述，阿那日四味散加三盐（白硇砂、光明盐、紫硇砂）、小米椒、柿子、干姜、红花、香青兰、绿绒蒿、五灵脂、寒水石等制成散剂，与灵丹白粒剂交替内服。若宝如病患于肝脏，症状显著者经常内服牛黄九味较适宜。

宝如病患于小肠：内服音达拉四味汤、红花七味散加五灵脂、诃子、熊胆、土木香、芫荽子等；宝如病未平息者施藜芦、胡黄连、硼砂下泻为佳。

宝如病患于大肠：内服《四部医典·后部医典》所述之阿那日十三味适宜。

结合病程治疗：

治疗原则：发病初期是热性期，可用寒剂；中期是寒热对抗期，可寒热剂兼用；后期忌寒，用温热营养剂治疗为佳。

药治：发病初期为热症期，依《四部医典·后部医典》所述以牛黄九味散加土木香、芫荽子、诃子、丹参等制成散剂，即北方医学派所创制之牛黄十三味散内服。或牛黄九味散加三施、香青兰，称之“野凤仙十三味”，治疗宝如楚苏热盛者如甘露。

发病中期是赫依楚苏对抗期，交替服奥必得森松石十三味散和“战胜宝如病剂”。

发病后期是寒症期，阿那日四味散加土木香、芫荽子、干姜、光明盐等制成散剂，用开水送服之后火灸第八、第十二与第十六脊椎。禁忌针刺、下泻等寒性疗法，施性温热及营养饮食疗法。

结合病源治疗：

宝如病蔓延期：红花或藏红花为主剂，与诃子、川楝子、栀子、土木香、川木香、地格达、胡黄连、吉勒泽、查干泵嘎、芫荽子、角茴香、紫菀花、日喜格（敖日亚木乐毛都）、木鳖子、贯众、猪血、乌奴龙胆、绿绒蒿、巴沙嘎、香青兰、五灵脂、石榴、白豆蔻、柿子等制成散剂，称为红花二十五味散或伊赫二十五味汤。此剂可收敛毒症和宝如病蔓延症，调理机体寒热，增食欲，并且不生赫依而祛巴达干和希拉病，被称为方剂之帝者，此方剂是"东那格"大师创制。虽称汤剂，但均可用散剂和粒剂，白开水送服。聚合之征兆有身体发沉，口干，食欲不振，胃痛，脉象与尿象皆呈热象。在此可酌情使用上述总治疗剂、精华剂等。未聚合而蔓延之宝如病在本位治疗为佳，于宝如病总药、石剂、精华剂中任意剂型上加药服用。若宝如病蔓延至肺脏时，加天竺黄、甘草、银珠等；蔓延至肾脏时，加麝香、白豆蔻、蜀李花；蔓延至精腑时，加三红，并针刺各自腧脉穴位；蔓延至关节时，调理施风湿治疗、针刺、放血、泡温泉等；所有宝如病蔓延时，施导泻、利尿疗法，根除残余及后遗症为佳。

增盛宝如病：分为穿孔与未穿孔两种。未穿孔与宝如病初期热增盛相同。穿孔分上行和下行两种，无论哪种穿孔，对体质尚可、能进食者，无须禁食，应该按摩、熏疗、饮骨汤、糖水滋养精气，施清理病血疗法。若体质弱，精气不足，需要根除后遗症者，可用红花、熊胆、豌豆花、紫檀香、银珠、优质金子（制）和地锦草、石斛等煎汤待凉内服，可治愈宝如病上行穿孔。下行穿孔，因刀伤所致大血管损伤大量出血、鼻子出血等用瘀血之妙剂。或者下行穿孔，于上述方剂上加丹参、藜芦、翠雀花等制成散剂内服。若呕吐则火灸嗓窝，若腹泻则火灸肚脐下穴。

镇施下泻法：若呕吐则用泻下疗法，若腹泻则用催吐疗法。宝如病隐伏迁延则内服阿那日八味散，还可服用煅盐灰剂导泻或内服上述"甘露寒流剂"施导泻。宝如病一般发于胃、小肠、大肠淤积所致痞瘤病。内服煅寒水石灰剂、转化"痞瘤药贝齿灰剂"加沙棘、木香、黑冰片；或者沙棘、土木香、芫荽子、光明盐、木香、贝齿灰、硼砂、石榴等制成散剂，用白开水送服。此方治疗胃、大肠宝如病的疗效似甘露。又一方是如达六味散（用量听师口传）加大白贝齿剂量，用白开水送服，治宝如痞瘤病有益；或内服寒水石热剂；或芒硝三钱，与银珠、绵羊脑一起煮，制成浆膏内服。进食猪肉、鱼肉、蛇肉攻破宝如痞瘤，其症状质稍变软。若恶心，脉象及尿象皆呈热盛，则可施大黄叶、罨敷、针刺肝脉穴放血疗法，上述疗法未见效者可施外治疗法。

待患者体质见好则用藜芦、沙棘、海螺灰、蛇肉、紫硇砂、红糖等制成泻剂，内服泻下残余痞瘤。患者体质弱不能施泻下剂时，施灌肠、洗肠等疗法。

总之，宝如病是聚合症，其性坚如土，为难治愈之慢性疾病，一时之功不能见效，而需要反复长期治疗。若不守精气之法，而一味治病，过之无论有何一损则会锈陈而器毁，精气和疾病同时耗尽。因此，病情稍好转则须调养精气。必须以调养安神、泻下、放血等疗法祛除余症。最后防止疾病再复发，火灸命脉、胃脘、大肠窍、肝俞穴。如若饮食起居均能守戒养生调理一年，疾病不会再复发。

增补甘露精要八支秘诀医典，祛除一切病魔折磨的嘎布日，断非时死亡之索利刃者《兰塔布》诊疗宝如巴达干，其之根赫依、希拉、巴达干三者及聚合之类第八章结束。

第九章　未消化病

内科诸疾病之根源是未消化。下面从其病因、病缘、疾病机理、分类、诊察症状、治法等六个方面讲述。

病因：性重、凉巴达干。

病缘：所依特征、未习惯、不适宜、质未消化等四种外因致病。

疾病机理：由人体的正常三阳失调，消化功能减弱，腐熟巴达干未能把食物腐熟，消化希拉未能使食物消化，调火赫依未能分离食物精华与糟粕而导致未消化病。由于未消化引起胃内巴达干激增，涎液阻塞了赫依运行脉道，致使产生胸口巴达干、铁垢巴达干、胃阳衰弱等痼疾。若年轻，体力旺盛，胃阳旺盛，言行勤快，经常进食油腻及习惯了不适宜饮食，不会患不消化病。

分类：分为食物、性质、病源、并发症、病程等五种。食物分为坚硬、湿润、油腻等三种。其质分为糟粕和精华（浊清）两类。病源分为黏液，呕吐及呃逆，未消化似木僵症，未消化似毒症等四种。按合并症分为赫依并发、希拉并发和巴达干并发等三种。按时间分为新旧两种。虽然未消化病共有十四种之说法，但可归纳于清、浊未消化病以及赫依、希拉、巴达干并发症五种。糟粕（浑浊）未消化病指饮食未消化，滞留在胃和大肠，污垢黏液增多，累积而陈存（旧），糟粕食物淤积而产生痞瘤。调火赫依功能衰弱，故食物的精华和糟粕未能分解，糟粕混入精华运行脉道，故变色希拉难以转化精气和楚苏，侵入肝脏，谓之精华未消化症。

诊察症状：分为总体症状和具体症状两种。

总体症状：大便闭结或大便无时，矢气不运行，旋聚腹内胀满，常常积滞腹内，继而大量腹泻。由于精华和糟粕混之，引起大小便常带油脂，身体沉重，懈怠，食欲不振，恶心；进食有疼痛感，嗳气，头疼。

具体症状：糟粕（浊渣）未消化，则食之无味，胃胀，呕吐，凡是导致未消化之食物均有害。精华未消化，则全身懈怠，食欲不振，嗳气，消瘦，心口和胸部、胁肋疼痛。

未消化病合并赫依则腹胀，颤抖，头晕，四肢发僵；合并希拉，自觉灼热，腹泻，其泻色发黄、气味大、嗳气，呕吐，剧渴，如同患疫病样剧痛；合并巴达干，涎稠而多，身体发沉，神智昏沉，嗳气，呕吐，饮食无味。

治疗方法：分为发病新（初）旧（陈）两种，疾病初期治疗方法有总体治法和具体治法两种。

总体治疗：有药治、外治、饮食、起居等四种。根据未消化病的病势分为轻、中、重度三种进行治疗。

轻度未消化病：施禁食疗法，早晚饮开水加光明盐少许。禁忌不易消化及生、冷食物，少量进食面汤、鱼肉、热面食等性轻、热，易消化食物。起居方面：禁忌潮湿、寒冷，昼睡眠；在干燥温暖处活动，至发汗为止。

中度未消化病：内服光明盐四味汤，之后内服阿那日五味散或高德玛嘎散。施石类和青砖、盐热敷疗法，以狗毛、狼毛、猞猁毛等敷缠腰部。

重度未消化病：用药物助消化之后施泻下疗法，病于上施引吐疗法，病在下施灌肠，病在中间部位要施泻下疗法。最后禁忌有害

食物,饮食要适宜,以避免复发。总药剂壮西灰剂加石榴或予温性
方剂对未消化病疗效佳。两种外火煅万年灰和寒水石,两种内火煅
鹫粪、雕粪及碱、草三热,少许干姜、荜茇、肉桂等制成散剂,用白
开水送服,可治愈未消化病,是祛除胃病之总药。或万年灰、山柰、
紫硇砂、沙棘、荜茇制成丸剂,称之"甘露白丸",具有助消化,健
脾,增胃阳之效。此方剂祛除胸口巴达干和铁垢巴达干病,利尿消
肿;医治寒浩日海病、急腹症如同甘露之妙方。又一方:阿那日四味
散加光明盐、红花、铁线莲、信筒子、干姜等制成散剂,称为高古德
九味散,可医治所有寒性未消化病。此方基础之上,所有食物未消化
者加施各自对治药物。《四部医典》讲述,若面粉未消化则加酵母、
天然碱,若肉食未消化则加狼胃、水鸥、雕、秃鹫的喉头,与肉汤、
肩胛骨汤交替冲服,若菜类未消化则加荨麻、铁钱莲,若酒类未消
化则内服酵母和煮沸的酒或禾秆节汤,若茶水未消化则服用盐水和
尿液,若乳酪及牛乳未消化则内服酸奶汁,若脂肪、油类未消化则内
服煅制寒水石,若植物油未消化则与豆面换用,若石类未消化则内
服白矾、火硝,若药未消化则与解毒剂交替服用。治疗未消化病一
切制剂均加鹫粪(制)。

具体治疗:

药治:精华未消化病则施等量四味汤和阿那日五味加五灵脂、
香青兰,白开水冲服。糟粕未消化病则内服前述高古德九味散。若
蔓延、溃散则以牛乳加盐收敛;若未蔓延、聚积则以藜芦、漆树干
脂、木香、光明盐、石菖蒲、红糖制成丸剂,施泻下疗法,之后饮白
开水、酵酪、大米粥除其后遗症。此方对糟粕未消化病初期疗效为
佳,但对精华未消化病迁延日久者无益,此时控制饮食,施禁食疗
法及白天睡眠较好。若合并赫依病使用总治疗法,之后施温和导泻

疗法,如洗肠和灌肠等。若合并希拉病则以黑冰片、五灵脂、连翘制成散剂内服,之后施泻下疗法。若合并巴达干病则施引吐疗法,要合理调理饮食起居以及用药。

若病情严重,症状复杂顽固者,用硼砂、巴豆(制)、藜芦、光明盐、荜茇、蛇肉、沙棘、碱等制成散剂,称为硼砂神奇泻剂,内服可治愈此病。上述治疗未能根治者,施外治疗法,或火灸患病处附近穴位及胃腑穴。

饮食起居调理:宜食性轻、易消化饮食,起居之务则宜温暖,活动则以不出汗为准。

未消化病迁延则转变为其他疾病,尤其是巴达干希拉偏盛则会生热,因此《四部医典·后部医典》记述,五灵脂九味散加含红花之阿那日五味散(通拉嘎),两方交替服。另外,还有"安消六味白剂"和热寒"优质安消剂"等,在临床上常用于未阐明病因的未消化病的治疗。如此尚未能治愈者,要认真分析病因,观察脉象、尿色,明确诊断,从而对症治疗。所有内科疾病均由未消化病引起,为此阿那日五味散用温红白糖水送服,可治愈寒热未消化病。并且可增胃阳,胃阳增则未消化病自然消除,精华自归于本位。未消化病在治疗中易产生多种并发症,治病不治本,犹如不拔除树根,只毁其枝叶。一切内科疾病,皆由未消化而生,因此要精通未消化疾病的诊疗。

增补甘露精要八支秘诀医典,祛除一切病魔折磨的嘎布日,断非时死亡之索利刃者《兰塔布》诸内科疾病根者未消化病医治第九章结束。

第十章　瘤疾痞瘤病

瘤疾痞瘤病，从病因、病缘、分类、患病部位、诊察症状、治疗等六个方面讲述。

病因：未消化，巴达干、楚苏、希拉、赫依等功能失调，以及浩日海、协日乌苏、畜毛等诱发。

病缘：食物未消化，损伤，紊乱，创伤，分娩，潮湿寒冷等。

分类：虽有痞瘤病约二十种之说法，但常见的痞瘤病仅有十一种。前面已讲过胸口痞瘤病和宝如痞瘤病的诊治。在此将要讲述未消化痞瘤，胆、小肠、大肠、子宫痞瘤等五种。

患病部位分类：分为内痞瘤、外痞瘤、中间痞瘤等三种。

性质分类：分为寒性、热性两种痞瘤病。楚苏、希拉所致痞瘤称为热性痞瘤，巴达干、赫依所致痞瘤称为寒性痞瘤。

诊察症状：分总体症状和具体症状两种。

总体症状：脉象弱而濡；尿液中出现鱼目状痞瘤滴，患痞瘤处积有污垢；饮食不易消化，因吃饱诱发呃逆、呕吐；大便干燥秘结，时而出现腹泻；肌消力衰，吃饱及受凉之后疼痛；用力过猛使疾病发作等症状均为痞瘤征兆。

具体症状：

食积痞瘤：症状是胃部胀满，呃逆，进食后腹部绞痛，未消化之食物使其犯病，面部与眼角、脚背浮肿。

胆痞瘤：肌肤发青而肌损，虽能进食，但身体无力，眼睛、尿液皆发黄,痞瘤成熟后全身发痒等。

小肠希拉痞瘤:身体发沉,眼睛与尿液皆发黄,脉象紧,食欲不振,疼痛剧烈,甚渴思饮,小便不畅。

大肠赫依痞瘤:腹胀肠鸣,腹泻,泻有泡沫物,疼痛不定,时重时轻。

子宫痞瘤:下腹部胀痛,进食则疼痛,有时阴道流血。

上述痞瘤空腹,伏卧或仰卧、侧卧时触诊,可摸触到硬块。若痞瘤在中层,则手能摸到圆形硬块;若痞瘤在表层,则直接能看得见,较易确诊;若痞瘤隐蔽在深处不易用手摸到,可根据症状体征诊察鉴别诊断。总之,热性痞瘤其脉象、尿象以及体表显热象,在痞瘤所在处增长迅速,可触及灼热而跳动;性热营养食物不适宜,而性凉清淡饮食则适宜,与此相反者皆属于寒性痞瘤。若疼痛剧烈,呕吐,赫依、希拉、巴达干三根耗损,病情严重无治疗意义。若体力较强,疼痛不明显,可进食者,有机会治愈不要放弃,以积极治疗为佳。

治疗方面:分为总体治疗和具体治疗两种。

总体治疗:分为药治、外治、饮食、起居等四个方面。根据患病部位分为内、外、中三种痞瘤,辨证施治热寒痞瘤。

药治:煅盐、白矾、黑矾、猛煅寒水石、白贝齿(煅灰)、碱、芒硝、沙棘、火硝、诃子,按顺序递减量制成散剂,用白开水送服,治所有痞瘤均有效。

热痞瘤:地格达、木鳖子、木香、五灵脂、胡黄连、诃子、红花、石榴制成散剂,再加猛煅寒水石、白贝齿(煅灰)制成散剂,内服可医治热性痞瘤。此方剂加黑冰片祛除胆痞瘤,加沙棘、白硇砂可医治楚苏痞瘤病。

寒痞瘤：煅盐灰剂加石榴、猛煅万年灰、荜茇制成散剂内服。又一方，寒水石小灰剂加石榴、贝齿灰，用白开水送服。若赫依偏盛者，内服野牦牛乳、油，绵羊肉汤加檀香、诃子、木香、光明盐、荜茇等五味散剂。若希拉偏盛者，加牛乳、黄油。若巴达干偏盛者，加山羊乳与上述五味散，施灌肠疗法则可安息痞瘤病。

寒热合并痞瘤病：内、外、中三种特征诊察清楚之后，首先治疗患于内部热性痞瘤病，地格达、木鳖子、连翘、三凉、五灵脂、木香、荜茇、硼砂、贝齿灰、诃子、猛煅寒水石灰、雄黄、胡黄连、冬青叶灰用白糖调和制成散剂内服，之后于痞瘤就近穴位针刺放血。若显示痞瘤破溃征兆则施导泻、利尿疗法较适宜。然后，寒水石灰、万年灰合剂用白开水送服。

热痞瘤病患于中间部位者：六良药、诃子、紫檀香、白檀香、绿绒蒿、查干泵嘎、地格达、木鳖子、连翘、木香、硼砂、光明盐、荜茇、枯马蹄、猛兽骨、野牛角与骨（煅至发黄）、猛煅寒水石、贝齿灰（以上煅制灰适宜寒性痞瘤）制成灰剂内服。按前述相同方法施针刺放血、泻下、药浴等疗法。

热痞瘤病患于外部者：热性痞瘤患于表皮者，多数化脓后疼痛减弱，会舒服些。若难于化脓的痞瘤病可施用上述相同泻下疗法，祛除痞瘤病。也可如同烙烫疖痈，施温针疗法。热性痞瘤病饮食调理：可进食鲜绵羊肉，黄牛和犏牛酸奶、奶酪、鲜酥油等性凉、轻食物，禁忌腐酸难消化的蔬菜，以及受风寒、着凉、过劳、烤火、晒太阳等。

寒痞瘤病患于内部者：寒性痞瘤病患于深部者用鹫粪、狼胃、黑种草子、紫硇砂、白硇砂、三辛、贝齿灰等制成散剂，与寒水石灰剂交替内服，可医治所有寒性痞瘤病。若痞瘤被破软而剧痛，脉象、尿象皆显热象则施泻下疗法,火灸其所侵腧穴,祛除后遗症。

寒痞瘤病患于中间部位:油杉节、三子散、各种盐类、石榴、荜茇、三良药(肉豆蔻、白豆蔻、草果)、硼砂、白云香、三辛草药(毛茛、石龙芮、铁线莲)、野牦牛角粉等制成散剂,用酒搅拌,在铁锅里烧成灰剂后用白开水送服,可医治寒性痞瘤病。如同日出化霜似的施泻下,除后遗症。除了火灸脉道和痞瘤穴位之外,禁忌针刺放血。

寒痞瘤病患于表部:首先要施油剂疗法与罨敷法,使痞瘤软化时拔火罐,然后用银针刺数次之后再次拔火罐,将痞瘤脓血引出。若痞瘤凸出来则用白线沿脓包根部扎紧,并针刺穿破痞瘤挤出脓液,然后按外伤处理办法清除伤口为佳。如果仍然不能引出痞瘤内脓血,则以温针烙烫,与治疗疖痈相同。

寒痞瘤饮食调理:进食绵羊肉、野牦牛肉、酒类、热面食、酥油,禁忌没有营养、不易消化及生冷饮食。要适当散步活动,施热毯毛罨敷、温石按摩法。

具体治法:

药物:未消化食瘤用阿那日四味散加沙棘、干姜、贝齿灰与"如火剂"交替内服;或阿那日六味散和寒水石灰剂,用白开水送服。

胆囊痞瘤:黑冰片、硼砂、熊胆、地格达、连翘、贝齿灰、石榴制成散剂,用白开水送服,能转化痞瘤症。本方可无遗漏地消除希拉痞瘤病。

小肠痞瘤病:可用黑冰片、查干泵嘎、连翘、拳参、木通、熊胆、沙棘、胡黄连、优质硼砂、贝齿灰等制成散剂,内服可医治小肠痞瘤病、腑痞瘤病、新旧总痞瘤病、生子后患子宫痞瘤等热性痞瘤病,尤其是对希拉痞瘤病药到病除。

大肠痞瘤病与宝如巴达干治疗方法相同,在此不赘述。

子宫痞瘤病,用《四部医典·后部医典》所述"三等份丸"攻破痞瘤之后,以妇科病章所述之泻剂或利尿剂施泻下疗法;或根据《四部医典》所述,适当使用痞瘤剂和寒水石灰剂、万年灰、嘎日迪五味散。

外治:赫依痞瘤病使用温和灌肠疗法,希拉痞瘤病可施泻下疗法,楚苏痞瘤病可施针刺放血祛除疾病,脉管痞瘤病使化脓,施药浴疗法疗效较好,石痞瘤者可用刀针穿刺治疗,胸口痞瘤可用药物破除。水痞瘤病和脓痞瘤应用针刺引出疗法,内痞瘤使用药物,中间层痞瘤病要刀针穿刺,外痞瘤病使用火罐拔出血比较适宜,最后一切痞瘤病要火灸腧脉穴位祛除疾病。

饮食调理:结合病情调理,不要过饱过饥。

起居方面:禁忌过度劳累,注意调理寒热。

增补甘露精要八支秘诀医典,祛除一切病魔折磨的嘎布日,断非时死亡之索利刃者《兰塔布》瘤疾痞瘤病诊疗第十章结束。

第十一章　浮肿病

浮肿病从病因病缘、分类、诊察症状和治疗等四个方面讲述。

病因病缘：由于饮食起居失常而使未消化食物精华在肝脏未能转化为身体七素，反而引起恶楚苏与协日乌苏充溢，散布于全身，导致浮肿病。

分类：肺浮肿病、肝浮肿病、脾浮肿病、协日乌苏引起的浮肿病和赫依引起的浮肿病等五种。

诊察症状：一般与水臌疾病症状相同，且面部、眼睑、脚背沿胫骨浮肿肿胀。活动时气喘、心悸、恶心，饮食不消化，舌、唇及牙龈等失去色泽，体力衰弱，脉象沉，尿色发黄，自觉非常疲倦。

治疗方法：浮肿病首先以赫依为向导所致，宜进熔酥油、酒等营养丰富饮食和推拿按摩，可息除。若此法尚不平息时，从饮食、起居、药物、外治等四个方面治疗。

饮食调理：进食大米和煮熟的面、新酸乳等容易消化、性轻之饮食，禁忌陈旧小麦、旧乳酪、难消化生食。

起居方面：禁忌白天睡眠，房事，受潮湿，受寒凉等。居干燥处暖身，少活动为宜，以不出汗为准。

药物：以转化与消肿相结合治疗。含红花之阿那日五味散或此方上加大托叶云实、信筒子及芫荽子，或加三子（诃子、川楝子、栀子）、拳参、信筒子、辣椒、三热药（干姜、荜茇、胡椒）等均同份与全药量之等量铁屑制成散剂内服。或小茴香、松节、黄柏、干姜、荜芨、胡椒、辣椒、铁线莲等药物与其总量之两份的铁屑制成散剂,用牛尿调和内服。此方为医治浮肿病秘绝之剂。另一方,花未落之前采集香青兰于阴凉处晒干,与齿缘草、白云香、铁屑、石榴、无核川楝子九颗、有核诃子九颗、拳参、信筒子、水苦荬、辣椒、冬葵子等,以铁屑为主剂,制成散剂内服。医治所有水肿病均有效,是北方医学派的验方。

患肺浮肿病,咳嗽频频导致全身浮肿及水臌疾病,若此时热症偏盛,则服用"清肺散";若气喘、呼吸困难,则施葡萄七味散内服可止咳消肿。

外治:虽有放血疗法之论,但除放血对浮肿病确实有效,或对顽固症、治疗乏术者少许放血之外,禁用放血疗法。火灸三水腧穴(脊椎第一节、第十三节、第十八节)封闭亦可防止反复。浮肿病未治愈而迁延成痼疾者按水臌病施治。

增补甘露精要八支秘诀医典,祛除一切病魔折磨的嘎布日,断随时死亡之索利刃者《兰塔布》浮肿病诊治第十一章已结束。

第十二章　水肿病

水肿病从病因病缘、分类、诊察症状和治法等四个方面讲述。

病因病缘：饮食未消化，精华与糟粕混杂，滞留于肝内未能转化成精气，导致恶血增多溃散，蔓延至肌肤，致使协日乌苏增生、聚积致浮肿。病程迁延所致浮肿病，因治疗某种疾病时未能及时治愈，病程延误而转化成水肿病。另外，外缘所致水肿是治疗某种疾病时未能得到准确诊疗，而把疾病误治或紊乱而形成水肿病。

分类：虽有赫依、希拉、楚苏、巴达干、创伤、中毒等所致六种水肿之说法，但主要归纳为寒热两种水肿病。

诊察症状：从总体症状和具体症状两个方面讲述。

总体症状：脉象呈热象、闪动，四肢无力，体乏疲倦，胃阳衰弱，饮食不消化，食欲不振，之后全身浮肿。尤其是面部、脚背、胸部、腹部、尿道等皆肿胀，肌肤之间协日乌苏充盈，出现体位性肿胀。

具体症状：

寒水肿病：身体颤动，肌肉紧，肿胀，其肿胀昼甚夜轻，寒冷则疼痛不安。

热水肿病：眼睛、尿色皆发黄或赤，脉管刺痛，皮肤发黄，遇暖病情加重。

治疗方法：分为总体治疗和具体治疗两种。

总体治法：有药治、外治、饮食、起居等四个方面。水肿病初期应该行禁食疗法，进食易消化之饮食。内服阿那日五味散滋养胃阳，对任何一种水肿均可使用。

具体治疗:

寒性水肿病:内服黄牛五种药油剂,并施外敷、灌肠。

热性水肿病:内服六良药、石榴、贝齿灰、绵羊骨灰、五灵脂、茼麻子或藏红花七味散疗效佳。如若未见效,则与水臌病相同施下泻疗法,药用草乌、大黄、碱、吉勒泽加五灵脂、瑞香狼毒、马勃各一份,与紫草茸、枇杷叶、炉甘石等制成散剂,用莱菔汁调和,涂于患处。涂抹此方后,日晒可医治水肿、类风湿、风湿症、协日乌苏病、僵直、抽缩等疑难杂症。

饮食起居调理:与水臌症相同调理。

增补甘露精要八支秘诀医典,祛除一切病魔折磨的嘎布日,断非时死亡之索利刃者《兰塔布》水肿病诊疗第十二章结束。

第十三章　水臌病

水臌病从病因、病缘、分类、患病部位、诊察症状与治疗等六个方面讲述。

病因：由赫依、希拉、巴达干、协日乌苏、楚苏等侵入精华、楚苏，胆腑和肺及肝、脾、宝如巴达干渗漏之液体等为害而引发水臌病。

病缘：由于饮食未消化或施导泻疗法之后饮食起居调理失常，热症后期施针刺放血过甚，服用清凉之药物过量，劳累后饮水过量，久居潮湿环境均诱发胃火衰退等病缘而诱发水臌病。

分类：水臌病虽有十五种之说，但可归纳为赫依、希拉、巴达干、楚苏扩散所致四种，或归纳为寒性水臌、热性水臌、寒热合并型水臌等三种。

水臌病按患病部位分为内、外、中三个部位。外水臌疾病发于皮表之间，内水臌疾病发于大小肠以及诸腑之表，中水臌疾病发于皮肤之下，肌肉之上。

诊察症状：分为总体症状和具体症状两种。

总体症状：发病初期疾病将要侵入体内，中期则疾病成熟，后期则疾病扩散，该期为诊察生死征兆。

初期症状：出现体弱，胃胀满，气喘急促，心慌，消化功能减弱，舌、唇、牙龈皆发白，行走坐立时腹中发沉，脚背、胫骨踝关节、外阴部、第十六脊椎穴位、胃、胸口、面部、眼睑等"水肿八池"皆有浮肿。

中期症状：水肿形成，腹部饱满，叩诊时有颤动感。

后期症状：水肿扩散，患者生命处于危险阶段，若呼吸缓慢，食欲尚可，并稍有口渴，无病痛，身体无不舒服，眼睛发白，尿色清，脉象平，力气尚可则可以治愈。若出现死亡征兆，则与上述症状相反，身心不宁，食欲不振，呕吐，频发性咳嗽，眼睛发黄，气短，渴剧，尿赤黄而稠，量少。精气耗尽，体力衰竭者，可放弃治疗。

具体症状：

赫依所致水臌病症状：肠鸣，腹痛，腹胀，尿色清，利尿不畅。

希拉所致水臌病症状：眼睛发黄，肌肤发青，脉象紧，尿少，尿色似熔化酥油红或茜草汁状。

巴达干水臌病症状：气喘，浮肿明显，消化功能减弱，身体发重，嗜睡，脉象沉，尿色清。

楚苏扩散所致水臌病症状：脉象紧，尿色赤红，恶心，感觉胸部胁肋刺痛，身体发重。

热性水臌病症状：脉象紧，尿色红或黄，咳嗽频作，眼睛发黄，痰壅于胸口，腹胀，四肢纤细干瘦，形如饿鬼，舌苔厚，口渴，剧痛。

寒性水臌病症状：脉象迟缓，尿色清，稍微口渴，胃胀鸣响，有时腹泻。头、躯体、四肢皆肿胀，用手指按压则有明显的凹陷，谓之体如孕妇。自觉无疼痛，食欲欠佳，眼睛发白。

寒热合并型水臌病症状：脉象沉，稍紧，尿色赤黄，不易转化，很难医治，多数不转化。饮食消化、睡眠、尿液等时增时减，总之寒热二征混合就呈现合并的症状。

希拉所致热性水臌病，被称为不治之病。痼疾加水臌病称之并发症,有并发症则愈之难。因巴达干赫依所致的寒性水臌病治之易也。脱离了它病而无并发症则治之易,也有不少并发水臌病治愈者。

治疗方法:分总体治法和具体治法两种。

总体治法:分熏疗、饮食、起居、药治、外治等五个方面。

熏治:首先使用烟草施熏疗法,此疗法可祛除和引出病缘。根据《四部医典》《毕那亚额亚和蓝琉璃》所述,用青色山羊下颌胡须和羊角烧燎之烟熏病患之鼻。

药治:将要医治水臌病者,首先要增强自身胃火,其次将热性水臌病转化为寒性水臌病,使水臌病名存实亡。此病因胃火衰弱而诱发,为此发病初期注重胃火,以调理胃火为贵。阿那日四味散加红花,用开水冲服,可增强胃火,助消化,清除巴达干浊液阻塞血管脉道。若精华未消化则体素各自归位恢复体能,尿量增加,减腹之负,胃腑舒适。若水臌病轻则用含草乌之阿那日二十五味散,白开水送服,消祛疾病。或标准制剂《四部医典·后部医典》之安消散加优质荜茇为佳。在此方加蒺藜、草乌、海金沙、方海制成散剂内服,有增胃火、利尿之效。如果还是尿量少,仍有热性水臌病症状者则第二次转化寒性水臌病是关键,为此数次内服栀子煎汤。或甘草、芫荽子、草乌、北沙参、野凤仙花、栀子制成散剂内服,对热性水臌病起到疏通脉道作用,可转化为寒性水臌病。名医谓之"栀子六味汤"(也叫阿必六味),有疏通热性水臌病,转化为寒性水臌病之效。或红花、香青兰、绿绒蒿、木鳖子、查干泵嘎、巴沙嘎、栀子等制成散剂,称之红花七味散或"水轮丸",内服。若尿色发绿加荜茇、沉香,尿色发黄加吉勒泽、连翘,尿色发白加木香、冬青叶。发于肌肉和皮肤间水臌病加冬葵子、芫荽子,用白开水送服，或用上述栀子汤送服。热性水臌病无论症状严重还是轻微，都推崇长期治疗。其能使尿量增多，胃舒服，将热性水臌病转化为热寒性，即未转化热水臌病均使用此方疗效佳。热寒合并或寒性水臌病，先内服此药（尤其调理胃火之后服其他药）治疗。此是治水臌病之验方。若咳嗽频多，有紊乱症状则与赞丹八味散交替服用，或者加檀香、牛黄。宝如肝热偏盛则与牛黄九味散交替服用。楚苏希拉热偏盛则加胡黄连、吉勒泽。胃火衰弱，未消化则加川木香、石榴或阿那日四味散加红花交替服。若寒性水臌病有并发症则内服利尿草剂四味散。四味［蓝花棘豆、香青兰、小苦荬、山川柳（蓝钟花）］、三热者（干姜、荜茇、胡椒）、三子者（诃子、川楝子、栀子）、小米椒、信筒子、拳参、铁屑、白云香、冬葵子等制成散剂，称为冬葵子十六味散。其中三辛为主剂，是医治寒性水臌病之上等药剂。为此朝克图苏日瓦大圣讲述，虽有三子为主剂可医治热性水臌病，各药均等可医治热寒并存水臌病之说法，但对热性水臌病施此剂有副作用，以结合病症施治为佳。所以将此剂作为治寒性水臌病主剂，对寒热水臌病加量使用为佳。若加干姜、石榴各四份，肉桂、荜茇各三份，白豆蔻一份研制成散，白开水送服，可医治寒性水臌见全身浮肿、乏力症。又一方，海金沙、方海、芜荑子、草乌芽加芒果核、海南蒲桃、大托叶云实、蒺藜、栀子、含红花的阿那日五味散等份制成散剂内服。若有热性之疑则去荜茇、光明盐，加用宽苞棘豆、蜗牛，称之平性方剂，医治寒热性水臌病。或者含红花之阿那日五味散加冬葵子、蜗牛、芜荑子、海金沙、方海、蒺藜、光明盐等，其中石榴、冬葵子为主剂，其他药味均量使用治疗寒热并发性水臌病。若热偏盛则以凉性药为主，若寒偏盛则以热性药为主制成散剂，半夜以白开水送服，晨空腹内服阿那日五味散。若咳嗽、气喘则内服葡萄七味散，若热症则傍晚内服敖西根十八味散。尤其寒热并发以及任一种水臌病者，用水苦荬、多叶棘豆、香青兰、野凤仙花、蓝花棘豆、菊花、冬葵子、红花、栀子、方海、海金沙、蒺藜、蜗牛、芫荽子、石榴、荜茇、大托叶云实、白豆、铁屑粉、天竺黄、甘草、北沙参等制成散剂，再加上寒热中性秘药（掌参花、蓝花棘豆、野凤仙花），寒热水臌病加各自的主剂。尤其是水臌病方剂小苦荬二十五味，医治寒热水臌病如同泥桶淤水似的从密孔引出流水。虽确诊为水臌病，但剧咳则施《儿科》所述，内服肺热与粘疫热可全灭之剂，清除肺热散剂。此药对水臌病引起咳嗽的疗效显著。又一方：生于喜立仁（地名）之吉苏日，无花香青兰，蚂蚁样荜茇，无色宽苞棘豆，内臣肉桂、白豆蔻、辣椒，外臣药铁屑，燥血药栀子、海金沙、方海，脉游者甘草，水药冬葵子各等份，制成十三味散剂，要掌握寒热配制剂量及凉热之秘诀，此方可医治水臌病为首的浮肿、水肿等寒热合并症、聚合症等，有药到病除之效。本方是拉毛恩斯医派推崇的验方。

单传极密三秘药（掌参花、蓝花棘豆、野凤仙花），上述寒热药"中安消散"和水轮七味丸加各自对治药。小苦荬二十五味散与各自对治药交替服用疗效为佳。

外治：要疏通阻塞之水道。《四部医典》中虽有五种泻水剂和两种排水剂之说，但在实践中，为使用简便，多以泻水剂为主。藜芦为君药用五份，与铜绿、海螺、腊肠果、小苦荬、方海、京大戟、冬葵子、斑蝥、诃子、宽苞棘豆等制成散剂，以乳牛尿调和制成丸剂，内服施下泻二至三次，以听师口传法催泻，要准确掌握病情，根除后遗症。用踝骨汤和面糊平息赫依内讧。应进食性轻、易消化饮食滋补体质。若体质好，仍有病之残余症则反复施泻下剂。

根除疗法：服用上述利水剂或干燥剂，即松木灰、小白蒿、山川柳、麻黄、文冠木、黄柏、贯众、枇杷叶煅灰，加栀子、白云香灰等制成灰剂，以石榴煎汤送服，能燥其残余之水。或者各种珠宝金属煅灰与等量铜灰、大黄、栀子、石榴等干燥水肿；或者将牛、马、猪、绵羊、狗、鹿、狐狸、旱獭等动物的颅骨，松木、朱砂、犀角、牛黄、熊胆、硫黄、大黄、胡黄连等在牛尿里浸泡之后烘干，上述制法似猛煅制灰剂在植物油中煮沸，内服适量（根据患者的年龄、体质及病情酌情服用）。尤其根除后遗症则用川楝子十颗，铁屑、白云香等量，诃子八颗，栀子九颗，信筒子，五灵脂，辣椒，冬葵子六颗，麝香一份，用蜂蜜搅拌制成散剂，每次内服杏仁大小量，连续服一个半月为止。此方可消除水臌病后遗症，同时增强体质。寒性水臌病病情较轻时，一般不经过治疗也可自然康复。另外，根据疾病初、中、晚期坚持调理饮食。

饮食调理：进食于开水里少加新鲜油再加面煮，并用黄酒；或面糊里少加牦牛、犏牛奶酪或少加大米亦可。加食盐要结合病情热症酌情使用。有些医生根据医药大师们的牦牛、犏牛奶酪可治愈浮肿、寒水臌病之说法，在实践中盲目使用，遇到几个病情较轻、发病初期患者，不治自愈，便到处炫耀。为此，热性水臌病死亡病例也不少见。

起居方面：居室温暖，穿着保暖，少许活动（能走动者），要保持精神愉快，常与知心朋友相处交谈，腰腹部缚狗皮或狼皮防湿、防寒、防风，应禁忌白天大睡、骑马等活动。

具体治疗：赫依、希拉、巴达干三根何者偏盛则施其四施。若楚苏扩散则从上述治疗水臌病方剂中选用适宜药方与嘎布日二十五味散交替服用。针刺肝脉穴数次，放血少许。水臌病扩散者首先施用上述总治疗方法，为防止此病反复发作，火灸第一、十三、十八脊椎，胃脘专属腧穴。

增补甘露精要八支秘诀医典，祛除一切病魔折磨的嘎布日，断非时死亡之索利刃者《兰塔布》水臌病诊疗第十三章结束。

第十四章　消瘦痨瘤病

消瘦痨瘤病从病因、分类、诊察症状和治疗等四个方面讲述。

病因：由于大小便与矢气等被阻而聚积，精华等体内七素耗损，过度劳累，偏嗜不适之饮食之故，赫依、希拉、巴达干三根紊乱，泛溢全身，各窍受损而胃火衰弱，精华未成熟而成秽，故身体之七素耗损而致消瘦痨瘤病。

分类：消瘦痨瘤病分类虽有三种，加并发症有六种之论，但可简述于赫依、希拉、巴达干三种之内也。

诊察症状：分为总体症状和具体症状两种。

总体症状：疾病初期咳嗽、喷嚏频作，乏味，体弱，胃火衰弱。虽进食却无力、心悸，食欲不振、恶心欲吐，脚背和面部浮肿，眼睛发白。性欲较强，嗜酒肉，头足怕日晒，故常防晒。进食时易出汗，指甲及头发生长明显，常做噩梦。

具体症状：

赫依型消瘦痨瘤病症状：头、肋骨及关节疼痛，声音嘶哑，喉部有堵塞感。

希拉型消瘦痨瘤病症状：手足与肩部皆发热，上吐下泻，口鼻疼痛，犹如患瘟疫似的疼痛。

巴达干型消瘦痨瘤病症状：身体沉重，恶心呕吐，唾液、鼻涕增多，咳嗽，胃火衰弱。

关于患病部位及并发症在《四部医典·秘诀医典》中已有记述，

患严重消瘦痨瘤病之后导致胃火衰弱、七素耗损者也适用。

治疗方法：按《四部医典》所述方法或补养强身之法。

赫依所致消瘦痨瘤病者：饮服三骨营养汤加干姜或温热新鲜米酒。

希拉所致消瘦痨瘤病者：连翘、甘草、土木香、绿绒蒿、沙蓬、蒺藜、荜茇、小茴香、吉勒泽等制成酥油剂内服，或将三子酥油剂与医治希拉药反复内服为佳。

巴达干所致消瘦痨瘤病者：干姜、荜茇、胡椒、辣椒、芒硝制成酥油剂或制成浆剂内服，或者依各自疾病偏盛者施对治酥油药剂和滋补之类药。尤其下泻治疗时，应施热性泻药。

增补甘露精要八支秘诀医典，祛除一切病魔折磨的嘎布日，断非时死亡之索利刃者《兰塔布》消瘦痨瘤疾病诊治第十四章至此结束。

第十五章　温病（热症）

　　温病发病种类繁多，症状错综复杂，容易误诊，诊断和治疗较困难，增盛迁延演变无穷，迅速夺命者多为温病和粘病，除此之外无其他之病能剧之焉。由此温病是众病之首。温病与其他疾病的关系如同帝王和辅佐大臣以及各级执行大臣的关系，辅臣们做帝王喜欢之事，虽心中不悦，但迎合了帝王则不会被阻止，反而表扬之，相反辅臣如违背帝王之意结局必将很惨。因此，智商高的辅臣明知不对，但仍依着帝王之心。治疗其他病时如果预防温病，则其他疾病即刻夺命难也，并且能明此者亦能及时知晓寒病的诊疗，因而众人须苦其心志，学习此理。

　　温病从病因、病缘、分类、诊察症状和治疗等五个方面讲述。

　　病因：以上详细阐述过。

　　病缘：包括时令、阿达作祟、饮食、起居等四种。

　　时令：秋春两季之热是温病的机缘。

　　饮食：食辛辣酸以及酒肉等热性营养饮食过甚。

　　起居：用力过猛、白昼嗜睡等。

　　总述，没有时令、阿达之外缘，不会发生瘟疫；没有饮食、起居不适，紊乱热不会发作；尤其饮食不适当是诱发毒热症的机缘条件。

　　分类：温病从年龄、病程、病因、部位、隶属、病理、根源等七方面分类。

年龄：分为童年、青壮年、老年三种。

病程：分为新和旧两种。

病因：分为赫依、希拉、巴达干、楚苏、协日乌苏等五种。

部位：分为外部、内部、中间部位等三种。

隶属：分为本系热和旁系热两种。

病理：分为未成熟热、增盛热、空虚热、隐伏热、陈旧热、浊热等六种。

根源：分为伤热、紊乱热、瘟疫、毒热等四种。

在此医药大师未详细讲述温病的辨证施治内容，详见各自专章所述。为此本人亦不展述，诸位医者学者要研究诊治时结合各自章节相关内容之要求行之。

诊察症状：分为总体症状、具体症状与取舍四法三个方面。

总体症状：简述于四缘引起发病者，脉象数、洪、实、紧，小便赤黄、味臭、蒸汽多，头痛，身体发热，口发酸及苦，舌苔厚，鼻孔干燥，巩膜发黄，病痛聚而发作，痰赤黄而咸，渴剧，吐泻物带血和胆汁，汗多味臭，夜眠少，白昼嗜睡，正午和午夜及食物消化时发作。

具体症状：要准确地诊察温病的症状，主要从以下三方面辨症。按患者年龄大小、病程长短而辨别新旧热症，病症之热可从并发症之症状来辨别。发病部位不同温病可从疾病侵入途径诊察。本系热症者可从自身症状辨别，旁系热症有合并热症和聚积热症两种，病程（病理）和根源分类于各自专章详述。

取舍四法诊察：

易治愈：脉象洪而实，其变化不大，小便清澈，舌面湿润，针刺放血则溢出。易咳出痰，疼痛轻微，呼吸平和，食欲尚可，体质良好，经药物与外治治疗时好转者则可痊愈。

难治愈：虽然无死亡之凶兆，然而病情严重，并发症多，反复发作且变化多端，治愈难矣。

不可治：脉象颤动而短并间歇，慌乱无律，小便自脏腑内发生变化而不畅、失禁、沉淀消失、质清澈则为死兆。痰如同烟汁或腐肉，痰多积聚喉部，气管阻塞则为死兆。针刺无血而如同银朱污浊之浆则为死兆。身体静态，甚至睡觉也喘息不宁，呼吸短而急促则为死兆。病势内聚不外出，任何施治无效，反复发作且变化无常，暴汗则为死兆。病痛者起初常常心窝刺痛，不向别处转移，犹如钉子钉者为死兆。体力衰竭，疲惫，卧床不起则为死兆。眼珠上翻或眼窝凹陷，耳向后紧贴于头部，鼻腔发干结垢，嘴唇外翻，牙齿发黑，舌干缩，面颊积尘，语多唠叨、含糊不清，不饮不食则必死无疑。

可治：虽呈现上述之外象热症，但把握时机积极治疗可见效果。呈现死亡之预兆，若细心调理、对症施治则可出现意想不到的转机。要抓住治疗之机而治之，切莫错过时机。一种死亡征兆不会显示在所有疾病中，一种疾病也不会呈现所有死亡征兆。所以预兆之多，常施之不宜，难以治疗不得不放弃。

治疗方法：分治疗原则、总体治疗和具体治疗讲述。

治疗原则：有对症治疗，不失时机治疗要害之秘诀，针对热之本治疗原则等三种。若误解治疗原则，其施治则不宜，故要对症治疗，因病施治。热寒合并者，常用之施治不宜，因此，分清寒热之后对症施治。热症扩散，通常施治不适宜也，因此首先应该收敛扩散的热症，然后针对疾病的本质而施治。

对症治疗：根据体质、年龄施治，对中等体质儿童患温病者要像对待亲人一样照料，对体质好青壮年患温病者要像对待敌人一样歼灭之，对体质弱老年人患温病者像抚育子女一样待之。根据病势和病程施治, 病势强新患温病则如同雷电轰击一样祛除疾病, 对病势弱陈旧性温病则要有耐心地调理祛除其疾病。根据病因施治, 赫依所致温病要以追穷寇之道而治之, 希拉所致温病如同断决堤之水而治之, 巴达干所致温病要以揭盖头之方施治, 楚苏所致温病要以消其势之法施治, 协日乌苏所致温病以祛热燥水之法施治。根据发病部位施治, 温病侵入肌肤者, 施以发汗和药浴疗法; 温病侵入脉道者, 施以脉泻或针刺放血疗法; 温病侵入骨骼者, 施以罨敷和浸浴疗法; 温病侵入五脏者, 以内服散剂和针刺放血法施治; 温病侵入六腑者, 以下泻法施治。根据隶属施治, 本系温病则以专门穷追之道治之, 旁系温病并发症择其最强势之病清除为佳。根据病程施治, 未成熟热应该引其成熟而入轨; 增盛热要祛除火源; 空虚热要祛赫依, 以滋补法施治; 隐伏热要揭开盖头, 并使药物与疾病相合; 陈热要与其根脱离; 浊热要使协日乌苏在原位干涸。根据疾病根源施治, 伤热要使其损伤的七素入于自己的本位, 紊乱热要以分清、平息、清理等对症平衡治疗, 瘟疫热则要如放飞猎鹰般奋起而清热, 毒热则要调理机体, 对症施治除病。

　　热寒合并者以分离热寒为治疗原则: 未成熟热寒症混杂则要消除巴达干、赫依等合并症, 之后使不增希拉热而引其入轨道; 既成熟又陈旧热寒热症混杂则首先要治热症, 之后医治寒症; 隐伏热施温性疗法揭除寒症之覆盖, 之后施凉性疗法治热病; 虚热之赫依以饮食诱而抑制, 然后以柔和药物消除残热; 寒性浊热则首先增强胃火, 之后消除残热; 热性浊热则使用协日乌苏泻下剂(常用三子泻剂)下泻治疗; 扩散热症是本性扩散〈中毒症和宝如症为本性扩散〉和外缘〈未成熟热与热症的山滩界误治致扩散〉与迁延(正当疾病潜伏, 未能及时控制疾病)导致扩散, 所有扩散热是赫依为向导而扩散，渐入所有脉道，遍及全身，若扩散热未收敛用药施治，如平原追赶野兽似的到处奔跑无法扑杀，为此内服汤剂、散剂，饮食起居调理以镇赫依，将疾病收敛于内脏，之后对症施治如同火上浇水也。

不失时机治疗要害之秘诀治疗原则：热症延误时机有四种，即温病本质，对治药量不足，药量过甚，医治之误等四种。

温病本质延误者：谓之侵入要害部位热。此时以四水夺回性命之施也。

药量不足而延误：温病治疗中药量不足只表象好转，自觉舒服，但热本质未平息，热损七素，致使延误病情，故治疗中须药物足量，对所施药物加大剂量，增强药力，不可间断，在温病根除之前延期久服。

医治之误所致延误：将隐伏之热症误为寒症，则四火（热性四施）而治之，致使温病延误过时。

药量过甚延误：小病过度用凉性药物，致使巴达干赫依之寒症成为危及性命之敌，必须辨别隐伏热与寒症相同表象，随时观察、明则，要及时谨慎摧毁之。懂得这些，不会出现超过限期之误。

总体治疗：有饮食、起居、药物、外治等四种。

饮食调理：进食大米、大麦面茶、牛和野耗牛新鲜肉、草木樨和蒲公英粥、麦片、乳酪、凉性酥油、白开水等饮食，禁忌进食盐、大蒜、陈肉、辣椒、耗牛肉、酒等性热、营养过甚的饮食及山羊肉。

起居方法：从居住、所穿衣着、行动等三方面调理。温病并发者，则寒热均衡治疗。寒热均衡的程度是要居住寒热平衡之处、不潮湿、不嘈杂或不偏僻；衣着宜暖而轻，勿受寒冷，避免剧烈活动及发汗，慢慢起床，漫步，不出汗为好。单一型温病者始终要施凉性治疗。凉爽居所者,青草地、水边、树荫处、避暑室都是适宜居住之所,穿棉布等轻而凉薄衣服。禁忌身言劳累行为,昼眠。总之,常与知心朋友谈心,保持心情舒畅,避免不顺心之事。

药治:使热之实症成熟,即内服土木香四味汤。分离汤剂之类中苦参汤是赫依所致温病有效剂。土木香四味汤和三子汤合剂称之额尔敦七味汤,此方具有促使温病成熟、收敛、诛灭等功效。此剂对轻度温病中途返回之。温病初期三天虽处于未成熟期,但此者在各自的章节也如上所述,有使用散剂治疗之说法。若有粘合并时,白檀香、牛黄、天竺黄、红花、五灵脂、查干泵嘎、麝香、黑云香、硬毛棘豆、草乌芽等制成散剂内服;若平息时则加藁本,下泻时则加狼毒,称之为"都德"医派创制之大黄剂。此方剂对温病合并赫依、希拉、巴达干三者和传染病所致疾病,巩膜发黄,突然摔倒,瘟疫类,痴呆疫,楚苏希拉窜于脉道所致的粘疫等疾病无遗漏地有治愈之效。粘病则多服此方有益。尤其对未确诊成熟与未成熟热、病情较严重的疾病有奇效,此为验方。或者牛黄、天竺黄、红花、查干泵嘎、麝香、白云香、五灵脂、草乌芽等制成散剂,以苦参、珍珠杆汤送服,或一起制成药剂,称之为黄药小剂。此方剂疗效与黄药剂相同,因此首赞矣。或者用红黄药剂,即草乌芽一钱,紫草芽、茜草约三份,多叶棘豆、蓝刺头与其同量,麝香、黑云香各一份,胡黄连、漏芦花两药勺,诃子、金腰子、木香、土木香等各一份并为主剂。若希拉偏盛者加地格达、木鳖子等制成散剂内服,头痛者加白硇砂、螃蟹制成散剂内服,协日乌苏者加白云香制成散剂内服,若下泻则加狼毒四份制成散剂,用银珠上色、八岁男童尿调和制成丸剂内服。此药是温病合并热之总药剂。依此,大拇指大小的狼毒,酸模量为狼毒的一半,胡黄连同狼毒的量,瑞香狼毒、石菖蒲两味为酸模的一半,麝香、黑云香、牛黄各一份，多叶棘豆两份，草乌一份，诃子四份等制成丸剂。此方贵如马之黄药剂。若平息单一型温病则下泻三味药减量，其功能亦如前。牛黄、天竺黄、红花、木通、地格达、连翘、木鳖子、五灵脂、檀香、香青兰、熊胆、银朱等制成散剂，称之甘露滴丸，此方和黄药剂交替使用。此剂为北方医学派名医之验方。或者牛黄、天竺黄、红花、白紫两檀香、绿绒蒿、漏芦花、草乌、角茴香、木鳖子、巴沙嘎、虎耳草、胡黄连、吉勒泽、五灵脂、拳参、苦参、诃子、川楝子、栀子等制成散剂，正午和午夜时内服，除未成熟热和扩散热症以外所有热症疗效佳。虽冰片二十五味散适宜，但此方过凉，为此内服《四部医典》所述宇妥·元丹贡布所创方，牛黄、六良药（丁香、天竺黄、肉豆蔻、白豆蔻、草果、红花）、绿绒蒿、木通、五灵脂、地格达、木香、巴沙嘎、木鳖子、三子（诃子、栀子、川楝子）、胡黄连、查干泵嘎、芫荽子、吉勒泽、白紫两檀香、苦参、土木香等制成散剂，称之为牛黄二十五味散，可消除所有温病，尤其能消除侵入五脏之紊乱热。白紫两檀香、牛黄、沉香、绿绒蒿、木鳖子、诃子、白豆蔻、天竺黄、草果、丁香、红花、肉豆蔻、炉甘石、麝香、地格达、连翘、荜茇、木香、栀子、查干泵嘎、石榴与寒水石（寒性炮制）制成散剂，称之消寒清凉散。此方是祛除温热入脉、肝、脾楚苏增盛、中毒热、宝如病、温病合并症、聚积症之首选药。尤其对巴达干热症疗效佳。因此，此方主要用于温病后期，可根除余热。

　　成熟热侵入六腑者施下泻疗法，脉象有力、体质尚好病人先施一般下泻法治疗，之后施上述下泻药或哈拉宰达布泻药，黄药剂和红黄剂为非常贵重之下泻药剂，如若不平息者反复施下泻治疗为佳。若不彻底泻余热可引发疾病再次复发，热症加重。下泻之后可少许进食面糊、大米与面粥、脱脂奶酪浆等凉性饮食，斩其后遗症。

相反,下泻之后进食性热、营养丰富饮食,病情会反复。对一切陈热症,经常下泻为佳。

外治:虽有针刺放血、发汗、蒸疗、浸浴、淋水、火灸疗法等六种之述,但除针刺放血、火灸疗法以外,其他疗法临床上应用不多,在此简述放血和火灸疗法。

虽有楚苏、希拉疾病均施放血治疗之论述,但有七种热症不可针刺放血治疗。不完全成熟热、病血与精血未分离、瘟疫、虚热、粘热症、毒热症以及体素损耗等疾病放血会危及生命,故此不可针刺放血施治。

适宜针刺放血热症是热症成熟增盛时,尤其是伤热症、紊乱热、楚苏型刺痛者施针刺放血为佳。

胸部疾病则在小尖脉、露顶脉、六头脉针刺放血,身体中间部位疾病则在脏腑总脉、肝脉针刺放血,下体疾病则在踝脉、肾脉针刺放血。一般而言,疾病发于何处即应该于该处脉道针刺放血。针刺放血时是否时机成熟,以及先行准备、扎束方法、针刺方法、放血部位的脉道情况、血色、放血量等,详见《四部医典》针刺放血之章节中所述之放血治疗。

火灸疗法可扼制热症遁逃之关隘,并未论及所有热症均可施火灸疗法,只有六种热症可施火灸疗法。脉道希拉病则扼其遁逃之关隘,脉虚热则灸疗锁其隘,热症末期赫依煽动则灸疗镇其赫依。赫依性瘟疫恶寒颤抖和失眠则灸疗使其归位,疸热症施火灸以险制险,热症末期转寒则施灸疗法升养胃火。此谓之以热制热也。

具体治疗:温病种类多,并发症错综复杂,在《四部医典》中大概综合几种热症,因此,尽量简述归纳为癫狂、暗哑、失眠、梦魇、头痛、眩晕、目红、耳聋、鼻衄、舌燥、剧渴、恶心、呃逆、刺痛、咳嗽多、咯痰不利、吐泻、尿闭、便秘、小便带血、盗汗乏力、体热外失、手足痉挛、痈疽疖疮等疾病，这些病症一般都在各自章节中论述过，但为便于初级医师了解其各自治疗方法在此简而述之。

癫狂病：症状胡言乱语，显凶相。癫狂症状分为热性和寒性两种。喑哑者意识模糊，不愿意说话。失眠是昼夜无眠。热性癫狂症者，取绵羊小尾骨五块或七块用酒煮后取汤送服冰片君臣剂发汗，并火灸第六、第七和第一脊椎。寒性癫狂症者，白糖与酒调和内服。若此方未见效，四味营养汤（陈肉、陈酥油、红糖、陈酒）调入肉豆蔻、阿魏、蒜炭、紫硇砂制成汤剂内服。火灸第一、第六、第七脊椎及黑白际，并内服陈肉、陈酥油、羊骨头汤。

喑哑病：分为热性和寒性两种。热性喑哑者，内服三味冰片君臣散发汗治疗，其后施冷敷疗法，在胭脉、喉脉、肝脉针刺放血。若此方未能治愈者，则火灸头顶、囟门而治之。寒性喑哑者，火灸醉命脉穴、顶会穴、第一脊椎及手足二十指，加进食肉汤营养润补疗法。

失眠病：分为热所致失眠和赫依所致失眠两种。热所致失眠则药用麝香，奶剂油调敷，或牛奶里煎煮麝香和蒜汁内服。赫依所致失眠则内服肉、酒、红糖、蒜糊，或荜茇、奶、红糖等制成缓泻剂施灌肠治疗。嗜睡时，以冬青叶、石花、刺柏子制成汤剂内服，并服用狼心汤；用鼠或鱼等动物之眼睛涂抹双眼。

头刺痛：用丝瓜子、金腰子、囊吾根、大托叶云实、查干泵嘎等制成散剂内服，施催吐疗法。若头痛未能缓解时施下泻疗法，并在前额脉、囟门脉针刺放血后施水冷敷疗法，在太阳穴和脑户穴施火灸；熊胆、地格达、红花、查干泵嘎、紫草茸、炉甘石、木鳖子、白糖等制成散剂内服。头眩晕则用陈羊头骨、阿魏、干姜制成散剂内服；用新鲜酥油和光明盐制成滴鼻剂，滴鼻治疗。

目赤红：冰片、熊胆、黄柏制成膏剂，涂眼睛，然后内服麝香、黄柏内皮汁（去掉粗皮）。

耳聋：火灸第十四脊椎穴位，其后内服三子酥油剂和五根酥油剂。

鼻衄：小白蒿、黄柏汁加石花、红花、熊胆制成散剂，或红花、熊胆、麻黄灰、白银珠、豌豆花、川独活、巴沙嘎、石花、叉分蓼、宽苞棘豆、吉勒泽等制成散剂，白糖送服，并于头部和胸部施水冷敷疗法。

口干舌燥：沙棘、冬葵子、水葫芦苗、蜂蜜、白糖制剂嚼服。

口渴症：冬葵子、栀子制成散剂内服，或芜蓁子煎汤加白糖、蜂蜜内服。

恶心：白糖、葡萄干或栀子、白糖、蜂蜜制成汤剂内服。地格达、栀子、光明盐煎汤待凉内服，其后施脏腑总脉、喉脉、短翅脉针刺放血。将阿那日四味散和天竺黄安宁剂与所喜食物配合食用。

呃逆症：分为热所致呃逆和寒所致呃逆两种。热所致呃逆时施头和躯体冷敷疗法，其后火灸第六、七脊椎和囟门穴；白檀香、乳汁滴鼻；或者内服冰片君臣剂，艾灸大拇指与无名指的指甲。寒性呃逆，用盐类溶于酒内服；用热面做成帽子戴在头上，灸疗囟缝、颈窝、胃脘。

刺痛：分为楚苏刺痛、粘刺痛、赫依刺痛等三种。楚苏所致刺痛以土木香、木香制成散剂与白糖煎煮，用凉开水送服；针刺放血就近增盛之脉道。粘刺痛者浸泡黑云香汤内服。赫依所致刺痛用藁本、麝香、甘露药与红花等制成散剂，以跟骨汤送服，或者沉香八味散以酒送服。咳嗽频繁者，天竺黄、甘草、白糖制成散剂，以温山羊乳或牛乳送服；或者山蒿根、天竺黄、白糖等制成散剂，以牛乳送服；或者天竺黄、茵陈、木香、葡萄、甘草、白糖等制成散剂内服。咳嗽难以排痰者用沙棘、木香、毕芨、肉桂、栀子与蜂蜜制成散剂内服，此方称为沙棘五味散。

腹泻：分为热所致腹泻和寒所致腹泻两种。热所致腹泻的症状为泻出物赤黄如烟汁，气味浓，沉于水底，内服苏苏七味散，或内服连翘四味汤（连翘、查干泵嘎、木通、拳参）加雌葫芦止泻。寒所致腹泻者泻出物未消化，呈泡沫样、水样，内服阿那日四味散和止泻四味散（五味子、茯苓、橡子、木瓜），火灸脐下一寸和二寸处。

呕吐症：分为热所致呕吐和寒所致呕吐两种。热所致呕吐，呕吐物为楚苏和胆汁。呕吐楚苏则用紫草茸汤加熊胆、红花、石斛、白糖制成散剂内服。呕吐胆汁则用马粪汁调和酒内服，或者洗稻米水中调入石斛和蜂蜜制成糊剂内服。寒所致呕吐者，呕吐物如水或未消化食物，将一把炒大米、石榴、荜茇、干姜、蜂蜜制成散剂内服，火灸剑突穴。干呕者，内服跟骨汤，火灸第六脊椎。

尿闭症：分为热所致和寒所致尿闭症两种。热所致尿闭症，水鸥翎灰，三岁黑驴右前蹄蹄屑，加龙虱、冬葵子、白糖制成散剂内服；或者刀豆、黄柏、白硇砂制成汤剂内服。若未见效者，于两侧踝脉针刺放血。寒所致尿闭症则用螃蟹、蒺藜制成散剂，以酒调和内服。

大便秘结：莱菔灰、角蒿、尖嘴诃子与牛奶配制内服，并灌肠；吉勒泽煎汤加奶油（黄油）内服；或野苋菜、碱花煎汤内服。便带脓血则用五灵脂、红花、熊胆制成散剂内服，并施踝脉针刺放血。

盗汗症：冬青叶、紫菀花煎汤内服，之后干姜用酒调和内服；胡黄连、白檀香、草乌、酥油制成膏剂涂擦全身。

体温外失：首先施水浴疗法，之后以栀子、绿绒蒿、白酥油、山刺玫果、黄柏、茼麻子制成膏剂涂擦全身。

手足痉挛：热之末期手脚伸缩困难导致僵直疼痛和口眼歪斜则施脉泻疗法、水浴及温泉等疗法。足起痈疽疖疮等疾病则内服三子汤分离病血，之后针刺放血。

由于各种零星杂病，并发症一般在各种热病中出现，尤其瘟疫发生时更明显。虽有此述但不知并发何种疾病，为此必须牢记心中。

增补甘露精要八支秘诀医典，祛除一切病魔折磨的嘎布日，断随时死亡之索利刃者《兰塔布》温病诊治第十五章结束。

第十六章　无误要诊

　　无误要诊之关键要素有四种，即表和质（里）均属于热，表和质均属于寒，表热质寒，表寒质热等四种。为此要从病因及病缘、时令、居处、年龄、秉性、昼夜、习惯等七个方面正确鉴别寒热症象。在此基础上加医学《四部医典》所述的发病部位、饮食、小便等三项，以此十项诊察鉴别症象。但为初入门医生容易掌握归纳于七项内容。

　　表质（里）均热：诱发希拉的病因病缘，嗜好，居处干燥酷热，时令者春秋季，青壮年，希拉偏盛本性，正午、午夜疼痛，长期进食性热、营养丰富饮食，表质均显示希拉增盛征象。

　　表寒质热：若又有巴达干、赫依增盛迹象，外象虽显示寒性，但其本质则热性已存矣。

　　表质（里）均寒：诱发巴达干赫依的病因、病缘，居处风寒湿潮，时令是冬天，年轻、老年及儿童，巴达干、赫依偏盛，傍晚与黎明、傍晚与上午疼痛，长期进食性凉而缺乏营养饮食者，表质均显示巴达干、赫依征象。

　　表热质（里）寒：若有希拉增盛之迹象，外象虽显热象而本质则实存寒性矣。

　　以上称为寒热谬误四关键。寒热症对立交集时显示寒热混杂之虚象。如若热症出现寒象，或寒症出现热象，通过疾病主要症状、治法、喜恶习惯以及治疗疗效等可以澄清相似之错乱四关键。

原发病称相似之误区：精华未消化，宝如巴达干病，热性痞瘤，热性水肿，热性尿闭，未消化巴达干痞瘤，水臌疾病等根据病称，若日晒烤火、使用热性药物则误治；或珍宝之毒与矿物类毒，将为毒热症等病称而使用凉性药物亦误治。因此，勿因表症而实施治疗。

症状相似之误区：赫依病出现口干舌燥、刺痛等症状（因巴达干病胸部刺痛，希拉病被赫依催促）等，其本质虽属于寒症，但表却显热象。胃、肾、心有隐伏热时则里寒盖之热象，用热性药物治疗有益，寒性药物有害，因此显寒象。若因其症状而施热治法则误矣。

是否对治之误区：对热症显寒症虚象者，施寒剂治疗，本是对症，但是会出现治疗不对症之假象；而热性药物本是不对症，但却出现治疗对症之象。寒症呈现热假象者要注意鉴别。

喜恶习惯之误区：因饮食和药物治疗长久，所以医生应清楚了解之。

疗效相似之误区：论述有四种相似之象，即表象已转化而本质未转化，本质已转化而表象未转化，表象与本质两者皆未转化，表象与本质两者皆已转化四种也。

表象转化而质未转化，巴达干热症初期，用凉性药物治疗，而尚未消除隐伏热症，反而损耗胃火，出现寒症象。陈旧性寒症时，持久用四火（热性四施）治疗，导致热气普及脉道，呈现头痛、脉数、尿色赤等症状，本质为寒性，而表却呈现热象。对此要透过虚象，揭示真象。

隐伏热有三种，质转化而表未转化，对寒性疾病，使用热性药物过之则诱发楚苏、希拉热症增盛，以此造成热乘机隐伏于寒之下，隐伏性疾病不被察觉。此时若未明察，用热性药物医治，犹如向烈火添干柴一样，对此用四水（寒性四施）速灭之。相反，热性疾病使用凉性药物过之,诱发巴达干、赫依寒性增盛机缘,以此造成寒乘机隐伏于热之下,形成未被察觉的隐伏性疾病。若对此不明而用凉性药物医治,胃火损灭,而导致痞瘤与水臌病,对此速施四火(热性四施)而灭之。

另外,对热性疾病用凉性药物治疗时,引发一些赫依,催煽了余热,出现舌燥,气短,刺痛,剧渴,体温升高,则赫依乘机隐伏于热之下而形成了赫依隐伏性疾病。若不确诊继续用凉性药物治疗,犹如风吹火旺,因此,须知用热性食物调治赫依势,消除余热。

表与质两者皆未转化则药量不足之误,因此,增加药量施治使其转化。两者皆转化正常则无误也。

总之,病名相似之误则通过症象辨别,治疗相似之易误则通过习惯辨之,习惯相似之易误则通过疗效辨之。此谓之五类相似之现象,也是正确无误地辨别寒热之锁钥也。

增补甘露精要八支秘诀医典,祛除一切病魔折磨的嘎布日,断随时死亡之索利刃者《兰塔布》无误要诊说明者第十六章结束。

第十七章　山滩界（寒热间期）

山滩界热症其融凝际有三处：由于赫依所致热症融凝，须迎面对战；希拉所致热症融凝，应于峡谷待之；巴达干所致热症融凝，应追击歼灭等。如若不明其理，只追求一而分之，此为愚昧无知之做法，并会使他人之性命危矣，因而应该懂得三个融凝际。

一、赫依融凝际

老年人和赫依偏盛之人，热症降至赫依之居所，悲伤之情志等即成为赫依聚结之外缘，以及以性凉药、放血等治疗热症，抑制热势时赫依发作，出现零星之赫依病症。此赫依病催煽热之余而呈现脉数，尿赤红，发烧，口渴，舌干，气促等热象，此易误之一处也。此时须镇赫依解热焉。若未抑制而只随症状而治，则赫依盛将热侵命脉，导致牙关紧闭，意识模糊，目赤仰视，全身战栗，总是摸摸索索，谵语等症状。谓之脉虚之热症，医治困难。

诊察症状：赫依之融凝不明显，容易误诊，此时先给予营养饮食滋补而抑制赫依之始焉。如果饮食不当，会致热症迁延发展成陈旧热。因此，要从外、内、密等三方面鉴别。

外部症状：由于赫依煽动余热，外表症状有脉象数而空虚，经不得按压，尿赤清，泡沫多，有刺疼而游走不定处，舌发干，色红，苔质粗糙，虽剧渴但不饮可忍耐，呼吸急促而鼻翼扇动，如若按压赫依之腧窍，则疼痛难忍，虽施凉性药物和放血疗法无缓解，仍复出热症，而饮红糖酒、骨酒，热象便可消之。

内部症状：症状有脉象虚而数，尿赤清、泡沫多，舌苔红、干、粗糙，此三者症状呈现，可解除食禁，适量进食。舌干涩者为赫依在煽动热症之象，舌干而卷瘦是热症胜于赫依症的象征，舌干而发黑是赫依与热症相等之症。舌苔红而干燥，只有赫依症征象；舌苔黄、僵硬者，为赫依、希拉合并之征象；舌苔发白、干燥、僵硬，为巴达干赫依之热症征象；舌苔灰白而厚时，为热症扩散成浊热之征象；舌红柔、湿润、光滑者，为疾病痊愈之征象。这是诊断秘诀，观其融凝便识也。

秘密症状：用药物探诊，沉香八味散或三骨营养汤，黄昏时内服一碗，当夜患者沉睡，疼痛缓解，谵妄减少，次日晨患者舌湿润，神志清醒，可以诊断为赫依之融凝。确诊之后进食新鲜肉、淡酒、鲜奶、新鲜骨头粥等营养丰富食物抑制赫依病。

防治余热复发时，内服冰片二十五味散。防治巴达干希拉合并热症，则内服秘诀清凉剂。调理胃火，则内服安宁散。防治希拉病者，内服五灵脂九味散等性凉、温和剂。反复内服可无遗漏地消除热症，此是迎面消除赫依。

二、希拉融凝际

楚苏希拉偏盛，壮年人，热症侵入希拉本位，过食酒肉，过劳等热之病缘聚积，热症治疗延误而导致热盛，无并发巴达干赫依之单一型热症，虽热症消尽，但未出现巴达干赫依之症状，则解除禁食而任意进食，导致胆囊热，以及脉道产生食热，故致脉数，热甚大，口干，误诊为有余热之处。此时，以新鲜营养之饮食抑制赫依。若不经调理赫依而又以凉性药物治疗，则致使身体七素耗尽，因赫依所致的热症复发，与将生命交到阎罗之手无二。若解除食禁过早，反而转化为增盛热。无论早晚，须待守峡谷险要适时治疗之。

诊察症状：无故出汗，食欲尚可，微渴，睡则安，呼吸平稳，鼻翼柔软；尿色赤黄；脉表紧、沉而弱，脉率正常；舌苔赤黄而干涩稍硬，舌边赤红。肉类、酥油、红糖、酒类饮食过量，进食后会复热，但不要禁食而适量进食为好。过分禁食，七素耗尽则赫依偏盛致肌肤发黄如金，味觉不辨，气短，汗毛竖起，剧渴。头发蓬乱，发际微颤者，此亦辨认为希拉融凝际无疑之征候。

治疗方法：热症之症状消退而不待寒性症状出现则以红糖、奶酪、肥肉汤、掺水淡酒调理，逐渐加量。如此施行饮食疗法，热症虽未消退，但亦无误。热症已消除后，虽因饮食生热，但却无烧毁身体七素之力，如同热灰，无大碍。

三、巴达干融凝际

儿童巴达干寒偏盛者，热症降至巴达干居所，热症未成熟时针刺放血，用过于性凉饮食及药物而热症扩散，余热未消除而出现寒症症状。脉象缓，尿色清，恶心，舌湿润，面色苍白，饮食难消化等症状掩盖热症，误诊为寒症。若过早解除食禁则使热症隐伏。但过早控制饮食，胃火衰损而转化成水臌症。一般不会引起其他疾病。因此确定热症完全消失之后，断其遗余。

诊察症状：脉象沉而松，尿频，尿色清，加穿衣服仍觉不暖，发根竖立，消化减弱，微渴，眼睑、胸、腹部及足背等处皆肿，此时已经无热象，此与前述不同。

治疗方法：不必禁食。此时可以多提供酒、肉等热性营养丰富之饮食。消化不良、胀满打嗝、口中乏味、唾沫多则内服阿那日四味散。对待山滩界热症要谨慎，将所述之要求时时刻刻牢记心中。

增补甘露精要八支秘诀医典，祛除一切病魔折磨的嘎布日，断随时死亡之索利刃者《兰塔布》热症之山滩界注释第十七章结束。

第十八章　未成熟热

未成熟热从病因、诊察症状、治疗方法等三个方面讲述。

病因：巴达干和赫依。其病因巴达干和赫依结缘者，例如：赫依、希拉、巴达干三根犹如同胞兄弟，如果一方遇到病缘，其他两个也不会安宁。因为四缘［时令、饮食、起居、意外（原文为鬼魔）］引起希拉偏盛生病时，伴随着巴达干和赫依机能紊乱失调，因此产生了未成熟热。

诊察症状：未成熟热状，脉象细而数，尿色赤黄、浑浊而浓，舌苔发白、生出红色风疹，体温不稳、傍晚时发烧，呵欠频多，懒惰，常伸懒腰，口苦，头以及肌肉关节疼痛，恶寒，喜暖恋热，多梦，心烦，寒战，汗毛竖立等症状。

治疗方法：有药物、外治、饮食、起居等四种。

药物：首先要按《四部医典·后部医典》所述将水烧开，即潮湿地域，时令为春暖季节烧开水，将水蒸发至四分之三；不干不湿适中性地域和时令为冬夏季，将水蒸发至三分之二；干燥地域，时令为秋季，将水蒸发至二分之一，最终至无泡沫为止。按此标准烧开水，饮之虽未治愈疾病，但能促使疾病成熟。因此，日四五次饮开水为佳。

其次内服土木香四味汤或单味苦参汤，不仅使热症不增盛，可平息巴达干赫依，而且分离赫依与热症，促使热症成熟。楚苏希拉偏盛者，苦参、三子（诃子、栀子、川楝子）、苍耳草、角茴香、莲座虎耳草等药煎汤内服,此方分热症清浊也。久而难成熟者,蒜炭、三良药(肉豆蔻、草果、白豆蔻)、苦参、石斛、冬青叶、苍耳草等制成散剂,用骨头汤送服。

外治:热罨敷胃部,四掌心擦涂油。

饮食调理:进食面糊、碎米粥、凉开水等无营养、易消化、温性饮食,早晚饮热开水。

起居方面:穿保暖衣服,坐在阴阳适宜处休息;剧烈劳动、晒日烤火、白昼睡眠及酒肉等性温而营养丰富之饮食均可诱发希拉热,因此要禁忌;还有居住阴凉、潮湿、风寒之处,饮乳酪和酪浆、凉水、生食之类难消化饮食,可诱发巴达干、赫依病之病缘,因此也要禁忌。

适合放血、催泻、发汗以及内服性凉汤、散剂等。易生热的饮食起居可使热症离其道流窜,因而此时禁之。如遵守饮食起居规律,经过三、五、七天未成熟热自然会成熟。此时除用汤剂和饮白开水之外使用其他药剂者非智者,乃真正愚蠢之举。因此,成熟热症显示之前一直服用上述促使成熟热出现的药物,至出现成熟热症状为止。

成熟热症状:舌苔淡黄、无疹,脉象寸脉急数,尺脉沉紧,尿色赤黄,沉淀全部聚之,喜欢凉爽,身上有臭味,五官(头、眼、耳、鼻、舌)失华无神,尤其恶寒消失时已为成熟热之症,犹如木柴之火尽也,无论何病,此时须实施药物治疗。

如迁延就成伤热、紊乱热、瘟疫热、中毒热等,诸热症便降至脏腑,由于饮食、起居之故,有些热症无假成熟之机,要结合各自对症施治。如此未成熟热蕴生在一切热症之前已确定之。尤其是瘟疫之类未成熟无不成者也。成熟之佳者瘟疫治之容易,愈之快。

误治则会导致隐伏热、陈旧热、增盛热、虚热、浊热等热病,此时医治要慎重。

增补甘露精要八支秘诀医典,祛除一切病魔折磨的嘎布日,断随时死亡之索利刃者《兰塔布》未成熟热诊治第十八章结束。

第十九章　增盛热

　　增盛热症是热症成熟力尽之时之谓也。

　　增盛热从病因、病缘、分类、诊察症状、治疗等五个方面讲述。

　　病因：增盛热之病因是希拉。

　　病缘：增盛热四种病缘与总热症病缘相同。瘟疫增盛热和紊乱增盛热详见各自章节。

　　分类：分为病势轻重两种。

　　诊察症状：脉象洪而粗、突而滑、实紧而数，尿赤黄、蒸汽大、味浓，咳出黄色痰，犹如烟汁，咳嗽频数，气短，刺痛剧烈，口干，牙齿挂垢。身体发沉，恶心，剧渴，喜凉爽，汗味发臭。

　　治疗方法：分为药治、外治、饮食、起居等四方面。

　　药物：分为平息法与消除法两种。平息之药物用汤剂与散剂，而汤剂又有分离汤剂与诛灭汤剂两种。分离汤剂，即地格达、苦参、栀子、巴沙嘎等制成汤剂，煎汤待凉内服，分离病血和精血。诛灭汤剂，即苦参、栀子、木通、胡黄连、地格达、巴沙嘎等制成汤剂，煎汤待凉内服，此方是消除增盛热之良方。虽《四部医典》记述饮服上述汤剂，但分离之后不宜过多服用各种汤剂，因为一般增盛热并发瘟疫热，为此先祛除粘疫，因而楚苏、希拉偏盛的壮年人要多服诛灭汤。草乌芽（哈日哈拉嫩叶，夏季之前采集），在阴凉处生长的"道格巴"之叶五份，麝香、查干泵嘎各一份制成散剂，称之药到病除散剂，对此病适宜服用。但所有增盛热病，漏芦花、查干泵嘎、多叶棘豆、角茴香、草乌叶为均量，与天竺黄、红花、牛黄、白檀香、五灵脂、麝香、黑云香等制成神奇的漏芦花十二味散〔天竺黄、红花、牛黄是三味凉药，为秘方，一般不外传，而只记载于单传秘方中。治瘟疫时五灵脂换为拳参，或五灵脂和拳参互配（各一半）为一份〕，此方是根除粘热的佳方，也是医治严重瘟疫的无遗漏的根除剂。另一方，草乌叶、白檀香、牛黄、天竺黄、红花、五灵脂、多叶棘豆、麝香、黑云香等制成散剂，称之九味复活剂，与漏芦花十二味散的功能相同。在《四部医典·后部医典》中记述，八贵散（牛黄、白檀香、天竺黄、红花、地格达、巴沙嘎、胡黄连、查干泵嘎）加冰片、红花七味散、冰片二十五味散等药物可治增盛热；但热症未分清成熟与未成熟之前不推荐使用此方，若使用此方可致粘热扩散，因此必须无误诊察尿象、脉象、饮食习惯等。若疗效不明显者，用治疗粘刺痛章所用之泻下剂"哈拉宰达布"泻之最佳。

外治：无合并粘热症，病情严重，经药物治疗未能治愈者，施外治疗法，增盛热扩散至何处脉道、何脏腑之属脉道，即在该处施放血疗法。实施方法在《四部医典》中已述之。但合并粘疫增盛热时施放血疗法须谨慎。在刺痛处，用铧铁片、水中的卵石、凉性草药反复冷罨，疼痛即消失。

饮食调理：大米、大麦片、苣荬菜、蒲公英粥，新乳酪和酸奶、雪水、无碱凉水等饮食最适宜。

胃火弱者，饮凉开水为要。对盐、肉、酒、大蒜、辛辣刺激性蔬菜，牦牛乳酪、绵羊乳酪等温性营养食物应视如毒品而拒之。

起居疗法：居住在通风处、树荫处、河边、草甸子等凉爽处最适宜。身、语、意三业要安逸。烤火、晒太阳，居住于羊圈旧址上，白昼睡眠以及久卧、久行、久坐猛起等身语之劳累，均须禁忌。

经以上治疗，治愈者沉脉显为浮脉，细脉转为粗脉，洪脉转为迟脉，紧脉转为迟脉，躁脉转为实脉，短脉转为长脉，尿色清、味小、沉淀物薄，病痛减轻，神志清醒，进食有味，呼吸平稳，昼眠轻，夜眠甚，总想尝试身心之务。

增补甘露精要八支秘诀医典，祛除一切病魔折磨的嘎布日，断随时死亡之索利刃者《兰塔布》增盛热诊治的注释第十九章结束。

第二十章　虚　热

虚热从病因、病缘、诊察症状、治疗等四个方面讲述。

病因：赫依。

病缘：外缘与本位虚之原因虽然有若干，但施其性凉制剂、针刺放血、泻下、发汗和禁食过甚，热被抑制而生赫依，煽起热之残垢余尘。此赫依属于寒，与热症象冲突，虚热扩散者如同釜底之烬，风箱虽可寒之，然而却是助其火也，故不断煽风者热极增盛矣。因此，称为虚热矣。

诊察症状：脉象空虚，经不起按压，尿赤红、质清澈、泡沫多，呼吸短促，气壅塞，耳鸣，舌干、粗糙，游走性刺痛，睡眠轻，鼻翼扇动。按压赫依之腧窍自觉疼痛，有时言语错乱，呵欠频作，心情浮躁，仰视等症状可确诊为虚热。若用凉性药物及针刺放血则将危及病人生命。

治疗方法：有药治、外治、饮食、起居等四种。

药治：六良药（丁香、草果、白豆蔻、红花、肉豆蔻、天竺黄）与苦参、蒜炭、木香、沉香等制成天竺黄十味散，此方是治疗虚热的佳方。红花、天竺黄、牛黄为主药，加苦参、肉豆蔻、蒜炭、白云香制成散剂，内服可医治赫依热症。此方加木香、广枣内服。

若粘热偏盛者，内服沉香三十五味散最适宜；若巴达干偏盛者，内服安宁巨散。尤其小茴香、木香、沉香、白云香、肉豆蔻、天竺黄、红花、蒜炭、苦参、珍珠杆、广枣等制成散剂，以淡大麦酒送服，此方为医治虚热之总方。

外治：火灸第六脊椎、第七脊椎和黑白际、第一脊椎，以及任何适宜之穴位。将芝麻油糟、陈骨、油和面或虫蚀白瓷石以酒温热罨敷疼痛之处。必要时以新鲜酥油涂搽按摩患病处。

饮食调理：根据病情进食绵羊肉、牛肉、鹿肉、淡酒、乳汁等饮食。

起居方面：禁忌冷风，多语，听闻刺激语以及剧烈运动，嘈杂等。与知心朋友相处交谈，居住温暖等起居行为有利于驱虚热之危害。

增补甘露精要八支秘诀医典，祛除一切病魔折磨的嘎布日，断非时死亡之索利刃者《兰塔布》虚热诊治第二十章至此结束。

第二十一章　隐伏热

隐伏热从病因与性质、分类、诊察症状、治疗方法等四个方面讲述。

病因与性质：隐伏热病因是寒赫依。此病犹如用灰掩盖之火，外似寒而内却热，故称为隐伏热。

分类：按性质分为热性和寒性两种。按隐伏部位分为心、肾和胃隐伏热等三种。

诊察症状：分为总体症状和具体症状两种。

总体症状：热偏盛隐伏症状是脉象沉而紧，尿赤红，蒸汽消失缓慢、难以转清，沉淀物聚集。身心沉重，过凉过热均有害，上坡则乏。面容油腻，睡醒后自觉口干舌燥。口发苦，恶心，食欲不振，有时候发汗。身体疲倦，头脑发昏，鼻衄，目赤，夜失眠、昼嗜睡。

寒盛隐伏热的症状是脉象沉而迟，尿色清，不思转返，面色发白，躯体僵硬，恶心，食欲不振，流清鼻涕，神志模糊，以饮食起居温暖舒适为宜。

具体症状：上述隐伏热总症状均可显示于具体疾病。

心隐伏热：除上述症状以外，出现神志恍惚。

胃隐伏热：除上述症状以外，出现热寒饮食起居皆有害。

肾隐伏热：除上述症状以外，出现尿赤红，下肢麻木，沿肾脉牵扯疼痛。以上症状体征无法确诊者，可针刺放血探脉来判断，于各个病本脉放血,即隐伏于心脏则在脏腑总脉放血,隐伏于胃则在肝脉放血,隐伏于肾则在肾脉放血等,其放出之血色如脓液、胆汁、铁锈则可以确诊为隐伏热。

治疗方法:分药治、外治、饮食、起居等方面。

药治:首先要揭去隐伏之盖。巴达干赫依隐伏热时,内服阿那日四味散。赫依弱巴达干热时,以天竺黄、红花、丁香、绿绒蒿、石榴、荜茇、肉桂制成散剂,用开水送服,内服数次之后可消除深处隐伏之热;自觉疼痛时,以白檀香、牛黄、木通、红花、三子(诃子、川楝子、栀子)、查干泵嘎、巴沙嘎、绿绒蒿、拳参、苦参、地格达等制成散剂内服,祛除热症。隐伏于心者,加木香、白云香、沉香内服;隐伏于肾者,加五灵脂、麝香内服;隐伏于胃者,加五灵脂、木鳖子内服。可内息热症并外驱恶疾,尤其是对严重隐伏热疗效佳。总之,是无遗漏地消除隐伏热之首药,或内服《四部医典·秘诀医典》所述清凉剂疗效佳。

寒盛隐伏热者,内服寒水石凉剂或安宁白散剂疗效佳。体质尚好,疾病初期呈现隐伏热之症状,则大小希拉剂减量内服比较适宜。最终,若余热未除尽,一旦遇饮食、起居、药物、外治等外缘致病因素时,如同火星遇到艾绒,立即燃烧扩散。因此,药用牛黄、红花、丁香、白檀香、天竺黄、甘草、葡萄干、肉豆蔻、荜茇、石榴、肉桂制成散剂内服,可调养胃火,消除余热。

外治:心脏隐伏热者,于脏腑总脉、小尖脉、舌脉施针刺放血。隐伏热降于胃,则于肝脉、脏腑总脉施针刺放血。肾脉隐伏热,则于肾脉、踝脉施针刺放血。其后,火灸各自脏腑相应之腧脉施封闭疗法,降于心灸第七椎,降于胃灸第十二椎,降于肾灸第十四椎。

　　饮食调理：谷、新鲜牛肉、粉碎米谷、新鲜酥油、搅拌的奶酪等适当食之。

　　起居方面：宜在凉爽之处闲居，不可昼眠。如此可解除隐伏热。

　　增补甘露精要八支秘诀医典，祛除一切病魔折磨的嘎布日，断随时死亡之索利刃者《兰塔布》隐伏热的诊治第二十一章至此结束。

第二十二章　陈　热

陈热从病因、病缘、分类、诊察症状、治疗等五个方面讲述。

病因：陈热病因是月积年累之热，也就是希拉热。

病缘：分为自性陈热、外缘陈热、药物治疗不足陈热等三种。

自性所致陈热宝日巴达干、中毒、月积年累与七素结合较甚。因外缘性陈热热症轻时，饮食起居无约束又没有规律，虽未能形成增盛热，但由于饮食起居之缘故热症未能平息且迁延成陈热。因希拉病偏盛无暇成熟时施治过早导致陈热。药量不足导致瘟疫咳嗽、紊乱热及轻度伤热等未及时对症治疗而又长久迁延导致陈热。此类病缘成年累月，可二十天以上不愈。疾病与体素混合为一体，犹如铁器生锈、棉布沾油、木上涂漆，难以根治。由于天长日久而成疾，故称为陈热。

分类：有合并赫依陈热和无合并赫依陈热两种。

诊察症状：无合并赫依陈热症状有脉象细而紧，尿色赤且蒸汽消失缓慢，面容油腻，口发黏、软颚发干且僵硬，目赤流泪，肌肤发青、干燥无弹力、微结垢，活动则心慌气短、胸部发热，四肢与下半身沉重而麻木，思凉，喜荫，中午与傍晚疼痛，易汗，嗜睡，暖者发病，但较其他热症食欲尚可。

合并赫依陈热症状大致亦如同上述，此外还有体弱，有时恶寒，无故盗汗，游走性刺痛，关节疼痛等。

治疗方法：有药治、饮食、起居三个方面。

药治：陈热散布于周身，为此要收敛散布之后分其精血与病血，长期以三子汤（诃子、栀子、川楝子）加地格达、苦参煎汤，待凉服，并以药浴法解僵硬。其后以胡黄连、地格达、诃子、川楝子、栀子、漏芦花、草乌叶、牛黄等制成散剂内服，为即刻消除陈热之秘诀。或按照《四部医典·后部医典》所述，冰片二十五味散用三子汤或文冠木四味汤送服；或八贵散与依和七味汤两种药合剂，称之无云月光散，内服诛灭陈热。如若未能治愈，体质强壮者可施导泻疗法，长嘴诃子（九颗）、川楝子（三颗）、栀子（五颗）、大黄（大拇指般大小）、藜芦（一半）、白云香（一半）等药物用黄牛溲浸膏制成泻剂，反复内服施下泻治疗。此后，牛黄、白檀香、天竺黄、红花、丁香、绿绒蒿、五灵脂制成散剂内服，或冰片、丁香、红花、肉豆蔻、白豆蔻、草果、天竺黄、檀香、牛黄、绿绒蒿、诃子、川楝子、栀子、查干泵嘎、胡黄连、白云香制成散剂内服，之后针刺就近适宜脉道少量放血。如若与赫依合并时，七珍汤加沉香、广枣、檀香、北沙参、天竺黄、肉豆蔻制成散剂内服，或檀香二十五味散、沉香三十五味散内服。

饮食调理：饮食与上述总热症相同。

起居方面：禁忌烤火、日晒、劳累多语、白昼睡眠等，在凉爽处安静调养。饮食与起居戒忌要保持一个月。

经上述治疗，热症未能治愈，反复发作迁延会形成虚热，为此，应该以调理饮食祛其赫依并浸浴寒水石温泉等根除陈热。

增补甘露精要八支秘诀医典，祛除一切病魔折磨的嘎布日，断随时死亡之索利刃者《兰塔布》陈热诊治第二十二章已结束。

第二十三章　浊　热

浊热从病因、病缘、分类、诊察症状、治疗等五个方面讲述。

病因：协日乌苏。

病缘：自发性浊热是协日乌苏热症经治疗之后余热于原有的协日乌苏基础上形成的疾病。外缘性浊热者因未成熟热时，药物及外治、饮食、起居等四施过早或过限导致浊热。

浊热发病原因是赫依、协日乌苏聚集。犹如浑浊之泉水，又如搅动泥沙水。由于医治之误而浑浊，故称之浊热矣。

分类：分为热性浊热和寒性浊热两类。

诊察症状：热性浊热症状是尿色赤红，如紫草茸汁，脉象细数而沉洪，面发黄肿胀，舌、牙龈、指甲皆失去光泽，活动则气喘、心慌，体弱，易出汗并口干舌燥，嗜睡，咳嗽频作，眼睑、脚背浮肿，全身肌肉酸痛，胸部轻微刺痛。病势严重则脏器内积聚脓及协日乌苏。

寒性浊热的症状是脉象细、虚、数，尿赤黄、浑浊，面部、胸部、腹部、胫前、脚背等浮肿，舌面与牙龈发白，出汗，呼吸急促，胃脘壅塞胀满，饮食消化能力减弱。病势严重时会转为热水臌病。

治疗方面：分为药物、饮食、起居等三种。

热性浊热用燥干协日乌苏之药物。三子、苦参煎汤饮服几次，以收敛浊热扩散，之后内服水银十八味丸，根除协日乌苏浑浊。或白檀香、紫檀香、三子、五灵脂、白云香、苘麻子、天竺黄、红花、丁香、水银（制）、荜茇等药物制成散剂，用文冠木煎汤送服，可燥干协日乌苏，谓之消除协日乌苏之十三味"呢古"汤。或冰片二十五味散加协日乌苏三药（白云香、决明子、茼麻子），用跟骨汤送服，此方是治疗热性浊热的佳方。其后，针刺热盛之脉道放血少许。

寒性浊热时，首先取阿那日五味散和小天竺黄安宁散交替内服，或协日乌苏之十三味"呢古"汤和阿那日五味散交替服用，可治愈协日乌苏。未愈者，以三子、白丑、大黄、白云香、藜芦等制成泻剂，施下泻治疗。

饮食起居调理：与陈热调治法相同。

根治余热者，饮服单味或调味蜂蜜酒，或结合协日乌苏和赫依、希拉、巴达干之病缘酌情选服蒺藜酒、北沙参酒、三子酒等。或巴萨木酥油剂与蜂蜜配制内服，可将协日乌苏和恶血转化为精血，犹如点银为金矣。另一方，三子、三种地格达、五灵脂、木香、文冠木、白云香、冰片制成酥油剂，此方可根除陈热、浊热。

增补甘露精要八支秘诀医典，祛除一切病魔折磨的嘎布日，断随时死亡之索利刃者《兰塔布》浊热的治法注释第二十三章已结束。

第二十四章　伤　热

伤热从病因、病缘、分类、诊察症状、治疗等五个方面讲述。

病因：赫依、希拉、巴达干三根与七素两种。

病缘：猛烈劳作，奔跑，跳跃，搏斗，强举巨石，超负荷背负，硬拉强弓，挖掘坚土，堕入深渊，骑马挨摔，塌方所伤，被棍打、石击伤等创伤所致身体七素损伤，导致楚苏紊乱，诱发希拉之热，故称为伤热症。

分类：分内伤脏腑与外伤四境（肌肉、骨骼和骨髓、脉管、大小筋腱）两大类。

诊察症状：分为总体症状和具体症状两种。

总体症状：患何处伤热，该处即产生疼痛或刺痛。脉象细而紧，尿赤红、味臭，面容油腻，气喘促，难以活动。

具体症状：各自脏腑伤热引起各自脏腑疼痛与功能失调。尤其命脉伤热者疼痛剧烈，呼吸急促。肌肉伤热者发病部位如受撞击，红肿、疼痛。关节伤热则该关节活动受限，疼痛剧烈，关节周围肿胀。骨髓伤热则活动困难，疼痛难忍。颅骨伤热则神志不清，呕吐，眩晕。肋骨伤热则疼痛剧烈，按则难忍。头部脉络伤热则顺其脉疼痛，脉上肿胀，生脉疹。胸腔脉伤热则咳嗽且该处刺痛，发热，肿胀之后化脓。肢体脉络伤热则各脉络红肿发热、肢体屈伸困难。筋腱伤热则不能俯仰，并且肿胀，腱在肢体背面，筋在肢体正面。

治疗方法：分为总体治法与具体治法两种。

总体治疗：分为药治、外治、饮食、起居等四种。

药治：首先内服汤剂，胡黄连、巴沙嘎、漏芦花、木通、吉勒泽、三七、茜草制成胡黄连六味汤，或诃子、川楝子、栀子、茜草、紫草茸、枇杷叶和土木香四味汤上加三染料（茜草、枇杷叶、紫草茸）、胡黄连煎汤，趁温热反复饮服四五次，之后针刺各自脉道或伤热所致胀粗的脉道放血。在此时别无更好的治疗方法。

散剂：内服冰片七味散或冰片九味散、冰片二十五味散等疗效均佳。另一方，冰片、白檀香、紫檀香、牛黄、红花、绿绒蒿、木通、熊胆、拳参、胡黄连、角茴香、茜草、紫草、紫草茸、地格达等制成冰片十八味散内服。此方是北方医学派的验方，对内外伤热症疗效如同甘露圣水。又一方，漏芦花、木通、诃子、川楝子、栀子、土木香、木香、天竺黄、北沙参、拳参、茜草、紫草茸、紫草等制成"紊乱热普清散"。该方治伤热疗效显著，对紊乱热、陈热咳嗽后遗症，咯"青红"色痰，以及各种咳嗽后期均有效。

具体治疗：内外伤热的总治散是北方医学派的验方冰片十八味散加各自伤热对治药物。

外治：针刺放血各自具体伤热部位（脏器）之脉道。尤其六腑伤热者要行催吐、下泻治疗为佳，骨骼肌肉伤热则冷或热罨敷、浸药浴、贴敷等因病施治。头部脉络伤热时，以五谷和五甘露圣药罨敷，于脑囟和闪动的脉道施灸疗平息之。躯体脉伤热内服汤药，并于该脉道针刺放血。肢体脉道伤热内服汤药之后，于就近脉道针刺放血，并用热石头罨敷后灸疗平息。韧带筋腱伤热用"色布苏"疗法及五味甘露药浸浴，或用天然温泉浴疗疗效显著。总之，外治者从头到脚身体何处发伤热，即在何处针刺放血。

饮食起居调理：与增盛热相同。

增补甘露精要八支秘诀医典，祛除一切病魔折磨的嘎布日，断随时死亡之索利刃者《兰塔布》伤热的治法注释第二十四章已结束。

第二十五章　紊乱热

紊乱热从病因、病缘、分类、诊察症状、治疗等五个方面讲述。

病因：主要是希拉。

病缘：因时令、阿达、饮食、起居等四种病缘引起赫依、希拉、巴达干三根失常，导致楚苏热增盛，烧尽体内七素而发病，故称为紊乱热。

分类：分为增盛紊乱热、虚紊乱热、温和紊乱热三种。

增盛紊乱热：处于炎热时令以及地域，年龄（青壮年），楚苏希拉偏盛者，进食肉、酥油、酒等营养过甚，起居方面身、语之劳和嗔怒致使希拉紊乱之热诱发楚苏增盛。

虚紊乱热：处于寒冷时令、地域，禀性，年龄（老年）等致赫依偏盛；起居行为方面忧愁伤悲、心业沉重、无眠、欲竭其精，体虚空腹时身语过甚等外缘，致楚苏紊乱而产生希拉之热，其被赫依煽吹遂发病。

温和紊乱热：时令、地域、禀性、年龄（儿童）等巴达干偏盛，故紊乱楚苏希拉之热，被巴达干抑制而发病症状不显著。

三种紊乱热中，增盛紊乱热可分为本系增盛紊乱热和根源性紊乱热两种，虚紊乱热可分为热虚紊乱热和寒虚紊乱热两种，加温和紊乱热一种共为五种。

本系增盛紊乱热症状：脉象洪、强、紧、数，尿赤红、气味浓，寒战，患处刺痛剧烈，气喘，咳出赤黄色黏痰或似烟汁痰。

根源性瘟疫热症状：寒战，关节及头疼痛，昏眩，如温病似的刺痛，咳嗽导致肺热症。

寒虚紊乱热症状：脉象空而数，尿色赤红、泡沫大、蒸汽弥漫，目发红，舌干燥，体表热甚，甚渴，烦闷谵语。

紊乱热寒虚症状：尿色清、有皂泡，脉象空而迟，体弱，多眠，心悸，长吁短叹，空呕干哕。

温和紊乱热症状：痰液混浊，刺痛轻微，尿、脉象逐步增热。简述之，紊乱轻度者谓之病势轻微病矣。

治疗方法：本系增盛紊乱热者，以地格达、苦参、栀子、巴沙嘎煎汤待凉内服，用于分离精血和病血，息希拉之热。此外，还有在患病处脉道针刺放血和内服含冰片的散剂之说。但增盛紊乱热一般合并粘热，故数次内服治疗增盛热时使用漏芦花十二味散为要，其后用《四部医典·后部医典》所述的八贵散加草乌叶制成散剂内服数次。消除粘热之后，于小尖脉、六首脉、脏腑总脉等脉道中的发病处脉道施针刺放血。或者内服楚苏紊乱普清散，即壮西、紫草、土木香、巴沙嘎、牛黄、栀子、天竺黄、甘草等制成散剂，此方为治疗忌针刺放血热症之甘露。或者内服《四部医典·后部医典》记载的冰片九味散为佳，在刺痛部位用犁铧铁片和水中圆石罨敷。根据痰色治疗，痰色皂白则紊乱热降至心脏，加广枣、沉香；痰色红则紊乱热降至肺脏，加甘草、茵陈；痰色橙黄则紊乱热降至肝脏，加五灵脂；痰色紫黑则紊乱热降至脾脏，加诃子、草果。紊乱热降至肾脏则加五灵脂、麝香。其他病变者根据临床症状灵活加减用药为佳。刺痛并咳嗽频作者内服"肺热普清散"疗效显著。

根源性紊乱热者：内服土木香四味汤，之后内服冰片十四味散或冰片十八味散加德瓦五味散为佳。经上述治疗未能清除热者，以狼毒、高原大戟、大黄、胡黄连、木鳖子等制成散剂，结合所患病处加减泻剂施治。彻底排泻之后，用凉性食物调理体机。

虚紊乱热者：三子汤加土木香四味汤内服，此方对楚苏、赫依、紊乱三者如同珍宝放在水上那样，可治愈多数病。北方医学派称之"清水珍宝"。此方加沉香、肉豆蔻、广枣、白紫檀香、天竺黄、红花、北沙参制成散剂，内服可医治前胸后背刺痛、感冒及肺病。关节疼痛者于痛处施灸以扼之。

寒虚紊乱热者：反复内服土木香四味汤为佳。散剂用《四部医典·后部医典》所述的沉香为主剂的沉香八味散，以黄酒和白酒做药引子内服。宜进食新鲜营养之饮食（肉、油、酒），用熔化酥油涂抹按摩。内服三子油剂，火灸赫依之脉腧。简言之，须镇赫依，使热勿增，禁忌贪欲、劳口累舌、伤寒、嗔怒、过力劳身、酸腐食物、营养过甚等。

温和紊乱热者：常服用三子汤和苦参煎汤分离病血，于刺痛之处针刺放血，内服八贵散以清热。之后以天竺黄、红花、北沙参、茵陈、漏芦花、拳参、胡黄连、木香制成天竺黄八味散内服，此方消除温和紊乱热疗效如同甘露。

饮食起居调理：调理与增盛热相同。

增补甘露精要八支秘诀医典，祛除一切病魔折磨的嘎布日，断随时死亡之索利刃者《兰塔布》增盛紊乱热两种、虚紊乱热两种、温和性紊乱热等共五种紊乱热诊治第二十五章已结束。

第二十六章　瘟疫传染病

病因病缘：瘟疫症之病因与病缘是由于当时的人们贪欲、争斗、劳心、费神及所处环境不适，从而产生大肠痧、喉蛾疔毒、炭疽、天花痘疹等瘟疫。另外，四时之三根亏盈以及谬误，劳力过甚，病毒传染，嗔怒、恐惧、忧伤之情志，饮食失调导致瘟疫。此病因病缘引起希拉之火，瘟疫病毒先侵入汗腺，之后依次侵入巴达干、希拉、赫依三根病缘，瘟疫病毒通过六种途径逐次侵入体内，或被污染气体在人群中扩散流行传播，故称瘟疫传染病。

分类：在《四部医典》《甘露瓶》等经典著作中对于瘟疫病的病名以及诊断均未详述，但在此可将单一型瘟疫分为四种，粘疫（蒙医认为粘疫症系由于肉眼未能见得的六种"浩日海"（病菌）侵入人体致病所产生）分为十八种，一共二十二种，后十八种在各自的章节详述。

对瘟疫从预防与治疗两个方面讲述。

预防：内用，麝香、黑云香、阿魏、菖蒲、草乌、雄黄、牛黄、独头蒜、红花等制成黄豆粒大丸剂（称为九味黑丸）空腹服。外用，麝香、黑云香、阿魏、肉豆蔻、藁本、石菖蒲、硫黄、独头蒜各等量制成散剂，用八岁男童尿液搅和后，用无名指擦涂九窍和八大部位（百会、大椎、胸口、脐、二顶门、二目窝）。点燃稻谷末，熏吸其烟，预防瘟疫效果显著。

诊疗：单一型瘟疫中的"对日胡"从分类、诊察症状、治疗方法等三方面讲述。

分类：按发病部位分为七种，按时间段分为五种，按发病根源分为十二种。瘟疫虽有分为二十四种说法，但在此归纳为赫依瘟疫，又分颤抖瘟疫和失眠性瘟疫两种；希拉瘟疫，有楚苏盛瘟疫一种；巴达干瘟疫，又分为痴呆和喑哑两种；聚合瘟疫一种，共六种。

诊察症状：分为总体症状和具体症状两种。

总体症状：分为未成熟瘟疫、增盛瘟疫、虚瘟疫三种。

疾病初期瘟疫未成熟者：持续性寒战，头、脚、关节疼痛，身体发沉，慵懒，梦魇多，常常呵欠，耳塞，听力不敏，心沉神迷，喜晒太阳，傍晚疼痛加剧，口苦，头痛，恶心，脉象细数而浮，尿浑浊不清。

疾病中期瘟疫增盛者：身体发沉，汗味浓，目赤黄，舌无味觉，牙齿积垢，头痛，剧渴，心神迟钝，尿赤红、气味臭，脉象细紧而数。

疾病后期瘟疫融凝者：出现虚热症状，髋、腰部、骨髓无处不疼痛，多汗，少眠，头晕，耳鸣，舌红、粗糙，干呕，时有胡言乱语，颤抖，体表热甚。

具体症状：

赫依瘟疫症状：大腿、髋腰部疼痛，头和肢体及全身如同挨打般疼痛。呵欠频作，头晕耳鸣，失眠，眼窝及头刺痛，汗毛竖起，皮肤粗糙无汗，手足及头部颤抖，胡言乱语，饮食不消化，大小便不畅。特别是颤抖型瘟疫受寒长期寒战。失眠性瘟疫无眠，脉象浮而呈现逃窜之状。

赫依瘟疫初期患于骨骼者：全身骨骼疼痛。

赫依瘟疫中期增盛于五脏者：舌发干，胡言乱语。

赫依瘟疫后期瘟疫侵入命脉：有癫狂奔走症状。

希拉瘟疫症状：喜凉，头痛，口苦，发烧，腹泻，大小便以及皮肤和眼睛均发黄，汗味臭，有醉酒状，剧渴，咳出血丝痰，口中生疮等。尤其是为肝楚苏增盛瘟疫时胸部刺痛，咳出红色痰，鼻衄，显示热症征候。

希拉瘟疫初期患于脉道者：脉象洪，脉与尿皆热。

中期增盛瘟疫患于楚苏者：尿色发红，鼻衄，胸部发热。

后期瘟疫迁延处于胃腑者：胃火衰损，食欲不振，干呕。

巴达干瘟疫症状：神志模糊如醉，缓慢生热。呕吐，痰和唾液增多，身沉而慵懒，嗜睡，恶心，食欲不振，二便及舌苔与指甲皮肤皆发白。

痴呆瘟疫症状：语言含糊，神志不清，失忆，胸闷。

暗哑瘟疫症状：不认识人，暗哑，二便失禁。

巴达干瘟疫初期患于胃腑者：食欲不振，食物不消化，恶心。

中期增盛部位是大脑者：身体发沉，神志模糊，暗哑。

后期迁延于肾者：小便不畅，耳聋。

聚合瘟疫症状：疾病初期患于精华，而精华则为巴达干、希拉二者居所，巴达干偏盛时，瘟疫未成熟症状不显示；希拉偏盛时，瘟疫未成熟的一些症状较明显。其后如同希拉病症状，目和尿发黄。中期瘟疫增盛时，症状有心痴发呆，耳聋，熟睡者梦魇多，咳出赤黄或白色黏痰，腿、髋、腰各骨关节均疼痛，咽喉部灼热、嘶哑，打喷嚏，流鼻涕，目赤，肋胁疼痛，剧渴，体温、二便、汗水、睡眠均不正常，可出现暗红色小皮疹或疱疹。由于精华、血分布在身体七素之中，所以会出现各种不同疾病的症状。诊断和促使成熟、消除、平息均困难，并且该病性质属土，性重。根据其耳失聪，梦中呓语，便可知其病情而确诊。最后，身体七素被融化，大汗淋漓，言语不休，浮脉颤动，身体寒冷，皮色发青，头脚疼痛。这些已达到山滩界热之症状。患病超出十八日或二十二日时,可明确预后情况。

治疗方法:分为总体治疗和具体治疗两种。

总体治疗:从药治、外治、饮食、起居等四个方面讲述。

药治:未成熟期,先饮几次开水之后,内服查干汤或苦参汤,促使成熟。若楚苏希拉偏盛者,内服沙日汤、苦参、地格达汤疗效佳。

饮食起居方面与未成熟热期相同调理。首先瘟疫热与未成熟热相同治疗,之后按热症总治法对症治疗。但对无暇等待成熟之热则直接对症治疗为佳。一般发病后最初三昼夜为赫依时期,此时施促使成熟治疗。之后使粘渐行渐远及凉性法施治灭其火。大小两种希拉剂、漏芦花十二味散、额德格其九味散等方剂是能镇瘟疫之宝。尤其大希拉剂治疗对此病疗效更好,即藁本、草乌、草乌芽、草乌叶、黑冰片、铁杆蒿浸膏、山豆根、莲座虎耳草、檀香、天竺黄、牛黄、红花、拳参、齿缘草、五灵脂、角茴香、查干泵嘎、麝香、黑云香、硬毛棘豆、沉香、兔心、菖蒲、硫黄、小黄葡、蓝刺头、细辛、丁香、木鳖子等制成藁本二十九味散,加单传秘药(漏芦花、瑞香狼毒之花、日都格如瓦),此方三十二味散是战胜死神的金刚宝石,以苦参汤或温开水送服。配制剂量根据体质,各自药引加减,以及加其师单传秘方秘诀。这是医治肠痧、喉蛾疔毒、炭疽、天花、胆汁希拉窜入脉道、刺痛、三黑合并困厄之时期流传的"巴日巴达"粘疫类等难于医治的疾病,以及控制粘热与赫依、希拉、巴达干三毒相争而产生各个疾病之蔓延,无遗漏收敛而镇之良药。除幼儿及年迈、体弱病人减量服药之外,无任何药物之损,所以亦可持为百病一药也。或者以齿缘草、木鳖子、小茴香、拳参、诃子等制成散剂,称之齿缘草五味散,再加漏芦花、查干泵嘎、草乌芽、麝香、黑云香等制成散剂,称为祛除传染病、瘟疫病的总药,也称为齿缘草十味散,是北方医学派名医之验方。草乌芽、查干泵嘎、多叶棘豆、牛黄、麝香、黑云香制成散剂,是单传秘方,医药大师谓之瘟疫药到病除剂。

饮食起居调理:与增盛热相同。

发热和喑哑、谵语者:可火灸脊椎第六、七节和黑白际。施火灸守十三昼夜(灸疗之道来自师之口传)。上述为中期治疗之核心疗法。

瘟疫超十三天一般转入山滩界,出现山滩界症状者以进食新鲜骨汤、跟骨汤、奶制品等试探治疗,如见效者解除禁食,逐渐增加新鲜营养之食。上述两种总药中任一方加少许肉豆蔻、沉香内服。此者祛除余热及赫依病。

赫依山滩界热时:一般内服沉香三十五味散或沉香八味散、阿敏九味散可医治赫依性山滩界热。未成熟和山滩界是治疗瘟疫之关键,此时要更加谨慎治疗。以消除余热与普通热症相结合治疗。

具体治疗:

赫依瘟疫:禁忌针刺放血、下泻,忌用冰片治疗。药治:在总剂基础上加沉香、肉豆蔻,轻度热九日,中度热十一日,重度热十三日即可治愈。未治愈者根据病情继续治疗。结合热症外治:如若颤抖瘟疫则灸疗后颈窝,失眠则火灸脊椎第一节。若不愈而赫依窜入命脉高热,则用沉香八味散加蒜炭,以骨汤冲服,火灸脊椎第六节、第七节及黑白际穴、后颈窝哑门穴。若脉象细而散,气喘急促者,预后不佳。如若经上述治疗病情好转,神志清,脉象洪,尿色清,舌苔润,双足温暖,痰易咯出,耳聪症状者为治愈。

希拉瘟疫:药治,总方基础上加三子、地格达煎服。若未愈则结合外治,施猛泻剂(哈拉宰达布)。肝血增盛导致鼻衄,则火灸两眉之间。若胃火损弱干呕,则预后不佳。如若经上述治疗出现病情好转特征,为治愈。

巴达干瘟疫:药治,总方基础上加发汗药治疗。若神志不清者结合外治,火灸脊椎第一节。暗哑则火灸脊椎第六、第七节。若体温下降,命脉消失则为死亡征兆。如若经上述治疗出现病情好转之征候,为治愈。

聚合瘟疫:降于精气而发病,病情复杂,诊断难,病程长,常规治疗虽药效到位,但病情严重,难于见效。

若无成熟时间,瘟疫热严重者,将草乌、麝香、黑云香、兔心、瑞香狼毒、菖蒲、酸模、狼毒、巴沙嘎、藜芦、天竺黄、牛黄、红花、诃子等研末,用童尿搅和制成丸剂,谓之十三味猛泻剂,内服。施此方剂猛烈导泻可引出热粘聚合瘟疫,尤其是传染性瘟疫病毒。瘟疫热轻度者,施藁本十二味散和"月晶草剂"交替内服。胸刺痛,咳出红色痰,则间断性内服漏芦花十二味散。最后,疾病发展为山滩界热阶段时要扶正元气。聚合瘟疫症状复杂,无规律,易出现误诊,诊疗中要谨慎细心观察,逐渐解除禁食,甄别假象,以免失误。

饮食起居调理:并发症、具体症以及零星杂症饮食起居调理与热症总治法相同,尤其要禁食甜、酸、肉类食物。

对一个月以上陈旧疫热症要长期内服润僵药之后,内服冰片二十五味散。如此施治则可治愈综合瘟疫之苦。

增补甘露精要八支秘诀医典,祛除一切病魔折磨的嘎布日,断随时死亡之索利刃者《兰塔布》瘟疫传染病的总治法和具体治法第二十六章已结束。

第二十七章　天花疫病

关于天花疫病，从病因、病缘、分类、诊察症状、治法等五个方面讲述。

病因、病缘：天花疫病的病因、病缘与总瘟疫症相同。其发病机理是疫热侵入协日乌苏，从骨髓和骨松质等深处发病，因疱疹形如豆状，故亦称痘疮。

分类：在《四部医典》中，痘疮分为黑、白两类，黑痘疮又分为牛颈痘、羊虱痘和管状铜钉痘三种；白痘疮分为雹状白豆、盔顶圆痘、麻疹硬痘三种，也有九种、十种等多种之说。

诊察症状：分为总体症状和具体症状两种。

总体症状：关节疼痛、恶寒、全身疲乏无力、恶心、口苦、幻视、慵懒。尤其是头痛、心跳，肌肤厚而发红，周身刺痛，呕吐胆汁，骨髓疼痛欲断。尤其是髋腰骨骼疼痛剧烈，至痘疮将出时，喷嚏频作。中期痘疮透发后，稍觉安适。

具体症状：黑痘疮中牛颈痘，痘疮难发于体表，疼痛剧烈，周身肿胀。这是由于热性协日乌苏和三弊聚合而产生的。羊虱痘：痘疮呈暗红色，且厚密。管状铜钉痘：痘疮中间凹陷。此两种痘疹皆由楚苏和希拉热邪合并而成。头痛甚剧，身热，脉象及尿均显热象。三种白痘包括：盔顶圆痘，痘疮大，痘间较稀疏；雹状白痘，痘疮色白厚密；麻疹硬痘，痘粒小而密。亦有两种并发者。白痘是由巴达干、赫依所致，症状与感冒相似。热症较轻者，则可不治自愈。

治法：分总体治疗和具体治疗两种。

总体治疗：药物、咒治（心理疏导）、预防、饮食和起居治疗及辨别痘疮与丘疹。

药治：初期未成熟期，要疏通毛孔；疾病增盛期，由内向外泻其热邪，痘疮内陷时，向外引排；末期愈合者要清除痘疮瘢痕。

未成熟期疏通毛孔：苦参、三子、地格达、巴沙嘎、拳参等制成汤剂，煎汤温服。或者用苦参、砾玄参、诃子、川楝子、栀子、地格达、巴沙嘎、拳参、茜草、枇杷叶、紫草茸、阿尔泰紫菀、葶苈子、山蓼、黑冰片、黑云香等，以苦参、砾玄参为主，剂量加大，制成汤剂，煎汤午时温服，药吸收后发汗；若未能发汗者，用菊叶香藜或羊粪酒煮，热气熏蒸。发汗后用羊毛和豆面粉等擦拭肌肤以疏通毛孔，反复施治极佳。此时对眼疹之守护见后面所述。

饮食调理：应该进食麦片粥、面粥。若痘疮陷于内脏时，进食豆面和粥糊发汗，然后内服石剂和精华剂（自内向外透之）宜也。此外，内服粘热增盛之剂和脏腑各自对治药，此为防止痘疮内陷的秘诀。

起居方面：要避光（明火、阳光），避免直接照射强光，居于温暖之处，受凉或冷风吹袭后，痘疮要内陷。

精华剂：用牛黄、天竺黄、红花、查干泵嘎、麝香、五灵脂、黑云香、草乌芽、草乌叶、白檀香、性重而腻的沉香及白木香、水银、苦参、珍珠杆、莲座虎耳草等制成散，用雪水调和制成丸剂，用温开水送服。内服上述药（黑白痘疮各自的对治药等不同说法）加脏腑各自对治药可消除粘热症。

石剂：用赭石、白代赭石、白石脂、赤石脂、炉甘石、寒水石、朱砂、蛇菊石、海螺、银珠、麝香、黑云香、秘药（自然死亡绵羊颅骨）

等制成散,用醇酒调和制成丸剂,老年人和幼童赫依偏盛者用酒送服。青壮年楚苏、希拉偏盛者以温开水送服为佳,可干涸协日乌苏,促痘疹发出。或者用天竺黄、红花、麝香、黑云香、白石脂、赭石、炉甘石、银珠、硼砂、水银、多叶棘豆、秘药(自然死亡绵羊骨髓)、草乌叶为主药,加大用量;或用炉甘石、寒水石、白石脂、赭石、天竺黄、红花、丁香、白豆蔻、草果、肉豆蔻、银珠、麝香、硼砂、草乌叶、诃子、水银(制)等制成散剂(上述二方施其最适),用黑冰片煎汤送服。此是石药与精华药混合剂、北方医学派名医之验方。若出现黑红色痘疹时,按《四部医典》所述之上述方剂加冰片内服,但是黑痘疹者服用七黑汤为宜,午时内服精华剂,午夜内服石剂。早晚最适期内服犀牛皮制剂,即犀牛皮、牛皮、大豆、硫黄、黑冰片、铁杆蒿膏、砾玄参、秘药(未曾吃过药的病人的痘痂)等制成散剂,温开水送服。严重者反复内服石药和精华药混合剂,疗效最佳。痘疮未出时,周身肿胀、寒战,药用甘草、痘疮痘痂(患者本人),牛乳煎汤涂抹患处。上述发汗疗法也无法使痘疹透发者,可用瑞香狼毒花、砾玄参、宽苞棘豆、茜草节、银珠、硼砂、山羊血、白石脂、炉甘石、赭石、寒水石、麝香、黑云香、水银、草乌芽等制成散剂,加三秘药(自然死亡绵羊颅骨、骨髓、痘痂)和杏花,用酒或黑冰片汤送服。除了病情严重死亡以外,痘疮透发后不会有死亡危险,尤其无不透疹之理。

末期:痘疮出齐后即痘疮内陷(内陷外透),或痘疮透发之后又出现复发的症状是除了管状铜钉痘以外痘疹顶部凹陷,痘顶变得柔软,痘痂已剥离但无脓液,发烧,脉尿皆呈热象,口渴加剧,口干舌燥,谵语,身体不安者,用草乌芽似大麦大小一棵,以白糖为引送服。或者用水银、硫黄、雄黄、麝香、黑云香、草乌芽等六味药加三秘药（自然死亡绵羊颅骨、骨髓、痘痂），加等量的因痘疮死亡绵羊颅骨，制成散剂，用黑冰片煎汤送服，是向外透引的良方。或者用六良药、麝香、山羊血、草乌芽、黑冰片等制成散剂，用凉开水送服施治。或者用石剂加水银令服，秘诀是发汗将内陷的痘疮立即引出。若仍未能透疹，则用患者本人的粪便、尿液、黑冰片煎汁加草乌芽如大麦大小三颗，水银、硫黄、肉豆蔻、黑云香、牛黄、沉香、麝香等加大剂量，制成散剂，每天服六次（早晨、正午、晚、黄昏、午夜、黎明），使其透疹。如果患者身心舒适，痘顶凹陷内长出微小痘疹如塔层状，内陷的症状消失，食欲良好则治愈无碍也。

咒治（心理疏导）：诵咒施治。

具体治法：结合病原与发病部位进行治疗。

结合病原治疗：

牛颈痘：药用犀牛皮、牛颈部皮烤黄煅灰，加豌豆粉制成散剂，与总体治疗制剂（精华剂、石剂）交替使用。或使用藜芦、胡黄连、白云香、阴山乌头等制成丸剂，用乳牛尿送服，下泻施治。

羊虱痘与管状铜钉痘：药用六良药、麝香、黑冰片等煎汤，加山羊血内服促使发痘。若热甚者加冰片，白痘疮者加石榴、栀子、石剂内服。周身肿胀，用药物治疗未能向外发出痘疹者，七天之内死亡。若出现红斑且未发出痘疮者，五天之内死亡。若痘疮扁平，色发黑，没有溃脓者，九天之内死亡。雹状白痘，如果禁食过严，则有生命危险。若痘疮全部透发之后又转内陷，以及痘痂脱落之后虽然没有并发症，但病体衰竭，则谓之死亡之命运而有述也。

结合发病部位治疗：

痘毒侵入心：症状是疯狂、身体颤抖、轻度惊恐。药用总治药方（精华及石剂等混合之秘方药等）加冰片、肉豆蔻施治。若不能治愈，仍然疯狂、烦躁者将要死亡。

痘毒侵入肺：症状是咳嗽频作，刺痛，咯脓痰。药用精华药加北沙参、甘草施治；若不能治愈，喉头堵塞而死亡。

痘毒侵入肝：症状是双目赤红，肝区刺痛，药用精华药加熊胆、五灵脂、藏红花施治。神志昏迷、吐血、便血时，是将要死亡的征象。

痘毒侵入小肠：症状是呕吐或下泻胆汁，药用精华药加茜草、叉分蓼、连翘令服。如果便血，系脐生穿漏之故，一定会死亡。

以上诸方，皆以制水银为滑剂。

眼睛出痘疮时：用黄柏膏调以人乳滴眼，并取具油脂的白羊毛敷在眼上直至治愈。

痘疮侵入喉头：用热蔬菜面粉罨熨，用菖蒲、木香、白硇砂共研细末，吹敷，并饮青蒿汤。也可饮马（青黑色种马）粪汁加白硇砂、热山羊血、丁香之汤。未愈则用管匙刮除之而述之也。

痘毒侵入膀胱：药用白硇砂、木香、冬葵子、麝香煎汤令服。痘疮出齐后使其快速燥干法为焚烧白云香反复烟熏；为使痘疮顶脓液燥干，要适当晒太阳。若痘疮痂化脓或湿润时，药用鹿角、铁杆蒿、青蒿、马蔺草等煅灰或青色牛粪灰制成散剂撒敷使其干涸。之后药治、外治与总热症相同调理。手掌与足心的花痂大部分提前干涸。若失眠、打呵欠、身体发颤、情志轻浮、脉尿热象减轻等症状出现时，可解除饮食禁忌。面部花痂脱落后，用童便洗涤。山羊、猪脂与多刺绿绒蒿、檀香、红花制成散剂，擦涂。此后按秘诀调养为要，可治愈痘疮这一凶病。

分辨痘疮与一般丘疹的秘诀：药用白犀角、珍珠、草乌芽、地锦草、麝香、黑云香，主药量加大，两香量减少，制成散剂，内服。一般丘疹则会干涸,而痘疮不会干涸,用此法可分辨。还有本质上分辨者:凡是脉尿热象极为严重,痘顶容易化脓,痘痂脱落,痘痂厚薄适当,放入水中可沉于水底,痘疮透发之时,喷嚏频作者先从四掌心并始透发,为痘疮的特征。

增补甘露精要八支秘诀医典,除一切病魔折磨的嘎布日,断随时死亡之索利刃者天花疫病之治疗第二十七章结束。

第二十八章　麻　疹

关于麻疹病，从病因、病缘、病名、分类、诊察症状、治法等六个方面讲述。

病因：与瘟疫相似，尤其是粘热侵入体内的协日乌苏、楚苏所致。

病缘：由触及污秽，烧燎肉腥，背弃誓约，阿达作祟引起，如同瘟疫而传染也。

病名：因皮疹布满全身，故取名为麻疹。皮疹凹凸不平，布满全身，故亦称痘疹。

分类：龙树大圣按发病部位分为八种，其他大师们又有麻疹七兄弟之说。一般分类为黑、白、花三种，概括为白、红两种。在此讲述黑、白、花三种麻疹的诊治。

诊察症状：分为总体症状和具体症状两种。

总体症状：头、足、腰部，以及关节疼痛，咳嗽和打喷嚏类似感冒，寒战而周身肉噤、阵阵刺痛、夜间发热、多梦、脉象数而底有力，变化多，尿色不定，但一般赤黄而浑浊。肤色红而干燥或形成红斑，此病得之立即眼脉发红，疹粒一昼夜后多数干结。

具体症状：白麻疹为合并巴达干引起。纳食正常、稍渴，疹色白，脉象正常，尿液清澈，身体轻，五官灵敏等。

黑麻疹：为合并楚苏、希拉所致。脉、尿呈热象，口渴，食之无味，疹暗红色难以干结，失眠，神志昏沉，容易发怒。

花麻疹：为合并赫依、协日乌苏所致。脉、尿象及症状多变互不吻合，疹粒色多而杂，口渴能忍，纳食和睡眠时多时少，变化大。

治法：药物、饮食、起居三方面治疗。

药治：发病初期，先饮数次温开水，之后内服土木香四味煎汤，若楚苏、希拉偏盛者，三子汤加黑云香煎汤数次内服，效佳。若头部刺痛者，内服颅骨炭三味汤加紫草茸、木鳖子。

白麻疹：服用嘎日迪五味散加多叶棘豆、黑云香、水银、硫黄、吉勒泽、胡黄连、牛黄、漏芦花等制成的散剂，谓之巴特日十三味散，此是北方医学派名医创制。若咽部灼痛者，用青蒿汤送服，其余用温开水送服。

黑麻疹：内服漏芦花十二味丸较适宜；或诃子、草乌芽、漏芦花、麝香四味与三凉药、北沙参、檀香、五灵脂、连翘等制成散剂，内服。

花麻疹：内服《四部医典·秘诀医典》中所述水银珍宝剂为佳。

饮食调理：治疗麻疹病时饮食不当导致白喉、粘性肠刺痛、眼翳等疾病，因此必须注意饮食调理，谨防麻疹病复发。要禁忌饮凉水，服用石剂。忌肉、甜、奶食，以及热及酸性饮食。此饮食会导致胃火衰败。宜进食性轻、易消化食物。

麻疹的任何并发症，要按各自章节所述治疗法酌情施治。

起居方面：调理与总热症相同。总而言之，麻疹会引起鼻衄，在治疗麻疹病的同时应用止血剂，堵塞鼻孔止血，此法可摆脱麻疹及并发症的折磨。

增补甘露精要八支秘诀医典，除一切病魔折磨的嘎布日，断随时死亡之索利刃者麻疹病之治疗第二十八章结束。

第二十九章　感　冒

关于感冒，从病因、病缘、分类、诊察症状、治法、防护等六个方面讲述。

病因：病因与瘟疫总因相同，且在《八支》中记载的左右鼻孔有"若玛""扎玛"两脉，脉口向下如铜号开张，饮食不洁，起居不当，鼻孔血脉被不洁之物、灰尘和邪气（意外）的侵袭，致使发生感冒。

病缘：风霜寒冷，刺耳杂音，恐惧受惊，睡眠不足，高枕睡眠，饮水过多，房事过度，呕吐，痰涎多，烟熏等赫依偏盛等，扰乱病原而造成感冒。

分类：有赫依型、希拉型、巴达干型、聚合型，以及喉感、肺感、疫感、鼻感冒等八种。

诊察症状：分为总体症状和具体症状。

总体症状：所有感冒，皆出现咳嗽、打喷嚏，咽喉部、鼻腔灼痛，鼻塞不通，流清涕。

具体症状：赫依所致感冒喷嚏频作，鼻塞疼痛，眼眶、牙齿及头均疼痛，鼻与眉间有虫蠕动感，声音嘶哑，如果日久成熟后可流涕、流口涎。

希拉所致感冒：头及全身关节、肌肉疼痛，胸部不适。大腿、腰胯痛如杖击、口苦、恶心、寒战、晚间发热、多做迷梦、鼻尖发黑、鼻腔内生疹、流红黄色鼻涕和涎水。

巴达干所致感冒：痰多、喘息不宁、身体沉重、恶心、味觉失灵，流白色鼻涕、口涎。

聚合型感冒：出现上述各感冒症状，时轻时重，交替出现，胸部隐痛，目赤、耳痒，痰和气息有臭味。

喉感冒：病初咽喉、上颚及鼻腔灼热疼痛。中期可出现流清涕，鼻塞，咽喉部阻塞。后期则频打喷嚏。

肺感冒：初期咽喉灼痛，声音嘶哑。中期咳嗽频繁，头及胸背酸痛。后期咳出脓痰，如日久不愈，则会迁延致肺痨痼疾。

疫感冒：头、关节及小腿肌肉疼痛，胸部不适，腰胯、大腿酸痛如被捶打，口苦，身心不宁，寒战，夜间发热，多做迷梦。如果剧烈劳作，过食甘肥等食物则会加重病情，称为感冒重症，死亡者甚多。

鼻感冒：鼻腔灼痛瘙痒，流涕淋漓。

治法：有总体治疗与具体治疗两种。

总体治疗：有药治、饮食调理、起居调治三种。

药治：有些人认为未成熟阶段，不投用促热汤剂促其成熟，发病后及时服用对治药物治疗，也许对身体好，病情较轻者有益。但大多数会造成疾病扩散，内陷变成浊热、紊乱热及痹症（风湿热），病情严重者会导致死亡。八种肺病多数由此引发，因此不要轻视本病，要谨慎进行治疗为佳。

感冒初期首先结合发病时间饮几次开水，然后用《四部医典·根本医典》方中苦参为主剂，加三子、地格达、土木香、胡黄连等煎汤，内服发汗解表，具有促热病成熟并扑灭之作用。用草乌叶、牛黄、两秘药（单传秘药即葶苈子、贝母）四药为主，加麝香、黑云香、血之津天竺黄、草花红花、驴之毒查干泵嘎、山津五灵脂、姑娘之脉多叶棘豆、块根糙苏、漏芦花、木之津白檀香等制剂，称为巴特日十四味散，为通治瘟疫而引起的粘热及各种感冒之秘方，此为仙女之术也。若单用四主药，其性甚锐，会扇起及扩散赫依而引发迁延热或增盛热，最好君臣（主辅）药搭配应用。咳痰不利可加沙棘、木香，咽喉部灼痛加《四部医典·后部医典》方中丁香六味散，频繁咳嗽者加北沙参、火绒草；若头痛加拳参、藁本，"亚玛"头痛病加泡囊草、信筒子等，加各自对治药最为有效。或者取野兔粪7粒、日晒雨淋过的马蔺茎一拃长、独头蒜1个，放铁锅中，用陶瓷做盖，猛煅制剂，用凉开水送服疗效最佳。或用草乌、诃子、土木香、黑云香、漏芦花、胡黄连、拳参、北沙参等制剂，称之为青鹏散或青鹏九味散，对疫热、紊乱热、粘热等热病，特别是肺感冒降于喉部疗效同甘露。另外，合并楚苏型、希拉型性感冒者用此方与漏芦花十二味散内服，见过药到病除之病例。合并巴达干、赫依性感冒（以肺病合并者）可投沉香三十五味散或嘎日迪制剂，流清鼻涕加红花制成秘诀凉方，任选一方服用。希拉大剂与藁本二十五味散等对此病有特效，但病势轻者不宜使用功效强的方药。

具体治疗：赫依、希拉、巴达干聚合型感冒者用各自对治药施治。

喉感冒者：服用丁香六味散加黄柏、葶苈子、青蒿、茵陈、北沙参、麝香、黑云香、沙棘、漏芦花、草乌叶等制成糊剂，咀嚼或内服，可祛除喉热。或者查干泵嘎、玉簪花、甘草、天竺花、芫荽子等制剂，以白糖调和，用碎砖块煎水送服，可医治咽喉灼痛、发干，声音嘶哑，口干等。若病势严重者以内服上述九味青鹏散为佳。医治困难者针刺舌下脉及前翘脉放血治疗。喉感冒侵入鼻腔者，用莱菔煎汁罨敷。用《四部医典·后部医典》中所述的滴鼻药，滴鼻施治。

肺感冒：初期服用诃子、天竺黄、绿绒蒿三药加草乌芽、北沙参等制剂，之后以内服肺热普清散为佳；或者感冒后期，以内服祛除紊乱热之散剂为佳；或服用玉簪花、沉香、广枣、檀香、肉豆蔻、天竺黄、北沙参、木香、三子、苦参、巴沙嘎、丁香、甘草等制成的散剂，称之为玉簪花十五味散剂。对感冒热症降于喉部，出现胸闷气短，巴达干、赫依寒积聚于上体剧烈刺痛，特别是祛除巴达干热症唯此方最有效。

疫感冒：则与瘟疫总治相同医治。

预防法：诵咒（心理疏导）可预防感冒。

鼻感冒：用烧谷类热气熏蒸鼻孔几次；或者取白云香、黑云香、青布、穿山甲、鹿脂、诃子、沉香、天仙子、黑白大麦制成散剂，点燃熏鼻，可祛除清涕。最后内服红花十三味剂、调元大补（伊赫二十五味）、冰片二十五味散等方剂可根除。月光水晶草方剂吉祥如意也。

饮食起居调理：按照热症调理为佳。若演变为其他疾病者按其各自对治《四部医典》所述之。

增补甘露精要八支秘诀医典，除一切病魔折磨的嘎布日，断非时死亡之索利刃者感冒之治疗第二十九章结束。

治疗疫症的四个篇章讲解完毕。

第三十章　粘脑刺痛

　　谓之粘毒之症是病势之大，使人突然体魄危机，病属热性但出现寒性症状，本属寒性却出现热性症状种种非确定症状，脉象、尿象交替出现寒热象。因此仅用望闻问切难以诊断此类病症。粘脑刺痛的症状和传染途径与一般瘟疫病相同，虽然有治愈其他疾病之妙术，而不懂得应用本病对治药进行专用专治，会促使该病迅速恶化，生命危在旦夕。

　　粘脑刺痛病，从病因、病缘、分类及发病部位、防护、诊察症状、治法、镇逆、断后余症等几个方面讲述。

　　病因：由赫依、希拉、巴达干三毒产生之凶猛八种阿达作祟等。

　　病缘：猛烈的瘟疫如毒从天而降，如干柴点火似迁延，瘟疫变成"达日达浩"，或"巴日巴达"似虫。从明隙腠理至汗毛孔和鼻孔侵入（甘露瓶和医典之意之结）体内，与体内浩日海结合，该浩日海无足，体为圆形，色为红血浩日海，居于血液，运行于脉道，游走周身。此可变成所有粘病及麻风病的病因。其（炭疽病）七种毒症的致病病原体色如紫铜，细长，肉眼难见，传之快，瞬间可由头部至足部扩散全身。

　　在赫依、希拉、巴达干、聚合发病部位、时间、饮食起居不当及阿达作祟等外缘损耗精华而发为粘病。吃乳制品、甜食有害，但毒药可消除此浩日海。

　　分类及发病部位：由于粘浩日海侵入部位不同，而发生不同的瘟疫。侵入脑者称谓脑刺痛,侵入喉者称谓白喉,侵入于胸部者称谓肺刺痛,侵入胃者称谓粘痧症,侵入小肠者称谓肠刺痛,侵入皮肤者称谓丹毒,侵入关节者称谓肉核肿,侵入小腿腓肠肌者(小腿肌肉)称谓转筋症,侵入肌肉者称谓炭疽,侵入肌肉、骨、脉形成肿胀、溃烂者称谓痈疽,侵入脊髓者称谓角弓反张,侵入胆囊者称谓窜脉道癫狂疫,亦称"达日达浩";目黄、黑三合病(粘、热、赫依邪三合病),侵入命脉、脏腑(不是指单个器官而是统指脏腑)者称谓内炭疽、粘卡闷、粘性独痛、蛋状粘痛和腮肿、粘阿玛茹等,总之,引发出名之不尽粘病即刻夺取众生性命。

防护:在行医当中,医者们为了防止传染要佩戴轮形咒符(心理疏导),诵经施咒(心理疏导)而护佑之。

诊察症状:分为总体症状和具体症状两种。

总体症状:疾病潜伏时,发病前几天开始情绪不安、急躁、恼怒、欲哭等症状,阵阵呕吐和腹泻。粘热合并痼疾旧病者,原发病发作刺痛。

在饮食方面,乳制品、肉食、甜食、酸味食物对此病如毒之害,要禁忌。

起居方面:居室应温暖而幽静,光线暗淡,铺山羊毛毯子,枕头朝北而卧,避开背弃誓约者。医护人员皆要做好自我防护(原文为"佩戴野猪獠牙")工作,忌各种嘈杂声音(日西落时),多做积德行善、赎命等诵经佛事(与现代医学的心理疗法作用类似)。这些皆为粘病的总要述。

具体症状:

粘浩日海侵入脑部者,称之"亚玛"脑刺痛,其性质与粘热总症相同。对此从诊察症状和治疗两个方面讲述。

诊察症状：眼眶及颈部刺痛，脉搏闪动，双目赤红，肌肤发热，胸部轻微刺痛，咳嗽频发。

治疗方法：有药治、外治、饮食调理、起居调治等四个方面。

药治：发病初期药用绵羊颅骨（煅灰）、龙骨、泡囊草、铁杆蒿、黑云香等煎汤，数次内服。之后以草乌、泡囊草两药为主剂，麝香、黑云香、阿魏、石菖蒲、天仙子、硫黄、鹿脂、水银（制）、信筒子、龙骨、陈绵羊颅骨（制）、地格达等制成散剂，童尿送服。或燃烟熏治。若未能平息者内服北方医学派之红花十三味散和加紫草茸的漏芦花十二味散，用绵羊颅骨炭三味汤送服。之后将红花、甘草、地格达、栀子等制成散，用白糖、酥油调和制成滴鼻剂滴鼻。或者用泡囊草浸膏剂，山羊血、紫草茸等制剂，对脑刺痛、"亚玛"、粘疫兼赫依邪的白脉病及难以确诊之一切头痛疾病均有功效。或者用红花、天竺黄、雄黄、泡囊草、龙骨各一份，麝香六份等制成制剂，用八岁童尿送服。或者按标准剂量配伍的嘎日迪五味丸加泡囊草、红花、信筒子，内服疗效最佳。黑冰片用驴溲调制成滴鼻药滴鼻。

外治：经上述疗法未能平息者，可行颞颥脉及囟门处火灸治疗，针刺额脉放血少许。若以上治疗仍未见效时，施峻泻剂泻下，即狼毒（方剂总重量的三分之二），加胡黄连、酸模及瑞香狼毒、多叶棘豆、麝香、黑云香、水菖蒲、龙骨（三分之一量）等制成散剂。或者以斑蝥为主，加炉甘石、白硇砂、银珠、硼砂等各八份，狼毒、三热草药等各四份，以上药一半量的六良药等制成散剂，用一勺酒调和，涂抹于头部疼痛处，用湿薄皮裹之，再用棉布包扎，俯卧半天，药物起效的标志是出现症状，有腹泻症状又可利尿，头皮起水泡，渗出协日乌苏和脓血。

　　饮食起居调理：与粘热病相同。最后以内服红花十三味散剂为佳。

　　增补甘露精要八支秘诀医典，除一切病魔折磨的嘎布日，断非时死亡之索利刃者粘脑刺痛之治疗第三十章结束。

第三十一章　白　喉

关于白喉病的病因、病缘已在总粘热病中讲述。在此从疾病分类、诊察症状、治法等三个方面讲述。

分类：分为雄白喉、雌白喉、子白喉、粘白喉四种。

诊察症状：分为总体症状和具体症状。

总体症状：舌面黏液厚积，舌、唇、面颊、上腭后部皆生丘疹，喉咙喑哑，饮食难以咽下。

具体症状：雄白喉，如巨星升起状；雌白喉，如覆碗状；子白喉，如洒布之乳酪；粘白喉，状如两刃剑的中央鱼脊，或如龟背，或如愤怒明王的眼睛，圆睁鼓出。所能见到者，均系外象，要明智问诊，加以辨别。

治法：有物治、诛杀、祛除、平息、消融、断除、饮食、镇逆等八个方面。

物治：蜥蜴肉、大麦三颗、沙生槐籽、花椒等制成散剂，用水调和，内服。

诛灭：有药物诛灭及咒术诛灭两种。

药物诛灭：首先内服黑云香和铁杆蒿煎汤。继以炭疽章所述的加味嘎日迪五味制成丸剂或北方医学派创制的标准漏芦花十二味散加丁香为主药，用青蒿汤送服；或者《四部医典·后部医典》方药中所述用吉勒泽、漏芦花、吉勒泽，制成散剂，内服，可消除白喉、炭疽等病。此三花之上加多叶棘豆、菖蒲、草乌芽、诃子、青蒿等制成散剂，每次取一份装入竹筒，压住舌头，使呼吸均匀，适量吹到喉部。另外《四部医典·秘诀医典》中所述很多方剂亦适用也。

咒治（心理疏导）：用咒术诛灭疾病，是用铁皮制作一个大鹏鸟，将真言水[1]注入大鹏腹内，边诵咒，边抽打大鹏鸟，嘱托大鹏用爪掏取魑魅的心，疾病便会除尽。

泻下（祛除）：药物及咒术诛灭之后，用泻下法疗效最佳，除此无良法。嘎日迪五味散加多叶棘豆、黑云香、狼毒、酸摸、瑞香狼毒等制成丸剂，内服泻下。或者六良药、麝香、黑云香、石菖蒲、硫黄、多叶棘豆、兔心、细辛、狼毒、酸模、赤芍花、木鳖子、胡黄连、牛黄等制剂，用童尿调和，内服，以诛泻之法施治；或者服用哈拉介达布亦效佳。

平息法：即白硇砂、茜草、草乌芽、紫草等制成细末，吹敷咽喉部。

消融法：即硼砂、白硇砂、黄矾、黑矾等制成细末，撒于咽喉。

断除法：白硇砂、木香、石菖蒲等制成细末，撒于咽喉。如果不能治愈，用洼面铲[2]刮后，烙烧。

饮食调理：忌辛辣、酸性、甜味，以及奶食品及热性而含富于营养之食物。宜进面菜粥、麦片粥或开水撒少许糌粑的糊糊等。

镇逆法：如病邪上逆，侵入脑中，则呈鼻流黄液、神昏谵语等症状，可用鼻排法使黄水自鼻流出。并在顶会、后囟、眉穴等穴位火灸。若病邪侵袭心脏时，神志癫狂，舌苔发黑，治宜用冰片君臣方泻之，并于小尖脉、喉结、嗓窝穴，第六椎、第七椎，以及黑白际穴火灸。如果不能治愈，乃是命尽之灾，应该放弃治疗。

增补甘露精要八支秘诀医典，除一切病魔折磨的嘎布日、断非时死亡之索利刃者白喉之治疗第三十一章已结束。

注解：

[1] 真言水：又叫咒水。在宗教迷信活动中常见，一是端一碗水一面念咒一面用手画符，念画完毕，此水便是真言水；一是念咒，念完后用一张画有符咒（心理疏导）的符纸烧化，将灰放入碗中，即成真言水。患者喝此水治病，亦可驱除病魔，只是一种心理疏导法而已。

[2] 洼面铲：是一种医疗器械，切除痈疥疔疮时用。

第三十二章　粘胸刺痛

　　粘浩日海侵入胸部所致病症称之为粘急刺痛症,或者称之为胸部刺痛肺热。此病《四部医典·秘诀医典》归纳为紊乱热章节内,与总粘疫相同。粘急刺痛从诊察症状、防护、发病部位、治法等四个方面讲述。

　　诊察症状:除全增盛热和紊乱热症状以外,有脉象短促,有时出现间歇性跳动,疼痛呈游走性刺痛,痰色多变,舌唇苍白发黄,心身轻浮,失眠,汗毛倒卷,容易传染,可确诊为粘急刺痛。此病无论赫依、粘、楚苏热何为偏盛,饮服跟骨汤有益(为赫依偏盛),或无益无害(为粘偏盛),或有害(为楚苏热偏盛),便可逐步诊断出何原因所致粘急刺痛。另外,医药大圣人所述:"楚苏性急刺痛以右侧为主,粘急刺痛以左侧为主,赫依性粘急刺痛以无定处为表现",尤其易发怒者可确诊为粘急刺痛。

　　防护:药用冰片、硫黄、大青盐、黑云香等研碎装包,佩戴在左侧衣襟上。

　　发病部位:粘热侵入于心者则双目赤红,乳下、腋窝处刺痛,舌干,神志不清,谵语。侵入于肺部则咳嗽、咯痰带血,肩关节、锁骨、肩胛骨腋缘凹沟处、胸骨疼痛。侵入于肝则在右胁、肝区疼痛,体弱无力,想站立,腰部肌肉发僵而沉重。侵入于脾则在舌唇裂纹,喷嚏频作;左胁部、脾区疼痛,皮肤出现小疹。侵入于肾则腰肾部疼痛,仰俯均艰难,脉象紊乱,身体发麻,双目赤红,发音嘶哑,口干欲饮,舌缩喉灼。侵入于胆腑则口苦，微汗；若为赫依所致紊乱者，则口舌干燥，神志不安，恶寒身战，呵欠与呃逆频作。

诊察痰液：痰呈白色泡沫样，红、黄、紫、黑紫或杂色或淡红色，色黄而清、泡沫样青色痰液等八种。

病程诊察：病者病程如毒，肺热者七日死亡，其余者九日死亡，超过十一日存活者居多。降于子肺、心、肝者危及生命。降于脾、肾者病情重。降于母肺、胆者易治愈。若立即出现体力衰弱，面容失华，痰如烟汁色，刺痛治疗未见好转，呼吸急促，痰液增多。如果病情复杂多变，有可能为粘虫降于身体要害之处，过时要想挽回已无方。如病情变化小，呼吸平缓，痰易咳出时，药物、针刺放血、镇痛、止痰、清热等治疗可痊愈无疑，不能放弃治疗。

治法：分药治、咒治（心理疏导）、外治、饮食调理、起居调治五个方面讲述。

药治：疾病初期药用苦参、诃子、茜草煎汤内服，用以成熟、收敛及分离病血。之后药用旋覆花、兔心、狼毒、酸模、草乌芽等五味药，热偏盛者加牛黄、麝香，用黑云香汤送服；若合并赫依症状者麻雀脑、秃鹫粪炭，用酒送服。能杀粘虫、清泻双重作用，镇粘刺痛，行起死回生之德也；或者草乌芽、草乌、石菖蒲、黑云香、麝香、水银（制）、秘药（细辛）、硫黄、藁本、紫草茸、牛黄等，制成散剂，作为基础方。若赫依所致者加肉豆蔻、大脂，希拉所致者加虎耳草、止泻子，巴达干所致者加土木香、寒水石，聚合所致者加硼砂、诃子，楚苏所致者加木香，粘炭疽所致者加多叶棘豆，脑急刺痛者加紫菀花、龙骨，胁肋及横膈急刺痛者加独活、红花、五灵脂，肾腰急刺痛者加白豆蔻，四肢关节急刺痛者加手参、苦参，心肺急刺痛者加天竺黄及沉香、肉豆蔻，肝急刺痛者加红花，脾急刺痛者加木鳖子，胃急刺痛者加山莨菪，小肠急刺痛者加诃子、连翘、叉分廖、茜草，虫所致急刺痛者加黑矾、山莨菪、独活，喉急刺痛者加木香、白硇砂、蛙肉，肺紊乱热者加地格达、胡黄连、齿苞黄紫，"亚玛"脑刺痛者加山羊血、黑云香等等，总之各病加各自的对治药，是治疗一切急刺痛的雄药。

咒治（心理疏导）：以咒术可治一切粘性刺焉。

外治：经上述平息疗法未能治愈者，药用藁本、麝香、硫黄、黑云香、石菖蒲、草乌、紫草茸、狼毒、雄黄、诃子、两矾（胆矾、黑矾）、姜黄等制成散剂，用水浸泡五灵脂取汁，调和以上散剂制成鼠粪粒大小粒剂，称之为粘热总泻剂哈拉介杜布丸，尤其对急刺痛疗效为佳；或者任何镇痛方，以狼毒为主剂，加长嘴诃子、瑞香狼毒、内服泻下。并用温开水催激，可以祛除恶寒，促使呼吸平稳、镇痛、情绪安宁、抑制粘势。此时刚刚是针刺放血之佳机。痰白色泡沫小者，于小尖脉针刺放血；若痰中带血者，于左侧肝脉针刺放血；痰如烟汁色者，于右侧肝脉针刺放血。

饮食调理：宜进食麦片粥、牛羊奶酪、酪浆、蒲公英菜汁、草木樨粥、开水撒少许糌粑的面糊，喝凉开水。禁忌盐、肉类等性热、油腻食品。

起居方面：禁忌烤火、日晒及强力劳作，宜在通风阴凉处休养。

经上述治疗消除热势，脉搏缓慢，痰色恢复正常，刺痛消失。将檀香、牛黄、三凉药、地格达、巴沙嘎等制成散剂，用白糖调和；若咳嗽频繁者加甘草；若吐痰不利者加沙棘内服，则刺痛消失；若痰液变清，食欲尚可，身心舒适，心情愉悦者已成山滩界，可以解除食禁，进食新鲜、富营养之食物。诊疗准确无误者，不必施泻下和放血疗法，只使用平息疗法而治愈之病例居多。

　　增补甘露精要八支秘诀医典，除一切病魔折磨的嘎布日，断非时死亡之索利刃者粘胸刺痛之治疗第三十二章结束。

第三十三章　粘疹症

粘疫降于胃者谓之胃疹症。关于粘疹症，从病因、病缘、诊察症状、治法等四个方面讲述。

病因：病因与总粘热症相同。

病缘：由于饮食不消化、出汗后为寒气所中及阿达作祟而发病。

诊察症状：胃部如刀割样绞痛，胃部痉挛，小腿腓肠肌转筋，汗毛倒卷，脉弱无力，耳轮发软，睫毛下垂。

治法：从药物、外治、饮食调理、起居调治等四个方面讲述。

药治：首先以黑冰片、五灵脂、铁杆蒿、马蔺子等煎汤，内服，只饮此汤也可好转。或者按标准量配制的嘎日迪五味散（同样配伍）加光明盐、荜茇、秘药（四足俱全的行夜或屎壳郎）、紫铆、泡囊草籽、黑冰片、信筒子、铁杆蒿膏等，剂量按师傅口述而定，制成散剂内服，可消除胃疹症。或者饮汤剂之后内服嘎日迪五味散加山莨菪，可以抑制粘势。之后木香六味散加山莨菪根、信筒子、诃子、牛黄，为北方医学派验方，木香十味散与上述方剂交替服用。

外治：如上药未见效者，可使峻烈十三味泻剂泻之。

饮食、起居调理：与粘热症饮食、起居调理相同为吉祥也。

增补甘露精要八支秘诀医典，除一切病魔折磨的嘎布日，断非时死亡之索利刃者粘疹症之治疗第三十三章结束。

第三十四章　粘肠刺痛

　　粘肠刺痛是粘浩日海侵入小肠的一种传染病。从病因、病缘、性质、分类、诊察症状、预防、治法等七个方面讲述。

　　病因、病缘：与疫热症的总因相同。其性质是肝热降于下腹，引起粘热、协日乌苏热亢盛，导致肠刺痛和泄泻，故谓之粘肠刺痛。

　　分类：分为脏泻、腑泻两种和病势严重、病势轻微两种，共四种。

　　诊察症状：分总体症状和具体症状及生死预测等三个方面。

　　总体症状：最初头及关节疼痛、恶寒、肠绞痛而腹泻，泻量少而下泻时剧烈刺痛，泻物红黄、荨麻汁样紫色黏液状便。脉象数而紧，尺脉弱，尿红黄而浊。

　　具体症状：

　　脏泻：疼痛剧烈，泻量少，泻物如血或烟汁色，气臭难闻。

　　腑泻：便出物红黄色，混有荨麻汁样黏液状，臭味不甚，脉象及小便热象不著。

　　病势严重时：泄泻次数增多，腹部剧痛。

　　病势轻微时：泄泻次数减少，刺痛轻。

　　生死预测：粘肠刺痛最初脉象微弱，腹疼剧烈，身体极度衰退，视力模糊，瞳孔无神发暗，两眼凹陷，食欲欠佳，下体发凉，体力衰弱，卧床不起，如果出现阵阵呃逆则为死亡之征兆。出现与上述症状相反者，请大师治之便可存活。

防护：防护教诫有多种（原名为"佩戴咒符，其效殊胜无比"）。

治疗方法：包括药治、施咒（心理疏导）、外治、饮食调理、起居调治等五种。

药治：粘性肠刺痛病程很短，不需要多饮促使成熟之汤和开水，尤其是泄泻后不用服促使成熟方剂。

服用保护腑津（制法按师口传），熄灭希拉之火，清泻大小肠之腐物，用对治药镇之。

封闭肝漏，转化泻物之色，最后是断其流道。

治疗各种肠刺痛均可内服音达拉四味汤，此方加牛黄、天竺黄、红花（以上药为北方医学派谓之治腑热药方）及草乌叶、五灵脂、黑冰片、麝香、黑云香、木鳖子、荜茇、光明盐等制成散剂，此为治愈大、小肠等总腑粘热引起的热泄泻之验方。其后内服五灵脂、麝香、红花、白豆蔻、熊胆、草乌、香青兰、诃子、拳参、查干泵嘎、木香、铁杆蒿、黑冰片等制成散剂，谓之海鲁木乐十三味散，对腑楚苏热、希拉热及痧症、粘浩日海所致刺痛以及降至胃腑粘热疗效如同甘露。（吾在土马年生病时如此施之，认为可也，出自肺腑之缘故常常投之）此验方与大臣红花七味散和海鲁木乐九味散交替服用，或者草乌（夏用草乌叶，冬用草乌根）、诃子、麝香、牛黄、银朱、羽叶千里光、卷丝苦苣薹、黑冰片、海鲁木乐、连翘、铁杆蒿、藁本、齿缘草、木鳖子、拳参等制成散剂，称为祛除粘肠刺病之巴特日十五味散，剂量宜加大至自觉麻醉为止，内服几次；或内服消除腑热之海鲁木乐十三味散。上述药剂结合病情酌情服为宜。若未能平息者，则用北方医学派创制之称为日月剂，即日药（银朱）一份、月药（草乌芽）两份与卷丝苦苣薹、查干泵嘎、连翘、熊胆等制剂用蜂蜜调和为糊剂，内服，可镇痛、止泻，并收敛。另谓之七兄妹草（卷丝苦苣薹）用红色花朵之汁送服；或固泻秘方（听师口传）加木香、黑芝麻施治；或秘药（单传）、野兔脑及根据泻物颜色加药用之，如泻物红色则在泻剂中加翠雀花，黄色者加连翘，紫色者加绵马贯众，荨麻汁黏液状便者加沙生槐子（听师口传），黏液便加白豆蔻。或者非天之子（银朱）、月亮之精华（草乌芽）、山之精药（漏芦花）、查干泵嘎、止泻子、熊胆、五灵脂、麝香、卷丝苦苣薹、白糖等制成散剂，用雪水送服。此方与大臣红花七味散交替服用，如此一直施至病情稳定为止。要注意饮食、起居之守则愈也。

另热势减退、病情好转、泻时带声、泻出物丢入水中上浮水面者，内服苏素七味散加五味子、葫芦、橡子等制成散剂，可止泻。因其医治之道与总治相适而无误痊愈也。确实俱全肠痧症状无疑者因种种热性食物及药物会造成肠道溃烂（《甘露宝瓶》之意），应该禁忌使用。

青壮年希拉偏盛者四昼夜，儿童巴达干偏盛者三昼夜，老年赫依偏盛者二昼夜之内，除凉水以外忌一切饮食。若胃火衰弱者饮凉开水为佳，长期如此调养粘肠刺痛能愈也。

咒治（心理疏导）：冷水的取法（按师口传），黎明时，勺口逆水舀取，诵念密咒，体质好、壮年人尽其所能饮用之。

外治：经使用上述平息药，咒治（心理疏导）法均未见效者，用峻泻十三味散或哈拉介杜布攻泻。之后用上述冷水法催泻。实施下泻时机视患者体力而定，应在体力未损失尽，身体尚好时施治。

饮食调理：上述禁食天数到期后（不要再禁食）饮食宜进大麦粉碎的麦片粥、面粥，加适量的牛奶，等温热后饮服。宜用新鲜羊跟骨煎汤，煎煮时间以念一遍"卓玛经"为准，砸烂取出跟骨内的骨髓。以后逐步延长煮熬的时间。之后根据体质情况，结合赫依势强弱饮少许新鲜的跟骨汤或牛奶等。用新鲜酥油涂擦按摩诸赫依穴，燃面粉和蔓菁烟熏鼻。

此后若出现泻物似脑浆，尿液变清则为病情断除之征兆。但腹泻未止之前必须注意饮食和起居。

腹泻基本治愈后，饮食宜进加新鲜酥油的粥糊，逐渐过渡到进食半流食或普通饮食，养其体力。肉类及蔬菜和凉性饮食应长期禁忌。

起居方面调治：衣着须保暖，居于僻静之处，避开烈日风火，不宜白昼睡眠，要忌讳凶悍游人等。

增补甘露精要八支秘诀医典，除一切病魔折磨的嘎布日，断随时死亡之索利刃者粘肠刺痛之治疗第三十四章结束。

第三十五章　丹　毒

粘疫侵入皮肤者谓之丹毒，亦称"火轮症"。此疮虽然由于发病部位特殊而病情较轻，但也要从病因、病缘、诊察症状、防护、治法等五个方面讲述。

病因：病因与粘疫热症总因相同。

病缘：使体内协日乌苏受损，热症增盛后被赫依吹煽所致。

诊察症状：恶寒、肉噤、出红疹向外蔓延迅速。

防护：可在黄纸上写符咒防护（心理疏导）。

治法：药治、外治、饮食调理、起居调治等四种。

药物：初期要消除疾病，内服标准制剂的嘎日迪五味丸或水银十八味丸疗效为佳；或者牛黄、红花、胡黄连、巴沙嘎、甘草、文冠木、漏芦花、茜草、紫草茸、栀子、草乌芽等制成散剂，用凉开水送服。此是北方医学派名医创制之治疗丹毒专方。

外治：白硇砂、白芥子、石菖蒲等制成散剂，用乳酪或酸奶调和，涂敷患部，并日晒。或者草乌叶、石韦、檀香、多叶棘豆、赭石等制成散剂，（用酪调稀）涂敷患处或内服，祛除丹毒之锐器。或者豌豆、山豆根、胡黄连、麻花艽、甘草、黄柏等制成散剂，用新鲜酥油融汁送服。之后取狗粪少许，火漆、石菖蒲、多叶棘豆、日晒风化的瓦片等制成散剂，用童子尿调和涂敷患处。可在附近血管针刺放血治疗。若上述疗法无效者可按炭疽治疗。

饮食、起居调理：与粘热症总治相同。

增补甘露精要八支秘诀医典, 除一切病魔折磨的嘎布日, 断随时死亡之索利刃者粘疫丹毒之治疗第三十五章结束。

第三十六章　淋巴病

粘疫侵入关节引起淋巴疾病。从病因、病缘、发病部位、治法等四个方面讲述。

病因：与疫热症总因相同。

病缘：因过度劳累而赫依、楚苏失去平衡、紊乱，导致粘疫热侵入关节而发病。

发病部位：一般发于关节处，也发于咽喉、颈项、眼角、腋窝、腹股沟等处。虽有按肿色，肿块大小，软硬，发烧与否，刺痛，成熟之难易、增减等多种，但为方便起见归纳为八种进行阐述。在此讲述按易发病部位分类之淋巴肿状，如瘰疬或冻蔓菁，其发病部位固定而易辨认。但有些医师误诊为蛋状粘痛，要仔细诊察为佳。

治法：有药治、外治、饮食调理、起居调治四种。

药治：用嘎日迪五味丸加水银（制）、多叶棘豆、黑云香、文冠木，制成散剂，用淡酒送服。

外治：用盐、多叶棘豆、草乌芽等制成散剂，用腐烂绵羊脑浆调和，涂敷患处。若未能消肿者，施深灸法直至结痂为止。并用蓍草、鸽粪、酒糟外敷，促其化脓。疾病陈旧而肿块增大者，施油疗和罨敷治疗。

饮食、起居调理：与总粘疫热症调理相同。若上述疗法未见效者，可在就近脉穴针刺放血；疼痛较轻，肿块垂出体外者，从根部切除后行灸疗。

增补甘露精要八支秘诀医典，除一切病魔折磨的嘎布日，断随时死亡之索利刃者淋巴病之治疗第三十六章结束。

第三十七章　转筋粘症（霍乱）

粘浩日海降于四肢为转筋粘症。关于转筋粘症，从病因、病缘、诊察症状、治法、预防等五个方面讲述。

病因、病缘：与总粘热的总因相一致。

诊察症状：其症状与粘热症总症相似，临床表现为脉细，尿呈麻油色，恶寒，头痛，关节疼痛，上吐下泻，各处肌肉转筋，脉搏细小微弱，声音嘶哑，面色失华，似阿达作祟胡言乱语、任意妄为。

治法：有药物、外治、饮食调理、起居调治四种。

药物：药物首先使用铁杆蒿、黑云香两味汤，连服数剂，病情可好转，接着内服灭粘浩日海之药。外用草乌、诃子、石菖蒲、铁杆蒿、藁本、鸡冠血、蛇脂、猪鼻、黄野鸭胆、马附蝉、黑云香、石花、麝香等制成散，用尿调和（内服、药引、涂敷剂之汁）服用和涂患处；另外也有内服或外涂一切治粘方均适之述，但除此药之外别无它法。

外治：灸拇指（趾）、无名指（趾）（病势严重者四穴同灸，其他何处转筋灸何处），灸上、下肢肌转筋的肌缝及末端、第六脊椎；呕吐灸顶会穴、嗓窝穴、黑白际穴；泄泻灸脐下一寸处。

若呕吐者，药用肉豆蔻、白豆蔻、荜茇、干姜、白硇砂等制成散剂，用秃鹫肉汤送服。

若腹泻者，内服四味连翘汤加五味子、茯苓、珠芽蓼以止泻。

若上述平息药未能平息者，以峻烈十三味泻方或哈拉介杜布选任何一方泻下。

饮食调理：宜进食调有新酥油的米粥等热性食物。于四掌心及脊椎等处用药涂擦、按摩，将转筋肌肉以毛织品包扎紧。

起居调治：调理与粘热病相同。

预防：施咒（心理疏导）治疗，即用麝香、菖蒲制成散剂，诵咒，制成护身符佩戴于肩上，可预防此病。

增补甘露精要八支秘诀医典，除一切病魔折磨的嘎布日，断随时死亡之索利刃者转筋粘症之治疗第三十七章结束。

第三十八章　粘炭疽

关于炭疽病，从病因、病缘、疾病分类、诊察症状、预防、治法等六个方面讲述。

病因、病缘：与总粘疫热症相同。

疾病分类：按四元分为土、水、火、风等四种，按病原分为黑、白、花三种，按病种有猛、极猛、扁、无头炭疽等十一种。

诊察症状：有外象、内象、密象、具体症状等四种。

外象症状：肿胀的形状如痘疮，起水泡，状如鱼、蛇、蜘蛛、蝎子、蜈蚣、青蛙、蝌蚪，肿像似少女乳峰者可畏。其色有红肿、黑紫肿、花肿三类。病状有身体寒战，关节疼痛，头痛，口苦，神志恍惚，心神不安。

内象症状：表脉尢、底脉紧，尿色黑、蒸气笼罩、沉淀物浊乱。肿处触时无感觉或者疼痛难忍，变得非常灼热或非常冰凉，第一脊椎两旁、脊柱、腋窝处出现红斑。

密象：内服三黑药（硫黄、水菖蒲、麝香）病者如出现惊恐、颤抖等现象则可诊断为炭疽。

具体症状：

土炭疽：肿块坚实，颜色和顶端呈黑色。

火炭疽：红肿蔓延犹如火星一样。

水炭疽：肿块凉而且软，起水泡，滴协日乌苏。

风炭疽：肿块色灰白，虚而不实，时大时小。

白炭疽：疼痛轻，脉、尿表面显寒象。

黑炭疽：疼痛严重，脉、尿表面显热象。

花炭疽：兼有上述各种症状，阵发性刺痛。

猛炭疽：病势猛烈，肿胀急速，容易走窜。

极猛炭疽：容易陷于体内而流散，向周围蔓延，容易传染。

扁炭疽：肿块凹凸不平，易蔓延。

无头炭疽：肿块坚硬而不移，疼痛轻微；或柔软而波动，有人称其为软炭疽。

防护（心理疏导）：护身咒和佩戴护符对人畜均有预防作用。

治法：总体上归纳为饮食、起居、药物、外治及密咒等五种。

饮食调理：奶食品和肉食、甜味剂及腐败变质食物均须禁忌。宜用面粉粥、麦片粥、水沫（凉水调入少许糌粑改变水色的饮料）、红茶。

起居调治：忌房事、剧烈劳作、白昼睡眠、骑马、涉水渡河、暴怒、怒语。

药治：起初多饮开水，药物治疗有平息法和下泻法两种。

平息药（内服）：要按标准剂量配伍的嘎日迪五味散加黑云香、多叶棘豆、水银（制）、硫黄等制成嘎日迪九味散。若热偏盛者加冰片、牛黄，寒偏盛者加肉桂。用八岁童尿或（比丘或咒师）尿送服，或用黑云香汤送服亦可。药量自觉微有麻木感为止，服药之后，仍发烧则可多服几次漏芦花十二味散为佳。之后用《四部医典》所述水银十八味散，直到疾病被诛灭前，一直服用此药，使其出汗。

如果风炭疽吹气，火炭疽施灸，水炭疽涂唾沫（原文为"诵经者唾沫"），土炭疽涂敷等，可使各自的病势加重，故有禁止之说。

外涂药：草乌芽、硫黄、多叶棘豆、麝香、黑云香、山莨菪等制成散剂外涂，能诛灭炭疽；或铁落、吉勒泽、石韦、酸模、独活根、狗粪、狼粪、人粪等制成涂剂，涂抹可消肿；或山羊角燎焦、绿色水绵、鸡粪等均以五灵脂、菖蒲、童便为诸药的辅助，故用来混合稀释诸药，制成膏剂，反复涂之。肿块中央不敷，而在肿块周边涂敷。如果疮毒窜至疽头，则要用纸或毛、毡片等任何一种涂抹上面的药粉和胶水贴敷肿胀的尖部；或者用麝香、黑云香、草乌芽、人粪、菖蒲、硫黄、兔粪、鸡粪、狗粪、狼粪、狼毒、瑞香狼毒、五灵脂、硬毛棘豆、姜黄、雄黄、雌黄、藁本根、大黄、烟絮、草乌研细，剂量、制法等按临床经验丰富的大师口传进行配伍，用自己的尿或八岁童尿调和成乳状，反复擦涂，称之为触之消肿之药。肿顶未凸出者，要普遍涂之而自干也。肿顶突出者，于顶端中央留一空（如扳指眼大小）再涂药，防止疮毒迁延其他要害部位。药涂一张纸厚，盖一绵软的纸垫，纸内面均匀涂上一层药为要。每日不间断涂之，可消除一切炭疽病。另外，此方剂亦可消除一切粘疫肿块之锤是也。

平息疗法未见效者，则施泻下法治疗。用嘎日迪五味制剂加多叶棘豆、黑云香、水银（制）、狼毒、瑞香狼毒等制成散剂用尿调和制成鼠兔粪粒大小药丸，内服泻下。

咒治（心理疏导法）：与上述白喉章所述各种咒治法相同。根据炭疽肿块和疮的种类及发病部位行洒咒水之时，心中将咒水想象为甘露降落。另外，风炭疽类不可施吹咒气。土炭疽肿块变小及皮肤出现皲裂不要施咒。除此之外，对炭疽等一切粘热疾病均可使用。

外治：除火炭疽之外，其余炭疽均可灸治。用火灸阻止疾病走窜的穴道，在肿块周围如用兵围困一样火灸（于肿与未肿之交界处）。中间顶端如雷击摧顶等四法施治。炭疽发于下肢，灸心脉；发于上肢,灸肺脉;发于脏腑或扩散于脉道,灸头顶、黑白际、第六椎节、无名指(趾)、两胛骨镜面、足心等处,用金属火灸,于肿块上面施灸,似鱼鳍状、蛇尾状、蜘蛛或大蜈蚣足状、蝎子之螯、蛙背状、蝌蚪之头状、少女乳头状等在炭疽中央灸之;网状者根据肿势灸之。收敛的征兆是肿块逐渐变小,刺痛消失,或肿块化脓,出现这些症候则说明将会痊愈也。

增补甘露精要八支秘诀医典,除一切病魔折磨的嘎布日,断随时死亡之索利刃者粘炭疽之治疗第三十八章结束。

第三十九章　粘　痛

粘疫侵入肌肉、骨骼、脉道谓之粘痛。关于粘痛，从病因、病缘、分类、诊察症状、治法等五个方面讲述。

病因：与总粘热症相同。

病缘：强力劳作及仇恨为害因。粘热紊乱、楚苏及协日乌苏激增，并潜在体内的天生的浩日海集侵入肌肉、骨骼及脉管而发生粘痛。

分类：粘痛依其发病部位的不同，可分外粘痛与内粘痛两类。其中外粘痛又分为肉粘痛、骨粘痛和脉粘痛三种。

诊察症状：外粘痛分总体症状和具体症状两种。

总体症状：为患部肿胀，按之坚硬不移，脉象细而颤抖。

具体症状：

肉粘痛：状如冰冻之蔓菁。

骨粘痛：骨色改变，失去原来的色泽，骨质腐烂则其皮肤亦溃破流脓，或者肿块如骨上钉铁钉之状。

脉粘痛：脉管肿胀，状如激怒之黑蛇。

粘痛探诊：不论有疮无疮，在可疑部位用黑云香、雄黄、雌黄、硫黄、朱砂各等份，制成散剂，尿液调和涂敷，如不是粘痛，药糊不粘其上；若是粘痛，药糊黏附不落；若出现腐肉，即可确诊粘痛无疑。

内粘痛：痛状如痞瘤，触之坚硬，或隐于深部而不明显。无食欲而拒食。粘痛成熟后，患处化脓，痛在上腹者，痛体成熟后则出现呕吐脓液症状，患于下腹则下泻脓液。

治法：总体治疗和具体治疗两种。

总体治疗：有药治、外治、饮食调理、起居调治等四种。

药治：内服嘎日迪五味散加水银、党参、石韦、秘药（铁杆蒿煅灰）制成散剂医治粘痛。

具体治疗：

外粘痛：以绵羊骨、鱼肉、羌活、瑞香狼毒、寒水石等五味为主，肉粘痛时加甘露五味煮汤方，施药浴治疗；骨粘痛时加荜茇、黄精、芝麻渣及各种骨头煎汤药浴；脉粘痛时加朱砂、硼砂、各种凉性草药，共煎汤，施温药浴。若未见好转，则所有痛均用以干姜、荜茇、胡椒、小茴香、花椒、冬葵子、大青盐、菖蒲、草乌等制成的散剂，用酒糟调和外敷几天之后，若已溃破成疮者，可用药锭拔毒，可用白硇砂、熊胆、干姜、荜茇、胡椒、天南星、羽叶千里光、狼毒、短尾铁线莲、石灰、瑞香狼毒、毛茛、碱花，用生蜂蜜调和制成锭剂，称为白硇砂十四味锭剂纳入疮口，直到疮口愈合。或者用瑞香狼毒、草乌、飞廉根，以及狐狸、兔子粪煅灰、银煅灰、熊胆、白云香等制成药锭，按上述用药锭拔毒治疗数天。肉粘痛：药用短尾铁线莲、蒙古枸子、狼毒用生蜂蜜调和敷于疮口。骨粘痛：银（煅灰）、铜（煅灰）、肉托果、白硇砂、天南星、猪脂等制成散剂于患处涂擦。白硇砂、羽叶千里光、雄黄，用野生蜂蜜调和敷于疮口，以及肌肉、骨、脉、粘痛均与草乌制成散剂敷于疮口。药锭拔毒后以羽叶千里光、雌黄、姜黄、雄黄、熊胆、白糖、松香等制成散剂调和涂抹疮口，可迅速生肌。

内粘痛：成熟后医治比较困难，因而必须在发病初期及早治疗,疾病初期适当禁食,然后用草乌、信筒子、连翘、油松、胡椒等煎服,之后使用治粘痛总方。

外治:若经上述治疗未见效者可使用嘎日迪五味散加斑蝥、白硇砂、朱砂、螃蟹、硼砂及协日乌苏三药制成散剂内服泻下,或以"那木吉格斯乐瓦"猛烈泻之。

饮食、起居调理:与总粘热病相同调理,如病势较轻者,可根据脉象、尿象情况,新鲜肉类酌情食用灵活用之。

增补甘露精要八支秘诀医典,除一切病魔折磨的嘎布日,断非时死亡之索利刃者粘痈之治疗第三十九章结束。

第四十章　粘颈强症

粘浩日海侵入脊髓者谓之粘颈强症。其病因、病缘、分类与总粘疫症相同，不一一阐述。在此只从诊察症状、防护和治疗等三个方面讲述。

诊察症状：粘颈强症的症状及发病机理似粘热总症，并兼有心情不畅，体力衰弱，尿呈血色或麻油色，继而颈部发僵，角弓反张，在六七天内面带笑状，死者居多。

防护：诵咒（心理疏导）等可防护粘颈强症。

治法：有药治、外治、饮食调理、起居调治等四种。

药治：疾病初期用铁杆蒿、麝香、黑云香、黑冰片、紫草茸、茜草、多叶棘豆等制成汤剂煎服。然后内服平息药方，按标准制成嘎日迪五味加铁杆蒿、藁本、秘药（渡鸦肉）药量加至自觉麻醉感，内服数次治疗，对粘颈强症有效。或者草乌、刺柏叶、麝香、黑云香、多叶棘豆、铁杆蒿、雄黄、兔心、菖蒲、诃子、藁本、粪等制成称之为金刚杵君王散，用尿送服。对粘疫热总症及粘颈强症有奇效。若热势偏盛者加查干泵嘎、黄连、木鳖子、香附、胡黄连、地格达制成散剂内服，若合并赫依时加蒜灰、宽苞棘豆、吉勒泽、黑冰片（煅灰）制成散剂，若寒偏盛时加黑冰片、五根、肉豆蔻等制成散剂内服。根据寒热症状酌情加各自的对治药交替服用。

外治：若赫依症状偏盛者施火烙灸第六、七节脊椎及后颈漩毛窝等穴。或者用峻泻十三味剂泻下。

饮食、起居调理：与总粘热症调理相同。

增补甘露精要八支秘诀医典，除一切病魔折磨的嘎布日，断随时死亡之索利刃者粘颈强症之治疗第四十章结束。

第四十一章 粘黄疸

粘疫希拉窜入脉道引起的疾病，亦称巩膜黄染病、三黑合病等。其是由于粘热侵入胆汁所致粘疫症。其内因上面已阐述。

关于粘黄疸，从病缘、诊察症状、防护、治法等四个方面讲述。

病缘：希拉热侵入体表汗孔，降于肝胆脏腑，未居本位而流窜各个脉道，上逆则入头脑，侵夺巴达干之位；向下则入肾脏、脊髓，侵夺水域之位；入心肺则侵夺赫依之位，入胃及小肠、大肠则侵夺希拉之位；窜入肌肉、皮肤则丧失体力而失去正常色泽。最后，如赫依夺取希拉之位，而希拉被迫窜入到命脉者，治愈之可能甚微。

诊察症状：分为总体症状和具体症状两种。

总体症状：起病初期恶寒，体弱力衰，不思饮食，脉象空虚而数，底颤；尿色赤黄而浑浊，尿液从容器中心发生回旋，头、关节疼痛，昏晕不清，多迷梦。中期病情加重，小便如浓茶，目和舌下、颞颥部及全身皮肤发黄，口苦，身体发热，少眠不寐，恶心，指甲和牙龈、舌唇皆呈浅黄色，头刺痛，舌唇干裂，牙齿结垢。肝胆区疼痛并有压痛，病人发臭味，体力极度衰退，颜面无华，疾病无暇成熟，七天至九天便死亡。在此情况下，一些庸医如候其成熟而因循延误，若出现脉象短促，神志轻浮，体力衰退，体温下降，皮肤呈深黄色者，已失去最佳治疗时机，说明疾病已播散于命脉而难以奏效。因此必须在疾病未成熟之时，谨慎治疗为佳。

具体症状：疾病侵入头部，出现脑刺痛、鼻衄。侵入肺，胸部刺痛，咳出黄痰。降于肾，腰胯疼痛，小便闭塞。侵入胃，口苦，呕吐胆汁。侵入小肠，腹痛剧烈，腹泻次数多，而量较少。这些不变乃无误之病症是也。

防护：诵经（心理疏导）。

治法：有药治、外治、饮食调理、起居调治等四种。

药治：首先必须药物控制疾病流窜脉道之关隘，药用牛黄、熊胆、麝香、查干泵嘎、羽叶千里光、法药（甘露药）、五灵脂、姜黄等制成散剂，称之苏素八味散，用八岁童尿调和，内服。苦参汤与土木香四味汤交替服用。

诛灭粘毒法：药用草乌芽、金色诃子、细辛、牛黄、麝香、兔心等制成散剂，剂量加至有自觉麻醉感，用尿送服，早、中、晚三次内服。或者内服上述藁本二十九味散剂，或用君方冰片二十三味散，此方含有祛除盛热之王白冰片，祛除心和命脉之热黑冰片（野猪粪炭），祛除腑之热蓝冰片（金腰子），祛除肝、肾之热紫冰片（麝香）。还有祛除心、命脉之热沉香，祛除肺、肝之热三凉药，祛除大小肠之热查干泵嘎，祛除总热症有龙骨，祛除头病有绵羊颅骨，祛除楚苏热紊乱有巴沙嘎、漏芦花、胡黄连，镇刺痛和燥协日乌苏有多刺绿绒蒿，治粘疫有草乌、黑云香，祛除楚苏刺痛有草乌芽，清希拉热症有地格达，治胃药有石榴，治脏腑总药有白豆蔻，调理体素有金色诃子。上述药组方称之冰片二十三味散，以四倍之冰糖为引内服。本方对三黑合并等粘热与赫依相搏之诸症，耳聋、昏睡及身体上下之疾病均有效。药引可用雪水或酒等。此方是"都德"医派名医之验方，无药物不良反应之说。

清热祛火法：内服上述漏芦花二十味散或八贵散加五味齿缘草散，之后用牛黄、红花、连翘、胡黄连、地格达、黄柏、查干泵嘎、吉勒泽、五灵脂、大黄、玫瑰花等制成散剂，四时（早晨、正午、傍晚、午夜）内服以消除余热。除了上述冰片二十三味散外，在粘尚未平息之前不用冰片及放血疗法，并禁食乳制品及甜味食品等。

外治：若上述药剂不能治愈者施火灸后囟、前囟门、第六脊椎、第十三脊椎、内踝脉等穴位。可用峻泻十三味剂下泻疗法，即草乌四份、天竺黄、红花、麝香、牛黄各一份，兔心、黑云香各二份，菖蒲、藜芦各三份，瑞香狼毒、酸模、狼毒和主药（诃子）各五份制成丸剂内服泻之。如此峻泻之后，效如高山流水样下泻猛烈。若泻物色变黄，臭味变小，为残留邪泻出，巩膜黄染消失则下泻干净之征兆。

饮食、起居调理：与总粘热症调理相同。

具体治疗：粘热侵入头部刺痛者（这里的粘降于头、胃、小肠等疾病的治法在各自章节基本均已叙述，与之相同，在此讲述这些疾病的初期治疗和饮食调理，与各自章节有所区别）内服颅骨炭三味汤加金腰子、旋覆花、草乌芽、尼泊尔垂头菊等制成汤剂；楚苏、希拉引起的一切头刺痛、亚玛头病内服熊胆、查干泵嘎、炉甘石、木鳖子、东莨菪、石花、麝香、黑云香等制成散剂，均可祛除楚苏、希拉引起的所有头刺痛、亚玛头痛病，并灸前、后囟。粘降于胃者，内服上述海鲁木乐十三味丸或黑冰片灰剂，即黑冰片、宽苞棘豆（乳白花黄芪）、胡黄连、齿缘草、秦皮等各一把煅灰，红色母牛尿调和制成散剂，用开水送服，对粘疫热类病有奇效。特别是对聚合粘疫、癫狂疫疠、达日达日疫、粘疫降于胃效同甘露。若侵入小肠者，用草乌芽、银珠、连翘、雷劈死的绵羊骨、羽叶千里光、麝香、查干泵嘎、熊胆、卷丝苦苣薹等制成散剂，用凉开水送服，对粘疫侵入小肠者疗效如同金刚石。仍未见效者，用上述泻方泻下为佳。如果赫依邪被扰乱者，对症调理或内服治疗赫依山滩界症通治药方，逐步放宽饮食和起居限制。

　　增补甘露精要八支秘诀医典, 除一切病魔折磨的嘎布日, 断随时死亡之索利刃者粘黄疸之治疗第四十一章结束。

第四十二章　内炭疽

　　粘浩日海侵入五脏六腑谓之内炭疽病。其病因、病缘上面已讲过。在此只讲症状和治法两个方面。

　　诊察症状：

　　主脉炭疽：皮肤失泽、嘴唇生垢开裂、言语謇涩、口张不合、躯体反折、颈发僵、自汗不止。若吐烟汁样黑褐色血及泻黑色带血便，则七天内死亡矣。

　　肝炭疽：出现头痛、口角喎斜、牙齿生垢、坐立不安、大汗淋漓、肝脉高突。目赤，呻吟不已，横膈部剧痛如刀割。如鼻出血不止，体力丧失则三天内死亡矣。

　　肾炭疽：肾部疼痛如痧症，腿足疼痛，皮肤出现小疹，有时恶寒，身体不能前曲后仰，手足不能伸直和弯曲，双目向上斜视，小便淋沥，呃逆频作，血尿不止，肾部固定性剧痛，则三日内死亡矣。

　　腑炭疽：多在脐下部闪痛，腹部出现凹凸不平的皮疹，全身汗毛竖立，骨骼关节强直，泄泻不止，身体自汗，声音弱，口干剧渴。尿闭，如持续性泻血便者七天内死亡矣。炭疽无论降于何处，多伴有咽喉阻塞感。

　　治法：分为总体治疗和具体治疗两种。

　　总体治疗：有药治、咒治（心理疏导）、外治、饮食调理、起居调治五种。

　　药治：有汤、散、丸剂三种。

汤剂：将其专用秘药铁杆蒿水煎，煎至三大口之量时加微量麝香趁温热接连服用。

散剂：各脏腑对治药及杀虫剂等和君臣兵及武器药迅速施之立能还阳回春矣。

丸剂：也可用白酥油泛丸用汤剂送服。丸剂秘药（泡囊草根和种子，或藁本根和茎叶，或野猪粪〈阴干〉煅炭）（其他学者所述秘药）为君，麝香为臣。水银、雄雌土精华硫黄为兵，天南星、白硇砂为锐器，山莨菪、天仙子、菖蒲、草乌芽、黑云香、藁本、信筒子、紫铆、大蒜、阿魏、花椒、马蔺子等为武器。君药一份，其他等量（各一小份），共研细末，用奶油调和制成丸剂，以铁杆蒿汤送服。加少量药引送服，剂量按病情而定，可以诛灭浩日海。此方剂可治疗一切粘症。有此方再不需要《四部医典》等其他医书中所述秘药等各种良药，无此方想治内炭疽的医生，犹如徒手上阵的勇士，故此特别珍惜这一方剂。

咒治（心理疏导）：可施诵咒治疗。

外治：施罨敷和涂敷疗法。

具体治疗：

主脉炭疽：铁杆蒿煎汤加麝香一钱（细研）及豌豆大小的水菖蒲制剂，尽量多饮。在刺痛的部位可取敷之甘松、菖蒲、麝香，共研细末，用童子尿或白酥油调和涂敷。用烘热砖块、不丹黄芪、芝麻与尿煎煮热敷。

肝炭疽：首先温饮数次上述专治汤药（铁杆蒿加麝香），并用上述涂剂涂擦和热罨敷施治。在君、臣、兵散剂上加红花内服，最有效。

若头痛时加诃子、小茴香、荜茇、巴沙嘎、冰片共研内服（并用上述涂剂和热罨敷方涂擦，热罨敷头部），或者专治汤加牛黄多次服用，有起死回生之效。

肾炭疽：药用专治汤加山柰、荜茇用白酥油调和制成丸剂（君臣奴仆一类药）服用。外治可取侧柏叶、缬草等制剂涂敷。黑狗粪、犏牛粪、鸡粪、小白蒿、芝麻渣、白蒜、独活等配伍制剂罨敷。

腑炭疽：投以专治汤（山蒿、麝香）。并用上述药涂擦，热罨敷施治。另外，铁杆蒿煅烧与君臣散剂以白酥油泛丸，用铁杆蒿汤送服，随后用酒泡麝香送服。

对所有炭疽引起的小便淋沥，用朝东鼠洞土热敷，如发僵，用上述涂剂涂擦于刺痛处热罨敷有佳效。总之，发病后最迟不超过五天或病邪未侵入人体要害之前，尽力治疗，不能延误。

饮食、起居调理：与总粘热病相同调理。

增补甘露精要八支秘诀医典，除一切病魔折磨的嘎布日，断随时死亡之索利刃者内炭疽之治疗第四十二章结束。

第四十三章 粘卡闷

关于粘卡闷（恶性粘病），从病因、病缘、诊察症状、治法等四个方面讲述。

病因、病缘：性质与总疫热症相同，人体中有三种凶险脉，赫依脉、精脉、血脉称之为三金脉管。赫依脉从命脉分出向下走行与精腑相连；精脉从精腑分出与男、女生殖器相连，产生安详之效；血脉又称"玛如泽库"浩日海脉，从精腑分出与胆脉相连。这些脉在《四部医典》中未记载，但在古典医著《甘露瓶》中有记载。阿达作祟和起居不洁等为诱发本病之因素，紊乱体内血脉中的自发浩日海发生骚动，与粘热共同窜入肾脉和精脉，引起所侵之脉道怒张而疼痛，发生本病。

诊察症状：若粘卡闷侵入肾脉则肾部如被钉了木橛，刺痛难忍、小便不利、肾腰部疼痛欲断。若降于尿道则尿道灼热刺痛，睾丸肿大，尿道流血和协日乌苏，并伴有头痛、身体颤抖、心神不安、烦躁易怒。很多医生误诊为赫依病而热治；有些医生疑为肾热，针刺放血治疗，均不能奏效，三日之内便丧失生命。本病不属于一般热症与寒症，此乃体内自发粘病。

治法：其各自之治疗很难治愈。其治疗有药治、外治、饮食调理、起居调治等四种。

药治：发病初期在脐、腹部血管下端等处，可用塔灰、麝香、狗粪、猪粪等制剂涂敷后，用黑云香、菖蒲、麝香等煎汤内服。中期君药（金色诃子）为三分之一总剂量，雄药（草乌）为诃子的四分之一量，白硇砂与诃子等量，麝香、黑云香、菖蒲、多叶棘豆、藁本等制成散，用八岁童尿调和制成丸剂，服量按病情急缓、病势大小而定，服药后用衣服裹身蹲坐，恶心欲吐则用凉水淋面部，疾病后期治疗无效。

外治：可用霹雳散泻之，断除后遗症。

饮食、起居调理：与总粘热症相同调理。

增补甘露精要八支秘诀医典，除一切病魔折磨的嘎布日，断随时死亡之索利刃者粘卡闷之治疗第四十三章结束。

第四十四章　粘独痈

　　粘独痈性质与总热症相同。粘独痈从诊察症状、治法等方面讲述。

　　诊察症状：疾病初期，颈部、喉结两旁等部位出现鸡蛋状肿块。遇到外因则发生红肿，剧烈刺痛，病情严重者有生命危险。不遇到外因，病情迁延一个月后可转变成痈疽。因其肿块串生，多数医者常称其为"脉痈""楚苏痈""兔髋痈"等。

　　治法：有药治、外治、饮食调理、起居调治四种。

　　药治：即嘎日迪五味散加黑云香内服。此方称之切日且名医的验方切氏嘎日迪六味剂，服此药疗效甚佳。

　　外治：即酸模为主剂，狼毒、草乌煎于牛乳内，浓缩成膏状，罨敷于患处。若出现凹凸不平之疹块，则说明痈毒外引，要痊愈之兆；若经上述疗法未见效者，使用峻泻十三味下泻之。

　　饮食、起居调理：与总粘热病调理相同。

　　增补甘露精要八支秘诀医典，除一切病魔折磨的嘎布日，断随时死亡之索利刃者粘独痈之治疗第四十四章结束。

第四十五章　蛋状粘痈

蛋状粘痈性质与总粘疫热症相同,无特别之处。本章从蛋状粘痈的诊察症状、治法等两个方面讲述。

诊察症状:痈发无确定部位,其肿块凹凸不平,多发于胸、臀部,蛋状肿块,刺痛剧烈,恶寒发热,脉及小便均显热象。

治法:有药治、外治、饮食调理、起居调治等四种。

药治:外涂药用草乌、囊吾、飞廉、小白蒿、藁本、青色种马大粪汁、玉竹、麝香、寒水石、五灵脂、草乌花、多叶棘豆、山羊脑髓、沙棘膏、禹粮土等配伍,用童尿(八岁)调和制剂涂敷患处。或者涂敷炭疽章节的外用药。

内服按标准制剂嘎日迪五味丸加水银、硫黄、黑云香、协日乌苏三味药、六良药等制成散剂,用八岁童尿送服,可医治蛋状粘痈。

外治:若经上述治疗未见效者,施外涂药促使溃脓,刺破放出脓液。使用峻泻十三味泻剂。

饮食、起居调理:与总粘热病调理相同,病情反复则用其对治药施治。

增补甘露精要八支秘诀医典,除一切病魔折磨的嘎布日,断随时死亡之索利刃者蛋状粘痈之治疗第四十五章结束。

第四十六章　粘腮肿

　　粘腮肿病，其性质与总粘疫症相同，为此本章从诊察症状和治法两个方面讲述。

　　诊察症状：外耳道闪痛，腮颊肿胀，脉紧，尿色赤，身体发热，恶寒，身体颤抖，腮肿可引起睾丸肿大等其他疾病必须谨慎诊治。

　　治法：有药治、咒治（心理疏导）、外治、饮食调理、起居调治等五种。

　　内服药：宜投嘎日迪五味丸加黑云香、多叶棘豆、水银（制）、硫黄下泻施治，或者内服草乌四味散等，有良效。

　　外涂药：用酸模、五灵脂、吉勒泽、胡黄连、多叶棘豆制成散，童尿调和涂擦于患处；或取患者本人二便，与草乌、黑云香、多叶棘豆、菖蒲等制成散剂涂抹于患处。

　　咒治（心理疏导）：豌豆大一块草乌研细末，用净水调和取汁，诵咒语滴入耳内。

　　外治：若经上述治疗未见效者，按标准制剂嘎日迪五味散加酸模、藜芦、狼毒、瑞香狼毒制成散剂，用水调和，施灌肠泻下治疗。

　　饮食、起居调理：与总粘热症调理相同。

　　增补甘露精要八支秘诀医典，除一切病魔折磨的嘎布日，断随时死亡之索利刃者粘腮肿之治疗第四十六章结束。

第四十七章　粘"阿玛如"

关于粘"阿玛如"病，各医派名医论点不同，有些名医有"赫依瘟疫"之说法，其性质、病因、病缘与总粘疫热相同。粘、希拉乘之赫依运行周身所致粘"阿玛如"病。在此从分类、诊察症状、治疗等方面讲述。

分类：赫依、希拉、巴达干、楚苏、协日乌苏、聚合型等六种。

诊察症状：分为总体症状和具体症状两种。

总体症状：一般症状与流感相似，恶寒，各关节游走性疼痛，皮肤发痒，身倦乏力，懒惰，咳嗽频繁，心窝、喉咙处紧，气息壅塞，咽喉部灼热疼痛，脉浮而底紧或脉象芤而虚，尿呈赤黄色如紫草茸汁或呈灰白色，多泡沫，舌面灰白色，舌缘发红，舌中多有疹粒。

具体症状：

赫依"阿玛如"：多呵欠，腰胯疼痛，五官不敏，面部浮肿。

希拉"阿玛如"：口干，口渴，头痛，多汗，腹泻。

巴达干"阿玛如"：身体沉重，痰涎多而黏腻，胃胀满。

楚苏"阿玛如"：上体僵直，咽喉阻塞，眼脉发红。

协日乌苏"阿玛如"：关节肿粗，遇寒、热皆疼痛。

聚合"阿玛如"：上述各病症状俱全。

治法：有药治、外治、饮食调理、起居调治等四种。

外治：尤其是发病初在咽喉部用拔罐吸之乃关键也。增盛中期在胸骨柄处拔罐灭之；末期并发其他疾病散布至何处，其刺痛部位拔罐可以收敛疾病。拔罐后引出协日乌苏多者吉也。

药治：对本病不宜使用促使成熟之剂。即沉香、巴沙嘎、天竺黄、肉豆蔻、丁香、小茴香、白豆蔻等制成散剂，根据疾病寒热症用酒、三骨滋养汤和开水酌情送服。此方对此病属名医（措麦堪钦）之验方。或者细辛、旋覆花二份，多叶棘豆五份，诃子、菖蒲、草乌各一份，治协日乌苏三味药，用山奈、驴血等制成散剂，谓之治疗阿玛如之主剂而述之也；或者沉香八味散加丁香、小茴香用酒送服；或者微安散（配方为师口传）加丁香、沉香、木香内服。另外，内服沉香三十五味散、沉香十五味散宜也。

具体治疗：赫依所致阿玛如病者，用沉香七味加兔心，希拉所致阿玛如病者加地格达，巴达干所致阿玛如病者加白胡椒，楚苏所致阿玛如病者加栀子，协日乌苏所致阿玛如病者加文冠果等内服。赫依症状俱全者施火灸和推拿等相关疗法为贤者之道也。聚合型阿玛如病者综合上述之术施治。

饮食调理：宜进黄油、面粉糊。赫依盛者宜用羊跟骨汤。对酸奶奶酪、凉水、浓茶、凉糙性汤散剂和针刺泻下、悲怆及冰片类药物均要禁忌。

起居调治：起居要暖，须知心朋友陪伴。

增补甘露精要八支秘诀医典，除一切病魔折磨的嘎布日，断随时死亡之索利刃者粘"阿玛如"之治疗第四十七章结束。

治疗粘疫症共十八章节阐述完毕。

第四十八章　头痛病

头部疾病从病因、病缘、分类、诊察症状、治法等五个方面讲述。

病因、病缘：因烟熏，昼夜失眠，饮酒过度，语劳，哭泣过甚，受寒风吹袭，不习惯和刺激性气味等饮食起居而发病。

分类：主要疾病有八种，一般疾病有六种。本章只讲赫依型头痛、希拉型头痛、楚苏型头痛、巴达干赫依型头痛、赫依希拉混杂型头痛、巴达干希拉型头痛和一般头痛病等七种。

诊察症状：

赫依型头痛：眼眶、颞部刺痛，前额与眉间牙齿等处阵发性疼痛，耳鸣，油罨敷和紧绑可缓解。

希拉型头痛：症状如瘟疫，头、目、身体皆有发热感，口苦、欲吐胆汁，遇寒凉则缓解。

楚苏型头痛：颈静脉怒张，眼眶刺痛，头部沉重，饮酒、剧烈劳作、晒太阳等皆有害。

巴达干赫依型头痛：头痛发作时头沉、晕眩，饮食无味，耳鸣、耳聋，神志不清，甚至头昏晕倒。

巴达干希拉型头痛：向阳或遇火则头痛，头部有沉重感，饮酒、强力劳作及日晒时头痛加剧。

赫依希拉混杂型头痛：额及眼眶疼痛，遇寒、热均感不适，每于午前饥饿时病情加重，脉象洪，夜晚凉爽时安适。

一般性头疾：其他不严重头疾皆归纳为一般性头疾范畴，可根据秃顶、白发分晓。

治法：

赫依型头痛：其治疗与赫依病章节里治头部疾病之治疗相同。

希拉型头痛：内服颅骨炭三味汤加高原毛茛之后，内服地格达、红花、熊胆、查干泵嘎、旋覆花、炉甘石、木鳖子等制成散剂。若未见好者，颅骨炭三味汤加红花、金腰草、旋覆花、草乌芽、查干泵嘎、熊胆、炉甘石、木鳖子、泡囊草、石花等制成散剂，称之为红花十三味秘诀散内服，对楚苏希拉型头痛、黑或白"亚玛"浩日海头病、脑刺痛类病均有功效。

楚苏型头痛：内服三子汤之后针刺额脉放血，用沾水疗法施治。若未见效者，在红花十三味秘诀散之上加牛黄、巴沙嘎内服有效。

巴达干赫依合并者：内服沉香八味散、阿敏巴日格其九味散或者用木香、丁香、草果、肉豆蔻、小茴香等制成散剂用骨汤送服。施火灸头顶、前后囟穴。烘热带有油垢的陶罐扣于头上热罨。饮羊头骨（三岁绵羊头肉及脑髓煮熟）加阿魏、干姜之汤，或者三岁绵羊头肉及脑髓煮熟加沉香八味散内服之。

巴达干希拉合并者：甘露白丸加玫瑰花与土木香四味汤交替服用，于囟门穴放血。前囟门穴放血和后囟穴施灸，对楚苏热（放血）、赫依（灸）引起的头痛有佳效。

赫依希拉合并者：用绵羊颅骨（煅灰）、龙骨、三子、漏芦花、地格达、查干泵嘎、玫瑰花制成散剂，用土木香四味汤送服。头部擦涂油疗法及热罨敷治疗可消除本病。

一般性头疾：对于秃顶、部分头发脱落，脱发再生，可用白色公马刚屙未落地的湿粪，收集晒干，放入陶瓷缸内，用黄泥（加少量食盐）封固，用烈火煅至陶瓷缸外面呈灰白色时，灭火，放凉，取出时，炭呈乌黑色且发亮者最好。制成散加麝香用水调稀，于日曜日无云晴日涂于脱发部位。或者将猪獠牙煅灰，用杏仁油调和涂之，新发必生无疑。美发之法：栀子浸泡在浓酒中，涂于头发上；或甜醋中加未经霜打的蒺藜末，涂于头发上，长得好。如果掉发，用浓酒浸泡尼泊尔酸模地上根，汁液洗发则牢固不掉。白发变黑发：狼毒、三子、二矾（白矾、黑矾）、水银（制）煮于水中，再焖三昼夜，于井宿出现时，剃头后中午、午夜涂于头上；或者象牙煅成炭墨状，黄柏、木香、川楝子根等放入水中猛烈滚沸，将其汁涂于白发上，可以变黑。海螺（煅后碾碎）、吉勒泽（煅灰）研末，放在手心，用铅浸水调和黑色消退为止，涂于头发上，夏天用尼泊尔酸模，冬天用布包裹，或用白色母狗奶涂擦头可变黑。或者铁屑、蒜薹子、核桃皮、三子、香墨等泡于甘蔗汁内一个月，涂于头。

附带讲讲长络腮胡、胡须、眉毛等的处理办法：麝的骨髓和杏仁油涂于该处，可以长出。相反将蝙蝠血（为尊重原著，保持原貌，供研究之用）和任何动物睾丸肉、鼠屎等放入麻油煮汁涂之，络腮胡和胡须可脱落不长。

增补甘露精要八支秘诀医典，除一切病魔折磨的嘎布日，断随时死亡之索利刃者头痛病之治疗第四十八章结束。

第四十九章　亚玛脑病

关于亚玛（浩日海）脑病从病因病缘、疾病分类、诊察症状及治法等四个方面讲述。

病因病缘：虽然性质与头部疾病基本相似，但由于阿达作祟，悲伤，灾祸等均为诱发本病的因素，其粘邪并发多也。

分类：楚苏、希拉型及巴达干、赫依型"亚玛"浩日海脑病。"亚玛"浩日海侵入脑膜后，在初成浩日海时，全身呈白色，是为白头浩日海。白头浩日海进入脑后，是为花头浩日海，身呈淡蓝色，而头部呈红色，迨"亚玛"浩日海长为成虫以后，吮吸脑膜，成为黑头浩日海。

诊察症状：分为总体症状与具体症状两种。

总体症状：心情混乱，烦躁不安，体力衰弱，鼻涕红色，头颅骨缝间肿痛，无定处，不定时作阵发性头痛，饮食起居不受影响，但遇大声喊叫或当剧烈劳作时，阵发性刺痛即发作，痛得失声大叫。

具体症状：白"亚玛"引起的头痛，头部如电闪般刺痛；花"亚玛"引起的头痛，为剧烈的持续性刺痛；黑"亚玛"引起的头痛，疼痛持续而如箭刺之状。鉴别方法是：烧热白脂石用唾液验病。患者唾沫唾到烧红的白脂石上，变黑为黑"亚玛"浩日海脑病，不变黑者为白"亚玛"病。按脉、尿象可察知"亚玛"浩日海脑病的寒、热症。另外，淋水等冷罨法对病有益。中午发病则可认为楚苏、希拉所致脑浩日海病；冷罨时疼痛加剧，热罨敷有舒服感，黎明、傍晚发病者则为赫依所致脑浩日海病。

治法：有总体治疗和具体治疗两种。

总体治疗：有药治、咒治（心理疏导）、外治、饮食调理、起居调治等五种。

药治：铁杆蒿、藁本、独活、草乌为主药各六份，大蒜、泡囊草、天南星根各三份，有虫迹的白石脂、金腰子、鹿脂、山羊脂、猪脂、紫铆、天仙子、阿魏、信筒子、石菖蒲各一份，共研细末，用种公马粪汁搅拌，热症冷敷，寒症热敷，赫依症俱全者用酥油和热敷，可清除一切寒热性"亚玛"头虫病。

内服药：即泡囊草、骨碎补、龙骨、地格达、陈绵羊颅骨、金腰子、红花、查干泵嘎、石花、木鳖子、信筒子、三止痛药、紫草茸、茜草、山羊血、寒水石等制成散剂，用开水送服，可医治"亚玛"浩日海脑病。紫铆、天仙子、泡囊草、铁杆蒿、鹿角煅灰、荜茇、西藏棱子芹、黑冰片、麝香等制成散剂，若热盛者用黄牛尿，若赫依盛者用黄油，合并粘浩日海者用三岁驴尿调稀，滴鼻施治；或者水银（制）、硫黄、草乌三药为主药各三钱，麝香、信筒子、泡囊草、黑云香、紫铆各一钱制成散剂，用铁杆蒿汤送服。此剂称之霹雳散，为医治黑、白、花三种"亚玛"浩日海脑病之良方；或者内服泡囊草、山羊血、紫草制成散剂，称之普宁散。对于粘浩日海病、合并赫依病、白脉病等诊断不明疾病治疗有特效。在此方加茜草、龙骨、地格达、绵羊颅骨（炭）、信筒子，制成散剂内服，医治"亚玛"浩日海脑病疗效为佳。

具体治疗：

楚苏、希拉偏盛"亚玛"浩日海脑病者：用漏芦花十二味散加泡囊草、信筒子，以凉开水送服。施针刺放血于颞脉或患病处，就近脉道。

赫依偏盛"亚玛"浩日海脑病者：内服嘎日迪五味散加泡囊草、信筒子、鹿脂制成散剂。施火灸所痛处（赫依穴），即信筒子、黑云香、石菖蒲、黑冰片、泡囊草、鹿脂等碾碎燃烟熏鼻施治，称之镇"亚玛"浩日海脑病之金刚杵也。

咒治（心理疏导）：诵猛烈咒语制服。

外治：根据疾病寒、热症施疼痛处脉道针刺放血或艾灸治疗。若未见效者，使用狼毒、藜芦（两药共八份）、斑蝥、白硇砂各六份、肉桂、荜茇、尖嘴诃子、广木香、三草热药各五份，加杀浩日海药、燥协日乌苏药各一份制成散剂，用酒搅拌，煮煎成奶酪状，剃去头发，将药热涂抹于头部如牛皮厚，用湿皮革将药包裹，毛绳绕眉毛上方扎紧，在阳光下晒干后外部涂一层酒糟为好。刺痛剧烈者，将药膏直接涂抹头部，若起水泡时刺破放水。敷缚一两天之后去除药膏，用白芝水洗头；若溃破，用煎干水之酥油涂擦，此法为快速止痛的头泄妙方。可治头伤、血脉病、白脉病、"亚玛"浩日海脑病、疥癣等所有皮肤病。

饮食调理：禁忌一切甘、酸味和肉类食物。身体衰弱，久病者可进一些新鲜肉食。

起居方面：居室要温暖，注意休养。

增补甘露精要八支秘诀医典，除一切病魔折磨的嘎布日，断随时死亡之索利刀者亚玛脑病之治疗第四十九章结束。

第五十章 眼 病

眼病从病因、病缘、分类、诊察症状及治法等五个方面讲述。

病因：其病因为所有病源紊乱致病。

病缘：食用腐肉、葱、蒜、酒等对眼睛有害的酸性食物；若食用后，会诱发楚苏、希拉，窜于脉道而诱发眼疾。由于用力过猛、超负荷量的背负，烟、火、风的刺激，器械外伤等皆能诱发眼病。

分类：眼病可分眼流泪症七种（赫依、希拉、楚苏、巴达干、聚合性、眼睛寄生虫病、恶声眼病等七种）；干性结膜病（巴达干、赫依型）、湿性结膜病（楚苏、希拉型）两种，以及四种涩眼（赫依、希拉、楚苏及巴达干）；四种眼翳（赫依、希拉、楚苏、巴达干）；四种昏朦症；夜盲症一个及外障、全障（余肉、胬肉、肉网、青朦、遗翳）；内障有（房水骚乱症及视觉白脉衰退症）两种；中障四种（赫依、希拉、巴达干、聚合性）。《四部医典》如此详细，分为三十三种。现将眼病分成干性结膜病、湿性结膜病、眼疫、眼翳、昏朦症、胬肉、目翳障等七种。

诊察症状：总体症状未讲述。

具体症状：

干性结膜病：系由楚苏希拉热邪致病。红肿灼痛，眼睛干燥刺痛，风吹袭极为有害。

湿性结膜病：系由巴达干、赫依邪所致。生胬肉状之膜，眼结膜赤红灼痛难忍，充泪盈眶。湿性结膜病因合并粘毒，谓之眼疫症。

眼翳：在眼睛的黑白眼球之上皆因病原侵扰出现各色翳，赫依产生的青翳，希拉产生的黄点，巴达干产生的灰色翳，楚苏产生的红丝，外伤产生的赤黄色翳等，都疼痛剧烈，有粗糙感，流泪不止。若发于瞳仁之上，出现铜钉状翳障则难以治愈。

昏朦症：系眼内玻璃体浑浊的一种眼病。本病之发展，可分四个阶段，最终瞳孔被翳障所盖，终至完全失明。

胬肉：可掩及瞳神，可致刺痛、目力受损、视物不清。

眼障症：其中外障是由病缘引起的障翳；内障因房水骚乱和视觉白脉衰退引起的障翳；中障三根分别为患或混合成病，逐生障翳。

白昏朦症：翳障厚而白色；青昏朦症：障翳薄而呈青灰色。上障症，如同河岸崩塌，从上方突然发生翳障；下障翳，如同湖面结冰不断增厚矣，从下方开始逐步发生翳障。

治法：有总体治疗和具体治疗两种。

总体治疗：有药治、外治、饮食调理、起居调治等四种。

药治：内服明目六味膏、三子油剂、木贼十五味散等；或使用甘草、乌梢蛇、红花等制成散剂，可医治寒热新旧所有眼病，并明目疏通脉道；或内服牛黄、巴沙嘎及栀子等制成散剂，可消除新旧肝病所致的翳障；或内服代赭石、朱砂、闪锌矿等制成散剂，可祛除角质翳和眼胬肉；或内服菖蒲、木香、川楝子等制成的散剂，可祛除新旧翳障及湿性结膜病；或内服熊胆、喜鹊胆等各种动物胆制剂，可防止疾病窜入脉道导致眼疾；或内服姜黄、硼砂、无虫蚀的螺厣灰等制成散剂，可医治眼睛泪流症、昏朦症、干性结膜病；或内服荜茇、黑胡椒、山柰等制成散剂，可医治巴达干、赫依所致的昏朦症；或内服黄柏膏、木贼、小茴香等制成的散剂，可调理体素，消除一切眼疾；

或内服无畏诃子、丁香等可清除胬肉，若无此药可用香青兰替代，可治眼灼痛、刺痛；或内服冰糖、麝香、文冠木膏等制剂，可治一切粘病和外伤类眼病及三弊所致的一切昏蒙症；或内服红滑石、天竺黄、铜绿等制成散剂，本方是既柔和又促使一切药物发挥各自的功效之上方也。上述药共制成散，用铁锈水调和制成锭剂，使用时用净水或乳汁调和涂眼；或干撒于眼睑，是治疗眼障症、昏蒙症、眼翳症等一切眼病的最佳药物，称之明目三十三味大剂；或者诃子、红花、牛黄、丁香、手参、滑石、代赭石、熊胆、朱砂、白硇砂、姜黄等制成锭剂，以健康妇女乳汁浸泡，涂之，称之为明目小剂，可医治眼障、昏蒙症、干湿性结膜炎等所有病原引起的眼病；或冰片、熊胆、白硇砂、麝香等各取大麦粒大小，牛黄、红花、天竺黄、银朱四味各一份，碱花、硼砂混合取羊粪粒大小制成散剂；或紫草茸、茜草各取三个羊粪粒大小，砸碎，泡半捧水中，浸汁倒入铜锅中，加入上述各药，洗净手，用无名指搅动，用干净的羊毛滤过取药汁。让患者朝东右侧卧，眼向上，将适量药汁滴入眼内，反复滴五次。之后向左侧卧位，如同上述滴眼三次。此为开启眼障之秘诀，亦称之开启瞳仁秘诀水剂；或用金色诃子、丁香精研细末，盛于青铜碗中，倒入鱼湿胆汁，均匀搅拌，再加少量纯蜂蜜、陈年黄油，搅拌至色变青黑后，倒入瓷瓶中保存。使用时以乳汁稀释涂擦或滴眼，可治翳障、昏蒙症、湿性结膜病等一切眼病，效同如意宝。或者用红花、丁香、金色诃子、麝香、白糖、黄柏等共研细末，用红绫包裹，滴眼，对一切热性眼疾效佳。或者用一条僵蛇（乌梢蛇）、四只僵蝎，以奶泡二十一昼夜，变成腐烂的油酥状喂养家鸡，取鸡粪中的白粪，用水调和成膏剂，涂擦眼睛，能使病眼恢复成雄鹰眼一样敏锐。或用穆楚钦医道之六良药，可有增强脏腑总脉活力之功效；羚羊角、犀角、麝子角、鹿角等有增强胸部总脉活力之功效；黄铜矿、白石脂、锌、炉甘石等四味，具有滋养头部之脉之功效，医治头部血管疾病，燥协日乌苏；乌梢蛇、小茴香、木贼、代赭石等四味制成散剂，具有滋养眼脉、明目增视力之功效；白檀香、紫檀香、文冠木、手参等四味制剂，具有软化四肢之脉功效；三子，为调节体素之良药，可治紊乱热、疫热引起的五官疾病；铁屑可破或预防胃垢，清肝毒热，除眼疾；牛黄有清热、增强肝功能之功效；熊胆和秃鹫胆，能闭合脉窍；麝香，可预防意外（原文为"鬼邪"），益母草、白赭石两药量为全部药量的一倍，是不可缺少的药物。若赫依偏盛者加沉香，上述药共研细末，制成散剂，称之为明目三十三味散，此剂也是三十三种眼疾的特效药；或者内服特效之明目三十味散，即乌梢蛇（带有眼睛、去毒炮制），为君药二钱，优质红花一钱五分，无敌诃子、代赭石、小茴香、木贼、白石脂、铁落、益母草、小檗子各一钱，牛黄、五灵脂、绿绒蒿、炉甘石、银珠、大象胆、鱼胆、秃鹰胆、黄鼬头、肉豆蔻、紫草茸膏、香青兰、寒水石、川楝子、栀子、滑石、巴沙嘎、葡萄、甘草、文冠木膏、白糖各半钱制成细末，用无毒白蜜搅拌成膏剂，于亥时将上述药用牦牛或犏牛油制成油剂，内服，可增强瞳仁的亮度，可长期防护昏矇症，内外翳障，干、湿性眼结膜病，涩眼症等所有眼病，彻底治愈各种眼睑病。总之，可治愈一切眼病，赛天空飞翔之鹰眼。

具体治疗：

干性结膜病：用红花、天竺黄、锌等制成细末，用新鲜酥油调和后涂抹在铜镜上，取铜镜上的铜锈制剂擦涂眼睛。

湿性结膜病：取额脉、眼脉、鼻尖脉针刺放血。黄柏膏和红花制成眼药剂，滴眼施治；或用绿松石、青竹皮、小檗膏、黄丹、熊胆五味药制成细末，用乳汁调和涂眼，可医治干、湿性眼结膜病。

眼疫症:以红花为主药,标准制剂漏芦花十二味散加木贼、乌梢蛇制成散剂,内服,疗效甚佳。

翳障:用咒治(心理疏导)和药治法。

药治:钟乳石、熊胆、赭石、红花、益母草籽研细末,拌成膏,剂量照师傅口传,用时用水浸泡取汁,滴眼,可消除一切翳障;或正品钟乳石一钱,红花、黄柏、麻雀白屎、益母草等共一钱,加麝香、文冠木膏制成细末,搅拌成膏,用净水稀释滴眼或干撒;或以钟乳石为君,在此基础上加海螺和子母贝齿煅灰、白硇砂、熊胆、代赭石、滑石、红花、麻雀白屎(两头尖)制成散剂,撒入眼内,可治角质化的翳障;或海螺煅灰制成大麦粒大小五粒、绵羊颅骨(煅灰)四份、白硇砂三份、诃子、红花等制成散剂,涂眼,可治角质翳及乏术眼翳。若未见效、陈旧而角质翳增大者,将要手术施治,并内服木贼十五味散及明目九味散。

昏矇症:用甘草、黄精、珍珠杆、绿绒蒿、诃子、荜芨、葡萄、白糖、山羊奶、黄牛酥油、三子、巴沙嘎等煮煎取汁,滴眼,可治昏矇症;或诃子、熊胆、紫草茸、麝香、碱花等药加水浸泡于青铜器内,取澄清汁滴眼,可治翳膜昏矇症;或麝香、兔胆、硼砂、熊胆、无敌诃子、代赭石、银朱、红滑石制成散剂,干撒,治角质化翳障,用乳汁调稀,滴眼可治翳膜和昏矇症。

胬肉症:初发时,麝香、硼砂(制)、熊胆、藏红花、无敌诃子、小檗膏、滑石、文冠木膏制成散剂,浸泡于净水中,取汁滴眼,可医治内障、外障等眼疾。针刺额脉放血,并喷洒药水。取患者头发、足趾甲、枯鹿角、靴内垢污、草乌芽等,燃烟熏眼,可消除胬肉症。若陈旧增厚,与眼粘连者用拇指剥离后用铁钩镊子牵拉,切断,用洁净绒毛遮盖包扎,喷洒药水。

眼障：各种眼障从肩关节皱纹向上五横指，患病眼睛一侧的足心、眉间、囟门左右两横指处，用金烙施灸，能清一切目翳障之疗术曾见矣。

咒治（心理疏导）：用奥秘咒语可治眼障。

外障：清除法是用上述最适宜的眼药滴眼施治。

内障：内服明目散，注意上述饮食和起居禁忌。

中障：最好用手术分离施治。疾病聚合而眼仁融消，感冒等疾病引起眼障未成熟和延误治疗而眼睛昼夜不能睁开者，可放弃手术治疗。此时按照《四部医典》和莫扎佐克等大师们所传深奥秘诀施治为宜。眼障是因赫依、希拉、巴达干聚合而发病。首先由于贪欲、悲伤、忧伤及多流泪等导致瞳孔被灰白色翳障所覆盖。其次由于长期食用陈旧蔗糖、肉油、葱蒜及大量饮酒，强力劳作等病原使瞳孔被浅黄色翳障覆盖。再次由于食用麦面、豌豆、蔬菜等性重的食物，白天酣睡，静坐不动等病缘导致色白如蛋膜样的翳障覆盖。最后由于病变聚合出现上述全部症状，被如同孔雀翎状翳障所覆盖。可适用手术治疗的有雾状翳、乳状翳、酪状翳、酥油状翳等四种。雾状翳者，视物如烟雾朦胧，看不见远物，眼中有尘迷惑。如乳状翳者，翳色青而质薄，不能远视，上下、左右侧视能看清近物。如酪翳者，翳呈浅青色，出现复视，如从指缝看物样；能看见大物，看不见小物。如酥油状翳之时，翳障已成熟，满眼白翳且很厚，微见日光和火光，只能见眼前摆动之手。出现这些情况说明翳障已成熟，皆可手术治疗。犹如十五满月已成，皆可手术施治。实施手术须在太阳升起之时为最佳，晚间亦可，避生人，注意洁净。医生坐于高低适当的坐垫上，用布衣、袈裟或毡氆缚住患者腰部，医患二者坚定信心，护理人员从背后用头和手托住患者，助手在患者无病侧，手执两石撞击，令患者闻声而视。之后医生镇静，娴熟地用左手固定患者的眼球，以免乱转，右手拇指与食指倒持匙刀，拇指和食指握紧刀身，中指稳稳拖住，从瞳仁正前眼珠黑白际向外一大麦粒长处的翳障中央，医生不要胆怯，坚定地刺入为要，刺入后稍息一下，施淋水而治之。然后自如地活动刀尖穿入瞳孔，调整手术刀尖位置对准瞳孔和翳障，逐步向瞳仁进刀。当瞳仁、翳障和刀尖三者对齐成直线时，刀刃放平，手握放松，缓缓自上而下拔障，要压住下眼睑。如果压不住时，重新旋转照上述那样压之，嘱患者避免眨动眼睑观看。患者外象出现微笑，内象眼仁明亮。秘象刀色清晰可见者，则说明翳障已剥离，因此覆其眼罩，手术且停。术后为了不再复发，要巩固疗效，因大声呼叫、咳嗽、憋气等翳障复发者，再行手术治疗。不复发稳定者，用脱脂羊毛蘸红花、熊胆、小檗膏浸汁敷贴眼部，用棉线扎缚。术后三天令患者卧于铺有厚垫床榻上，枕头垫高，头侧向翳障眼睛一侧，用上述药水反复滴眼，明目秘诀在于药水，要不断淋之，其道视之大事是也。术后无疼痛，舒适者为手术很理想。术后宜进食放有少许新鲜骨头的米粥，少许新鲜酥油的面糊，以汤匙喂之。医者观察瞳仁明亮、清澈，患者能看见粗细物体，或者视物像下了雪样白净者为优，像烟雾者为中等，昏暗者为劣（虽弊之大小不能从一而论，但出现视物色红和昏暗者，多为不祥）。此时应注意饮食、起居则能恢复视力焉。

其后，虽然逐步放宽饮食、起居限制，但禁忌腐烂、变质食物，以及咸盐，早晨空腹饮酒，用力过猛，超负荷量的背负，白天醋睡，乘骑等激烈活动，还要忌烟熏，大声喊叫等行为，要忌一个月。应进食新鲜肉、黄油和纯蜂蜜。

治零星眼疾：用麝香、牛黄、红花、天竺黄、磁铁石、贝齿煅灰、铜绿制成散剂，睡前涂于眼睛可明目也。治雪盲：将喜鹊、乌鸦、白鹭等眼球晾干，蘸水，涂眼，一天可愈也。治烟熏：用生肉试目有益也，或者木香研末用尿调稀，涂眼，可治雪盲、烟盲之说。若麦芒入眼，用舌头舔清，未清者煮大麦汁，冲洗眼睛可出。幼童眼疾，将石花研末，用乳汁调和滴眼可治愈焉。

外治：冷水喷洒法，可降低血压，血压非常高者，取肝脉放血。

饮食调理：禁忌辛酸、腐烂、变质饮食，禁忌葱、蒜、荨麻、藜菜、枯萎菜叶、植物油、红糖。

起居调治：照强光、烟熏、冷风侵袭、雪地行走、房事、大声喊叫等永远要禁忌。

增补甘露精要八支秘诀医典，除一切病魔折磨的嘎布日，断随时死亡之索利刃者眼病之治疗第五十章结束。

第五十一章　耳　病

耳病从病因、病缘、分类、诊察症状及治法等五方面讲述。

病因、病缘：由饮食起居不当，阿达作崇而三根失常诱发耳病。

分类：赫依所致耳病、楚苏所致耳病、耳流脓、"亚玛"浩日海耳病、音响聋、耳塞聋、耳内入异物等七种。

诊察症状：总体症状和具体症状两种。

总体症状：跳动刺痛、呼吸困难、闻巨声病情加重。

具体症状：

赫依性耳病：内有空旷感，温罨耳部，药温滴耳内更舒适。

楚苏性耳病：疼痛剧烈，遇热有害，遇冷舒适。

耳流脓：根据刺痒与否分为两类。

"亚玛"浩日海耳病：无论寒热，耳内如闪电般刺痛。

音响聋：好似只能听到击鼓声而聋。

耳内入异物：耳内进入浩日海等异物而有蠕动感，发痒而容易诊断。

治疗方法：有总体治疗与具体治疗两种。

总体治疗：分外治、饮食调理、起居调治三种。

外用药：芹叶铁线莲根煎汤加伏毛乌头、木香、麝香、沉香，共研细末，浸汁滴耳，可治愈一切耳疾。或者莱菔、白蒜、木香，研细加麝香调稀，取汁滴耳，可治耳疾。

内服药：内服红花十三味散或沉香八味散加信筒子。根据赫依、楚苏寒热症可选用漏芦花十二味散和嘎日迪五味散加红花施治。

具体治疗：

赫依所致耳病：药用莱菔、白蒜、肉豆蔻、木香、麝香、光明盐、角蒿籽制成散剂，用植物油调和滴耳、涂擦、热罨敷施治。

楚苏所致耳疾：使用木香、诃子煎汤内服，并滴耳。之后在耳四树脉针刺放血，可治愈。若未见效者，施手术治疗要术前七天安静休息，进食营养丰富之食物，全身涂油按摩，肾区腰部热罨敷。然后耳周围涂油，用热面团或枇杷叶和各种骨头煮热罨敷。莱菔、白蒜、阿魏、麝香四味煎汁滴入耳内，用面团堵塞之后选良辰吉日喷洗之后，患者面朝东卧于平榻之上，拿一根一拃长竹管（其原理在《哲对宁诺尔》中有阐述），插入耳中，用吸角用力抽吸，血被抽尽，快要抽出空气时，停止抽吸，慢慢拔出管子。吸出大量耵聍，抽出脓液则更好，但抽出的血量不能超过一个鸡蛋的容量。

耳流脓：用铜灰制剂加角蒿五味散注入耳内（制药操作听从师传）；内服白豆蔻十味散加铜灰、犀角，可燥耳内脓；热偏盛者用咒治（心理疏导）；以斑蝥三只，白硇砂、硼砂各加大剂量，狼毒、藜芦各一大份，阿魏、木香、角蒿籽、孔雀翎燎炭、独头蒜各等份，干莱菔于净水中煎汁至半个鸡蛋大小量与上述药混合搅拌，加三滴植物油，配制一昼夜，用薄绸过滤取汁。令患者侧卧滴入耳中，用面团堵住耳孔，待片刻侧卧休息，再滴耳，反复几次，这是引出一切脓血等污物的秘诀（在《哲对宁诺尔》中有记载）。

"亚玛"浩日海耳疾，刺痛者用阿魏、菖蒲、白蒜、黑云香各一份，草乌一大麦粒大，制成散剂，加一蛋壳水、半蛋壳植物油，煮煎至三分之一，过滤取清汁，待温滴耳内一滴；或者用麝香、木香、信筒子、荆芥、阿魏等量，用人乳汁调和滴耳，可治耳刺痛。

音响耳聋：用角蒿籽、麝香、白蒜、莱菔、木香，共研为散（称之为仑订角蒿五味散），加阿魏，用植物油调稀，取澄清汁滴耳。

耳塞聋：根据所引发病原的偏盛，加其对治药进行治疗。孔雀翎焦灰、山柰、木香、硇砂、红花制成散剂，若热偏盛耳聋者用患者自尿调和滴耳；若赫依偏盛耳聋者用植物油调和滴耳，是治疗耳塞聋症之最佳方也。

又一方将大蒜煨制碾碎取汁滴耳，为治聋之秘诀也。

沉香、蒜汁、芝麻三味等量配伍制剂滴耳，能医治多年耳聋疾病。

耳内入异物者：滴花椒水、酸酒或用蜣螂烟熏能驱出。

外治：灸耳孔前、后、上、下，与额脉、小尖脉针刺放血等。灸疗与放血根据血热、赫依情况选用。

饮食、起居调理：禁忌热性饮食、剧烈活动。最后酌情内服三子五根药油剂或三子油剂。

增补甘露精要八支秘诀医典，除一切病魔折磨的嘎布日，断随时死亡之索利刃者耳病之治疗第五十一章结束。

第五十二章　鼻　病

鼻病分类有鼻阻塞、鼻疮、巴来病（鼻息肉）、鼻流脓、鼻衄等五种。

病因、病缘：病因、病缘与一般疾病相同。由于饮食不节、起居不当、阿达作祟，致使体内三根功能紊乱失调，诱发了鼻病。治疗如下所述。

鼻阻塞：如果脓液和协日乌苏堵塞鼻腔，呼吸阻塞不畅时宜投红花、栀子、贝齿（灰），配制鼻药注入鼻内；或者将姜黄、雄黄、雌黄、紫草茸、三子、白檀香一同放入火中以强烟熏鼻；或用优质碱花、水藻、花椒、白硇砂、白芷、干姜、荜茇、木香等共研细末，用净水调稀注入鼻内，从外面按摩，鼻孔通气之后用植物油涂擦等，坚持三个早晨。无效者用巴达玛、藜芦、白硇砂、白芷、山柰煅灰配制泻鼻方泻鼻。医治秘诀听其口传。

鼻疮：木香、锌、甘草、葡萄共研细末，用酥油调和涂治。

鼻痈疽（巴来）病：鼻内生疮肉者可用白硇砂、木香、菖蒲、胆矾、龙骨、雌黄、雄黄、紫草茸灰等共研细末，涂抹鼻腔内清除息肉，又可用紫硫黄方涂治。余热逆于脑致鼻内流脓时用紫草茸、阿魏、信筒子、荜茇、红块糖、白胡椒等共研细末，用公羊尿调和，注入鼻腔。无效者用巴达码五味泻鼻方，灌鼻施治。巴木病毒气遗留时本病很难治愈。

鼻衄：鼻血色黄又稀薄者，其病在脑，宜灸两眉间，药用地锦草、巴沙嘎、紫草、吉勒泽，共研细末制成汤剂内服。鼻血呈紫黑色者，为四肢流出的血，止血可用丝线扎紧四薄处（即两腋下和鼠蹊部），女性兼结扎乳房，男性兼结扎睾丸。内服牛黄、红花和"高拉"止血丸最佳。鼻血色鲜红而上浮清液者，是脉口（伤口）并启之故，宜在鼻息能到的肩窝处火灸。另外，上述治疗未见效者，首先内服医药之帝《四部医典·后部医典》所述十味剂，即独活、黄柏、小白蒿、白茅根、紫草茸共煎汁加红花、熊胆、牛黄、藁本、豌豆花等制成散剂，可将一切出血凝固于体内，以止血为佳。若未止血者，内服地锦草、吉勒泽、紫草、巴沙嘎煎汁加熊胆，对脉管受损、月经淋漓，大静脉创伤（外伤出血）、肺渗漏咳血、宝如巴达干病，脉口松弛引起的出血疗效如同甘露；或用朱砂、熊胆、蓝花棘豆、地锦草、金色诃子、红花等制成散剂，用紫草茸、紫草、茜草汤送服，此方为"贝吉"名医之验方。用生长于悬崖的菥蓂子、茜草、紫草茸等制成散剂，煎汁，加"贝吉"止血散，内服。此方是"道都"北方医学派名医创制之"高拉"止血丸，具有神奇的止血效果；或内服上述红花八味止血散。夏至前采集的哈日斯日德玛、小白蒿、独活或藁本等制成栓剂，栓剂上涂红花、熊胆、蟒缎灰和贝齿灰等，纳入鼻腔底。鼻衄多数是恶血激增所致，此时可选用转变水道法，针刺小尖脉放血，并在头部、胸部用冷水喷激治疗。

　　饮食、起居调理：宜凉、缓慢。若鼻衄不止时，灸两眉间穴，此为镇逆法；或用马粪汁加独一味、红花、熊胆等制成鼻剂滴鼻。

　　咒治（心理疏导）：可治鼻衄矣。或者用骆驼毛燎烟熏鼻。用弓弦牵拉（称为弓弦轮法，右鼻孔出血从左边牵拉，左鼻孔出血从右边牵拉），并用冰水喷沾治疗头部、胸部。若病情加重变为浮肿者，用此法治之。

增补甘露精要八支秘诀医典,除一切病魔折磨的嘎布日,断随时死亡之索利刃者鼻病之治疗第五十二章结束。

第五十三章　口腔疾病

关于口腔疾病从病因、病缘、分类、诊察症状及治法等四个方面讲述。

病因、病缘：由于饮食与起居失常，阿达作祟之故，体内的三根、七素紊乱失调，诱发了口腔疾病。

分类：嘴唇疾病六种，牙龈病一种，牙齿与舌病各五种，上腭病六种，咽喉病七种，共计有三十种。齿龈疾病以后讲述。现讲述嘴唇疾病二种，舌病及咽喉病各一种，悬雍垂肿腮胀及口疮各一种，共计有六种。

诊察症状：唇疮，口唇发白，红肿，发热。兔唇，嘴唇豁裂。舌肿，舌头肿大，堵塞口腔，流口涎，饮食不下。喉病，咽喉部灼痛，发干，发音困难。悬雍垂肿胀，悬雍垂肿大，状似母牛乳头，堵塞咽喉部，饮食难下，甚则食物由口腔呕出或反逆由鼻孔溢出。口疮，其症状与粘热症相同，口腔内发疮疡和大量疱疹，幼时未出者，年长必出矣。

治法：

唇疮症：三热药煅灰，诃子制成散剂用红糖调和涂抹患处。病情严重难治者，烧热肋骨烙吸，吸出病血，再涂抹上述药剂；或者将羊脂烘热涂抹，之后以红缎覆盖；或者用诃子、五灵脂、巴沙嘎制成散剂，涂抹患处，可消除唇疮病；或者将诃子、山柰灰，用水调为糊状涂之。针刺手背六合脉放血。

兔唇：裂唇左右边缘涂擦胆汁，用丝线缝合，再用樟皮熬的胶质补合固定；未愈合前禁止发笑，进食时不要咀嚼，愈合后拆线医治。

舌肿：狼舌、蛙肉汤熏疗。麝香、大黄、天南星各等份制成散剂，用红缎包裹，放于舌上罨敷，促使溃脓便可好转；或者高原毛茛四份，酸模、天南星各二份，青蛙肉一份，白硇砂、藜芦及麝香各半份，制成散剂，用布包裹置于舌上，禁止咽唾沫，可消舌肿。内服等量的嘎日迪五味散加黑云香、光明盐、狼舌制成散剂，可医治舌肿、白喉等粘热病。使用白硇砂、斑蝥、花椒为主药，鱼尾鳍、木贼、金蝎、螃蟹、青蛙等制成丸剂为鹿粪粒大小，罨敷于舌面数次，可医治舌苔黏腻、口腔黏液等所有舌病。对脉口松弛者，施泻脉法治之。若未见效者，将鸽粪罨敷喉部，促使成熟化脓后刺破便可痊愈。

喉病：一般由楚苏热所致。使用煮或煅诃子（玉簪花）三味汤送服；或内服牛黄九味散加草乌叶、丁香；或青蒿、甘草、葡萄、天竺黄等制成散剂，口中含噙，可消除粘热，之后针刺悬雍垂放血施治。

鱼刺鲠喉者：食用水獭肉、鸬鹚等水鸟肉可祛除。骨鲠喉部：食用秃鹫肉则可祛除。喉痈：患病处及淋巴结处热罨敷，并针刺（舌脉、小尖脉）放血之后用烙铁烙烧痈体，灸耳垂下方窝穴则不会再复发。

悬雍垂肿胀：将头顶发向上提，火灸头顶穴。药用木香、白硇砂、菖蒲、白花椒、花椒等制成散剂，喷患处。使用鱼汤熏蒸。若未见效应手术治疗，要切除一半肿胀之悬雍垂，用烙铁烙烧止血。

口疮：禁忌辛、酸、奶制品及甜食。药用紫草茸、枇杷叶、胡黄连、吉勒泽、麝香、熊胆、白糖、沙蓬等制成散剂，口中含噙，可祛除一切口腔疾病。马钱子放入黄牛尿液中浸泡三天，再捞出晒干，加龙骨（煅灰）、豌豆、麝香等制成散剂，喷入患处，可消除口腔疾病。据赫依、楚苏何偏盛，有针对性地内服漏芦花十二味散或嘎日迪五味散剂。

突然哑者：可用黑云香、白云香、牛黄、藏羚羊血、花椒（七粒）等制成散剂，热盛则用雪水，寒盛则用酒送服，此为医治哑结的秘方。

增补甘露精要八支秘诀医典，除一切病魔折磨的嘎布日，断随时死亡之索利刃者口腔疾病之治疗第五十三章结束。

第五十四章　牙齿病

关于牙齿疾病从病因病缘、分类、诊察症状、治法等四方面讲述。

病因病缘：悲伤灾祸，饮食起居不当，阿达作祟之故，身体三根紊乱失调，诱发了牙齿疾病。

分类：赫依所致牙病，楚苏希拉所致牙病，龋齿，阿达、灾祸所致的牙齿病，牙龈病等六种。

诊察症状：

赫依所致牙病：遇寒受风则疼痛难忍。牙齿自觉松动，阵发性疼痛。

楚苏、希拉所致牙病：体温高，脉象洪而跳痛，日晒火烤、热腻饮食有害，宜凉爽。

龋齿：遇寒、遇热均无法忍受，阵发性跳痛。

阿达与灾祸所致牙疼：阵发性刺痛加剧，经寒热治疗均疗效欠佳。

牙龈病：发痒、红肿、溃烂、流脓血。

治法：药治、外治、咒治（心理疏导）、根除治疗等。

药治和外治：

赫依型牙病：使用油剂罨敷。内服标准制剂的嘎日迪五味散，或干姜、荜茇、胡椒、白蒜、阿魏、肉豆蔻、槟榔等制成散剂，裹于清洁药布内，用黄油煮后温敷患牙，可医治赫依所致牙病。亦可用肉豆蔻煎汤噙服。施火灸病痛处脉穴，内服三子油剂。

楚苏、希拉所致牙病：饮服栀子单味汤。就近脉穴针刺放血。内服漏芦花十二味散剂，并使用水中卵石、铧铁、黑泥等冷敷；或三子、木香、巴沙嘎、紫草茸、紫檀香等制成散剂，用水调稀口噙；或冰片、红花、金腰子、草乌芽各等量制成散剂，裹于清洁红缎内，用患牙咬紧，亦有上述功效。

龋齿：马粪、铁杆蒿冷罨敷；或用泡囊草、信筒子、紫铆、白蒜等，若赫依偏盛者加嘎日迪五味散，楚苏偏盛者加漏芦花十二味散，内服；或嘎日迪五味散加红花内服疗效为佳。另有阿魏、信筒子、泡囊草、麝香、紫铆、铁杆蒿灰、木香、金色诃子、马蔺籽、红花、草乌芽、草乌等制成散，用鹿脂泛丸，称之为药之王阿魏十二味丸剂，此为北方医学派名医创制，置于龈齿上用牙咬住，无任何不良反应，但药汁必须吐出，可医治楚苏、希拉、赫依及聚合性寒热等一切龈齿症；或用白蒜、阿魏、泡囊草籽等制成散剂，裹于清洁缎内，用酥油煮后温敷患牙；或将整块盐粒咬于牙间可止痛。

咒治（心理疏导）：亦可施咒治疗，以缓解之。

阿达作祟所致牙病：用狗粪、黑云香、白芥子、羊角、燃烟熏牙，有益。

灾祸所致牙病：无论寒热各种龋齿，耳中滴融化之油有益。若剧烈疼痛难忍，治疗乏术者，用拔牙器械拔掉龋齿。

根除治疗：用寒水石、阿魏、槟榔、黑云香、麝香、绵羊肉、羊眼球（听师传）、银露梅、天南星、文冠木膏（剂量听师传），制成散剂，用酒调和，睡前涂于牙根有利于固齿。此外，寒水石（猛煅）、羊眼球、槟榔、麝香、阿魏、紫草茸、大象肉、鸽粪、三七制成散剂。根据疾病寒热情况用山羊、猪或绵羊脂调和贴敷；或口噙，可固齿。牙齿松动者,于轸宿时,朝东方用自尿洗牙;或用鸡、兔胆汁涂抹,可固齿。

牙龈病:用熊胆、紫草茸、巴沙嘎、吉勒泽、胡黄连、黑矾、泡囊草、金色诃子,制成散剂,用水调稀口噙;或用尿漱口后,麝香、硼砂、黑矾制成散剂,口噙;楚苏、希拉所致的牙龈肿胀,剧烈刺痛,施针刺放血数次之后,罨敷漏芦花十二味等祛除粘热剂,并在晚上用融纯黄油温敷创口。

饮食、起居调理:禁忌甜、酸、乳制品食物及剧烈劳作等以免激发楚苏热和赫依病,涂抹油剂按摩赫依穴也吉祥有益。

增补甘露精要八支秘诀医典,除一切病魔折磨的嘎布日,断随时死亡之索利刃者牙齿病之治疗第五十四章结束。

第五十五章　赘　瘤

由于病因、病缘是饮食、起居不当，阿达作祟之故，导致体内三根失调出现紊乱所致赘瘤。从分类、诊察症状、治法三个方面讲述。

分类：赫依、希拉、楚苏、巴达干、脂肪所致，以及聚合型、祥（良性）赘瘤、祸（恶性）赘瘤等八种赘瘤。

诊察症状：

赫依所致赘瘤：瘤头多，内腔空。

希拉所致赘瘤：瘤体较小，触摸有柔软感。

楚苏所致赘瘤：进食性热而有营养之品和剧烈劳作则会增生。

巴达干所致赘瘤：瘤体坚硬，逐渐增长。

脂肪所致赘瘤：梗阻在颈部，形状和大小变化大。

聚合型赘瘤：梗阻在颈部，气促，哮喘。

祥赘瘤：舒服、形美，吉祥。

祸赘瘤：不安逸、形丑，不吉祥。

治法：总体治疗和具体治疗。

总体治疗：有药治、咒治（心理疏导）、冲喜（起到心理治疗作用）、外治、饮食调理、起居调治六种。

药治：即吉勒泽、诃子、碘盐、地格达、胡黄连、紫檀香、土木香、青蒿、栀子、巴沙嘎、鱼肉、喜鹊肉及鹫、狼、鸬鹚等喉头，制成散剂，此为北臟医派名医创制。用各种未腐烂变质的动物喉结煎汤送服,于月末或年末的黎明或每月的三十晚开始,连服一个月。禁忌酒肉,其他食物不要食之过饱。曾见过很多赘瘤体日益变小的病例,经常服用则可根除赘瘤;或者未腐烂的喜鹊肉三份,绵羊腺体五个,无虫蚀的海螺煅灰、三子、红花、广木香、丁香及石决明,制成散剂,用各种动物喉结煎汁送服;或者各种动物喉结、六良药、碘盐、肉桂、光明盐、干姜、荜茇、花椒、诃子制成散剂,热盛者用白糖,寒盛者用红糖做药引,用温开水送服,可治愈赘瘤;或者服用汉地的独根秘方(喜鹊肉)。

咒治(心理疏导):诵咒施治。

冲喜(可起到心理治疗作用):诵咒冲喜。

具体治疗:

赫依所致赘瘤:宜用火灸及用油罨敷施治。

希拉所致赘瘤:宜用穿刺法施治。

楚苏所致赘瘤:针刺就近脉放血,服凉性散剂。

巴达干、脂肪所致赘瘤:宜用催吐法施治。

聚合所致赘瘤:参照上述各种疗法,视病情随症施治。

祥(良性)赘瘤:不必治疗。

祸(恶性)赘瘤:要驱除阿达。

外治:在肩脉、小尖脉、耳后脉、舌脉针刺放血。火灸耳垂下窝与赘瘤顶部、第一脊椎穴。如赘瘤坚硬,无血管,不易医治者,可在其中央用热针横向穿刺后,按疖痈施治。

饮食调理:用药酒和土茯苓汤煮干姜、鱼肉、六良药、肉桂、碘盐、木香、窄叶蓝盆花等,酒水蒸发后,加酒、酒曲,发酵后闻有酸味后滤其酒汁饮用;或宜用喜鹊肉、动物喉结、腺等粥汤。除蜜蜂之外,宜用肉、酒、茶等以及大补制剂。

起居方面：禁强力劳作、白天睡觉。用红色皮条勒颈部施治。

增补甘露精要八支秘诀医典，除一切病魔折磨的嘎布日，断随时死亡之索利刃者赘瘤之治疗第五十五章结束。

治疗胸部及五官疾病共八章讲解完毕。

第五十六章　心脏病

关于脏腑疾病，首先要从脏器之君心脏病诊治讲起，从病因、分类、诊察症状与治法等四个方面讲述。

病因：悲伤忧郁、心烦意乱、饥饿熬夜、恼怒愤恨均可引发本病。

分类：分心悸症、心刺痛、心热症、心协日乌苏症、心迷症、心浩日海病、黑"卡列"心病等七种疾病。在此讲述心脏总症和心悸症之诊疗方面。

诊察症状：心悸症，头痛，健忘，神志错乱，无故生气，有时自言自语，有时所答非所问，对不顺耳的语言容易产生恐惧，常唉声叹气、气短、烦躁失眠，心有空虚之感，胸闷，尤其是黑白际、脊椎第六、七节疼痛，关节胀痛，病势严重时全身疼痛，意识模糊，体乏力衰。未能得到及时诊疗，病情迁延转变为心赫依病而出现癫狂症状。

治法：心脏病治疗归纳之言，内服沉香、肉豆蔻、木香、阿魏、秘药（广枣）、丁香、小茴香、兔心、当归制成散剂，红糖为引，用酒送服，称之沉香十味散剂，可治愈心脏病、心悸症；或阿魏、肉豆蔻、紫硇砂、石榴、干姜、荜茇、胡椒、三子、川木香、三苟沙（广枣、刀豆、黎豆）等制成散剂，用白糖调和内服，可消除癫狂症、健忘症等一切心脏病；或狼毒、斑蝥共六钱，白硇砂、沉香、肉豆蔻共四钱等制成散剂，用酒送服，施下泻治疗。具体方法听师传。之后三子油剂加上述平息药，内服有益。

外治：火灸第六、七脊椎，黑白际及第一节脊椎等穴。涂油按摩。

饮食调理：与总赫依病、阿敏赫依调理相同，宜进富有营养食物。

起居方面：宜听家人劝，禁多语，居温暖处，谈论高兴话题，如此心悸自愈，心情舒畅。

增补甘露精要八支秘诀医典，除一切病魔折磨的嘎布日，断随时死亡之索利刃者脏腑之君心脏病之治疗第五十六章结束。

第五十七章　肺　病

五脏之臣,肺病的诊治从病因病缘、分类、诊察症状、治法等四个方面讲述。

病因病缘:赫依、希拉、巴达干、楚苏和协日乌苏等失调。进食了酸腐饮食和变坏桶酥及过食盐类、烟熏、感冒、剧烈劳作等外缘而致病。

分类:肺病分为肺干咳症、肺浮肿、肺热、肺窜水症、肺痈、肺痨、肺扩张、肺脓肿等八种。在此讲述肺干咳症、肺痈、肺扩张及肺痨等四病的诊治,肺脓肿于下章讲述。

诊察症状:

肺赫依症:长期干咳,清晨或夜晚频繁咳嗽,咳痰不利或咯出泡沫状痰。

肺扩张症:眼赤红,舌、口唇及面颊发紫,喉干音哑,喘息急促,胸肋胀满,咯吐血痰。

肺痈:咳嗽多,痰色青绿,呼吸不利,上体沉重胀满,排痰后稍觉舒适。

肺痨:身体消瘦,体力衰弱,不能活动,咳嗽气逆,痰鸣犹如猫鼾,药及饮食疗效甚微。

总之,肺是巴达干所居之处。病情夏季稍安,冬季加重;白昼稍安,夜晚加重。

治法:总体治疗和具体治疗两种。

总体治疗：有药治、咒治（心理疏导）、外治、饮食调理、起居调治等五种。

药治：初期以三子、三红药（紫草、茜草、紫草茸）、北沙参煎汤口服数次，对八种肺病均有益。内服宇妥葛瓦精华方天竺黄二十五味散剂，即天竺黄为首之六良药、牛黄、甘草、葡萄、北沙参、茵陈、沙棘、木香、拳参、关木通、胡黄连、二檀香、三子、远志、火绒草（产于纳木错湖旁的铺散亚菊）、青蒿、白苣胜等制成散剂，将枇杷叶、紫草茸、茜草浸泡在牛奶中，滤出清汁正午、午夜以冰糖水为药引内服。此称之为圣仙之秘方，对肺热刺痛、咯血、呼气困难、剧烈咳嗽、体力衰竭、胸部发热、感冒陈旧热侵入骨骼及肺部，总之，躯干上部热均有消除之效；或者按标准制剂的八贵散、沙参七味汤加沙棘、葡萄、拳参、甘草、白花龙胆、远志、茵陈、狐肺、白苣胜、草乌叶（银朱与草乌叶混合）等二十五味制成散剂内服，对肺热病侵入骨骼，咳痰不利，剧咳，气短，呼气困难（气喘不能平卧），咳嗽断气晕倒，哮喘难以吸气，活动后咳嗽、呕吐，不能平卧，痰液多咳嗽，气息壅塞，胸部发热，沉重，胀满及热刺痛，肺陈旧热症（热气壅塞），肺充血等肺病有药到病除之效；或者用犀角、鹿角、六良药、木香、红白檀香、二格萨尔（木棉花萼、木棉花蕊）、白云香、决明子、苘麻子、白苣胜、窄叶蓝盆花、巴沙嘎、牛黄、拳参、三子、沙棘等二十五味制成散剂，以白糖为引，用红色黄牛温奶（刚挤的）送服，对体内各种协日乌苏类病，特别是对一切新旧肺病均有效。

具体治疗：

肺赫依症：宜用新鲜、营养丰富及甘味食物。内服六味丁香散和十五味沉香散。外治取脊柱第四、五节艾灸。

肺扩张症：内服肺热普清散（小儿疾病治法章节所述清粘热和

肺热混治方），或者服用狐肺二十五味散。病情严重者，在小尖脉、肘外脉针刺放血数次。若咯血者，用黄柏花、豌豆花、红花、熊胆、紫草茸等煎汤送服。

肺痈：内服《四部医典·后部医典》上所述葡萄七味散；或橐吾、飞廉、藜芦煎汤加光明盐、荜茇内服引吐，之后内服沙棘五味散，将痰引出。

肺痨：用茵陈罨敷，饮葡萄水。疾病末期服用沙棘五味散，将痰引出；或者内服天竺黄二十五味散剂。

咒治（心理疏导）：对阿达或灾祸所致的咳嗽可诵咒语和禳解治法之说。

外治：热清退后可施放血法治疗，肺脉上针刺放血恐有溃脓之险，故先以肝脉针刺为宜，此为治疗关键之所在。

饮食调理：宜进性凉食物，行动要缓慢，禁忌酸味、辛味（葱、蒜等），腐烂、变质食物（焦煳）。

起居方面：禁忌剧烈劳作等使体内三根紊乱失调的行为。

增补甘露精要八支秘诀医典，除一切病魔折磨的嘎布日，断随时死亡之索利刃者五脏之臣肺病之治疗第五十七章结束。

第五十八章　肺脓肿

　　肺脓肿是八种肺部疾病之一，其本质为肺内积脓而称之为肺脓肿。

　　诊察症状：胸部佝偻，有压颈之感（颈项无力），白眼球发黄，身体侧弯时患侧肩膀坠痛，各种针刺治疗难以镇痛则留后遗症，头痛，颜面油腻，发汗，身体沉重，轻微咳嗽数次，胸闷气喘，心肺不适。声音低哑，有时轻微腹泻，全身肌肤发青，舌、牙龈、指甲发白。咯出腐肉状痰或咳青色泡沫样痰，泡沫里有像鱼眼般的脓点；或咳灰白（来自气管，容易治愈）、橙黄（热盛，来自肺中部的脓痰）、赤红（来自肺脉的脓痰）等不同颜色痰，但气味臭等症状皆能闻之。眼睑、足背浮肿，头发颤抖，面容憔悴，脉象病初粗大，后期则细数而紧，沉而颤。尿色呈紫红色，气味、蒸汽大，时有呈绿色悬浮物增多，尤其是自始至终呈红色，热症不消。上述症状齐全者可诊断为肺脓肿。若有疑问，可饮用紫草茸煎汤，尿色为大黄汁样且浓稠则为肺脓肿征兆，否则无脓。

　　治疗方法：分为总治，上引，下泻，干涸，饮食、起居调理等。

　　总体治疗：初期，与肺病总症相同，即犀角、鹿茸、六良药、木香、白檀香、紫檀香、二格萨尔（木棉花萼、木棉花蕊）、羚羊角（通常用白云香代替）、决明子、苘麻子、白苣胜、菊花、巴沙嘎、牛黄、拳参、三子、沙棘等二十五味制成散剂，白糖调和，加秘药（牛奶煮过的紫草）煅灰、绵参、铜灰等二十八味制成散剂，正午和午夜用黄牛温奶送服，可治新旧肺病、感冒、紊乱热等，特别对燥肺脓有药到病除之功效；或者铜灰、茵陈、二檀香（白檀香、紫檀香）、沙棘、栀子、木香、狐脑、硫黄、绸缎灰、北沙参、吉勒泽、犀角、天竺黄、甘草、贝齿灰等制成散剂，用白糖调和，内服，为燥脓养肺之贵剂。若未见效者，使用燥脓、引脓合剂为佳，即铜灰、茵陈、三红药、沙棘、甘草、犀角、远志、拳参、地锦草、杉叶藻、海螺炭、贝齿煅灰、莲座蓟、枇杷叶、葫芦巴、北沙参、漏芦花等制成散与等量的冰片二十五味散剂混匀应用，此为北方医学派名医之验方，称之为铜灰四十三味散，用黄牛奶、驴奶、马奶等任选一种或三红汤送服。此方长期内服可排脓、燥脓、滋补肺腑，封闭一切脉窍。又对肺溃破、咯血等八种肺部疾病均有效。

引脓治法：即木香、冰片、荜茇、天竺黄、炉甘石、菖蒲、吉勒泽、羚羊角等制成散剂，内服可引脓，破脓巢最有效；或远志、天竺黄、红花、二檀香（白檀香、紫檀香）、巴沙嘎、广木香、茵陈、北沙参、木通、地格达等制成散剂，用白糖调和，用黄牛奶送服，可引出肺脓。莲座蓟（有争议，有人以为是肉果草，有误，正品在《哲对宁诺尔》中详述）、沙棘、木香等制成散剂，用白糖调和，内服可引出脓液；或远志、沙棘膏、木香、肉桂、荜茇、诃子、栀子、碱花、火漆、橐吾嫩芽等制成散剂，用驴奶煎煮，发酵一昼夜，用蜂蜜调和，晨空腹食用一碗，有引脓之效；或白芷、吉勒泽、远志、犀角、吉勒泽、水菖蒲、檀香等制成散剂，用开水送服，促使引吐治疗；或贝齿灰、木香、栀子、荜茇、甘草、碱花等制成散剂，内服，催吐治之；或雄黄、黑云香、石花、硫黄、木香、火漆等制成散剂，燎烟熏鼻。双侧腋窝后背处，用吹满气的羊胃拍击，内服药和熏鼻药交替使用后肺脓会上引而吐出。用此法还不能引出者，用菖蒲、硫黄、芝麻、白芷、羚羊角、刺柏叶等制成散剂，水泛鹿粪大小丸，放入高一拃四横指陶锅中，倒入四横指水，加盖，用炭火猛烧，锅内插入竹管，令患者吸之，促其咳嗽催吐排出，若不咳吐则刺激耳道将脓血引吐之。此是宿喀医派（达玛萨木）之创制。

泻下治法：即狼毒、藜芦、巴豆、长嘴诃子、瑞香狼毒、贝齿（煅灰）、总花蓝钟花、大黄、酸模等量制成膏剂，赤铜炭大拇指大小、硼砂、甘草、葡萄、白硇砂、肉桂、斑蝥九只等制成散剂，用沙棘汁调和，按泻下疗法施治，可将肺脓液向下排出，此称之为肺脓排泄神奇剂。

干涸治法：即赤铜炭、硫黄（制）、硼砂、水银（制）、土木香等制成散剂，用酒调和制成羊粪粒大小丸剂，放入铁锅里，用陶泥罐扣上，用黄泥封固，上盖沙子，用温火煅烧半天，熄火待凉，取出之后加铁杆蒿、青蒿、锦缎灰、贝齿灰、犀角、羚羊角、麋角、鹿角、羚羊角、二檀香、三凉药、肉桂、荜茇等制成散剂，与上述药混合，用蜂蜜调和制成软膏剂，早晚各服一次。出现痰量逐渐减少，容颜日益改善，体力增强者，药物治疗有效，为疾病治愈之兆，否则会死亡。或茵陈、木香、吉勒泽、天竺黄、红花、甘草等制成散剂，用马奶调和，装入山羊羔新鲜肺内，蒸熟后每日定量食用，可滋肺，封闭脉口，有干涸肺脓之效。肺脓肿，若脉、尿热象减退，病程迁延者，取麦酒加北沙参或白糖，用水稀释，每天饮一碗，以食用新鲜的麝肉、黄羊肉为宜。

饮食、起居调理：禁忌腐烂变质，酸性、葱、蒜等热性饮食和白昼睡眠、剧烈劳作等使体内三根紊乱失调的饮食和起居。

最后服用三红药油剂祛除后遗症。

增补甘露精要八支秘诀医典，除一切病魔折磨的嘎布日、断随时死亡之索利刃者肺脓肿之治疗第五十八章结束。

第五十九章　肝　病

五脏之妃肝脏疾病，从病因病缘、分类、诊察症状、治法等四个方面讲述。

病因病缘：过食辛辣、酸味之品及强力劳作等，均为引发本病之因素。

分类：肝脏肿大、慢性肝病、肝中毒症、肝窜水症、肝病扩散、肝楚苏下注症、肝病犯肺胃、肝病背僵、肝痛风病、肝衰症、肝下白色横膈膜症、肝上黑色横隔膜症、肝脉扩散症等十三种热性肝病，以及肝赫依症、肝萎症、肝寒、肝佝偻症、肝寒浮肿等五种寒性肝病，共计十八种肝病。在此讲述肝脏脾大、慢性肝病、肝中毒症、肝楚苏下注症及肝寒等五种病的诊治。

诊察症状：

肝脏肿大：肝区刺痛，目赤，肝有肿胀感，剧渴，颜面油腻，鼻衄，关脉高洪，小便色红，蒸气大而味臭，饮酒或日晒烤火疼痛加剧，舌干，全身肌肉僵直，体温增高，上述症状俱全者无疑为肝脏肿大之症矣。

慢性肝病：无疼痛感，失眠，懒惰，身体沉重，食欲不振，贫血，身体消瘦。

肝中毒症：目赤面青，右胁刺痛，胃腹胀满，食物不化，食后作痛，大便燥结，足背浮肿，颜面及手掌足心呈黄色，后期则肝脏腐烂，咳烟汁样痰。

肝楚苏下注症：分肝楚苏下注于腰部和腿部两种。肝楚苏下注腰部，则腰部不适，酸痛，活动时刺痛剧烈；下注于足部，则右侧髋部酸麻，腰部灼热，大小筋腱均感作痛。

肝寒症：一般出现不消化、巴达干赫依病、浮肿等寒性疾病症状，自觉以肝胃相连之处疼痛及悬垂之感。呵欠频作，流泪不断，呃逆，黎明和傍晚及食物消化后疼痛，乏力体衰，腹胀不适，面色苍白，上述症状俱全则确诊为寒性肝病。

治法：分总体治疗与具体治疗两种。

总体治疗：从药治、外治、饮食调理、起居调治等方面讲述。

药治（汤剂）：三子汤加五灵脂、木通、巴沙嘎、红花、熊胆等煮煎于铁器里待凉，内服数次。

肝脏肿大：疾病初期轻度时，宜内服《四部医典·后部医典》所述清肝红花七味散剂。疾病中期中度时，内服上述清肝红花七味散加檀香谓之檀香八味散剂。疾病后期严重时，内服上述清肝红花七味加冰片，称之为加味要方；或者秘诀清凉剂当中治肝病药味加两倍量制成散剂，用凉开水送服；楚苏偏盛者，内服牛黄九味散；或北方医学派名医之验方，医治肝病总剂为红花七味散加木通、土木香、胡黄连、栀子、炉甘石、朱砂、虎耳草、山刺玫瑰籽等制成散剂，用白糖水调和，凉开水送服，可治愈十三种热盛肝病，疗效极为神奇。

慢性肝病：宜内服秘诀清凉散。体质尚可者，使用三子、查干泵嘎、地格达、苦参、皂角、胡黄连、大黄、藜芦等煎汤，施泻下疗法。清泻之后用绿松石、冰片、丁香、白檀香、熊胆、麝香、葡萄、木鳖子等制成散剂，用红花、五灵脂煎汤送服。

肝中毒症：宜内服大臣红花七味散或牛黄九味散。丝瓜子煎汤加碱花内服，催吐施治。之后用绿松石、红花、丁香、窄叶蓝盆花、三格萨尔等制成散剂,用文冠果、虎耳草、肉桂、贝母花等煎汤送服。

肝楚苏下注两症:即三子、苦参等制成散剂,内服数天之后,内服三红汤,针刺肘外脉放血。内服诃子十味散或诃子十三味散(诃子十味散加牛黄、巴沙嘎、栀子)或诃子十八味散(尿频章所述)之后于腿脉和踝脉适宜处针刺放血。

从早期先哲遗教中闻之,因热性肝病由楚苏、希拉所致,因此药用中秋季节自然清毒过的水(即太白星当值时的水),可预防和消除热性肝病。

肝寒症:内服石榴四味散加红花、五灵脂、照山白、香青兰等制成散剂。

外治:肝热症时施双侧肝脉,肝胆合脉针刺放血。若不能平息者,红花七味散加皂角、藜芦以清泻余疾。下泻之后食用性凉易消化饮食来调之。肝寒症时施灸肝腧脉。

饮食、起居调治:忌辛辣、酸性食物及诱发赫依、体素紊乱之饮食。避免剧烈劳作、日晒火烤。

增补甘露精要八支秘诀医典,除一切病魔折磨的嘎布日,断随时死亡之索利刃者肝病之治疗第五十九章结束。

第六十章　脾　病

关于脾病，从病因、病缘、分类、诊察症状、治法等五个方面讲述。

病因、病缘：由于饮食不消化，湿寒，过度劳累等。

分类：在《四部医典》中将脾病分为五种类型，这里概括为寒热二种。

诊察症状：总体症状和具体症状两种。

总体症状：尿呈绿色，舌味觉消失。

具体症状：

脾热症：烤火日晒，饮酒时腹部胀满，舌呈青黑之纹，喘促，嘴唇与面容皆呈紫色，手足麻木，左侧浮肋刺痛，体内沉重，呻吟不已，下嘴唇向下悬垂。

脾寒症：腹胀肠鸣，消化失常，大便失禁，唇部结垢，遇寒和夜晚时腹部胀满，左胁刺痛。

治法：有总体治疗和具体治疗两种。

总体治疗：从药治、外治、饮食调理、起居调治等四个方面讲述。

药治：用草果、天竺黄、巴沙嘎、红花、地格达、木鳖子、木棉花蕊、诃子、水柏枝、紫草茸、紫草、白豆蔻、木香、查干泵嘎、蒺藜子、五灵脂、大托叶云实、栀子、甘松等制成散剂，用凉开水送服，此方是大司徒南杰札桑之医道创制的称之草果十九味散，对寒热脾病疗效最佳。

脾病咳嗽者：炉甘石、牛黄两味药，用半升酒浸泡，从第二天早晨开始服用，药物消化之后发汗则可痊愈。

脾热症：对单纯热性脾病，服用《四部医典·后部医典》方，即以红花、牛黄、天竺黄为主药，加木鳖子、丁香、诃子、荜茇等共研细末，可治脾热症；或者内服治脾病的诃子七味散，可治脾损伤、发高烧、脾肿胀、脾刺痛。上述任一方视病情加冰片、白檀香、草乌叶等内服。

外治：施脾腧脉，无名指背脉或肝脉针刺放血，总的灸脾腧脉。之后宜食犏牛肉和犏牦杂交牛肉。

脾寒症：药物宜投光明盐四味汤或石榴四味散任一方，加嘎日迪五味散及草果。

合并巴达干、赫依脾病：用照山白、白豆蔻、肉桂、黑种草子、紫硇砂、干姜、荜茇、胡椒、草果等制成散剂，用白糖调和，内服，并灸脾穴施治。

饮食、起居调治：用寒热均衡之饮食和起居调之，必使脾病痊愈矣。

增补甘露精要八支秘诀医典，除一切病魔折磨的嘎布日，断随时死亡之索利刃者脾病之治疗第六十章结束。

第六十一章　肾　病

关于肾病，从病因病缘、分类、诊察症状、治法等四个方面讲述。

病因、病缘：由于跌打损伤、负重劳累、受潮湿、水中作业、竞技赛跑、扭伤腰部或过食奶食及甘味之品，均为引发本病之因素。

分类：在《四部医典》中分类为赫依型肾病、肾劳症、肾下坠、肾热症、肾失水、肾伤症、肾痹症、肾达日干等八种。这里概括为肾热症、肾伤症、肾下坠、肾痹症等四种。

诊察症状：

肾热症：当饮酒、坐着或行走时腰肾部疼痛加剧，尿道口灼痛，骨骼及肌肉间闪痛。

肾伤症：可分为扩散型、增盛型、下落型肾损伤等三种。伤热胸部扩散则颈筋两侧疼痛，颈项僵硬不能转动而前俯。伤热增盛于体中，则腰肾部疼痛，髋骨际黑脉肿胀刺痛，咳嗽或打喷嚏时疼痛难忍，关节松弛，行走时腰部弯曲。伤热降于臀部，足部麻痛而无力，大腿肌及膝关节、小腿肌肉等均感疼痛。

肾下坠：肾腰皆痛，皮肤发痒，不论行走或坐时，髌骨、足背浮肿。

肾痹症：肾腰部以下疼痛，咳嗽或打喷嚏时髋骨关节周围刺痛，脊椎与后颈僵硬不能转动，前夜疼痛较剧，后夜稍觉安适。当饮酒和进油腻、热性食物则身体发热。

治法: 有总体治疗和具体治疗两种。

具体治疗:

肾热症: 使用刀豆、红花、黄柏、螃蟹等制成散剂, 用白糖调和, 内服; 或内服《四部医典·后部医典》所述红花七味散。

肾伤症与肾失水是同一种病。治疗首先饮润僵汤, 之后用《四部医典》所述牛黄十二味散, 即牛黄、麝香、海金沙、三凉药、螃蟹、冬葵果、三子、蒺藜子等制成散剂, 用白糖调和, 内服; 或者与诃子十味散交替服用。施肝脉与胫尾脉针刺放血治疗。

若疾病扩散胸部者, 用五味甘露汤药浴施治; 疾病扩散至中部者, 宜投泻脉剂猛烈霹雳散。也可用此方加冷制的藜芦膏, 按泻下法泻下; 疾病降于臀部者, 施针刺放血与水浴为佳; 于刺痛最甚处火灸, 寒偏盛者, 内服白豆蔻十味散。

肾下坠: 药用诃子十味散, 或者牛黄十二味散之后内服水银珍宝制剂。

肾痹症: 饮润僵汤数日之后长期内服诃子十味散加苦参、协日乌苏三味药制成散剂; 或者用文冠木膏、三红药、协日乌苏三味药、驴血等制成散剂, 蜂蜜调和内服。之后, 根据病情针刺放血和以温泉浴施治。

总体治疗: 有药治、外治、饮食调理、起居调治等。

药治: 有"不知槟榔七味散医治肾病者, 不配做医生"之言, 即含高良姜的阿那日五味散加白硇砂、槟榔等制成散剂, 内服可医治所有肾病。另外, 白豆蔻、五灵脂、三子、麝香、刀豆各等量, 加与上述各药总量相等的槟榔制成称之槟榔八味散, 此为北方医学派名医创制, 医治肾病疗效极为神奇。

外治: 据赫依楚苏偏盛者选择踝脉放血和灸第十四椎穴, 最后对一切肾病要内服五根油剂施治。

饮食调理：禁忌奶制品、甜食、腐烂变质饮食。用性温、营养丰富之品，并宜饮用蒺藜酒、大麦药酒。

起居方面：避免居寒冷潮湿之处、水中作业。居住干燥环境及适当活动。

增补甘露精要八支秘诀医典，除一切病魔折磨的嘎布日，断随时死亡之索利刃者肾病之治疗第六十一章结束。

第六十二章　遗　精

属于肾病范畴的遗精病，从病因病缘、分类、诊察症状、治法等四个方面讲述。

病因病缘：由于饮食、起居失常，房事不节，阿达作祟，食盐过量；或梦中做爱遗精，欲念过度，或五脏漏水下注，脉口松弛等导致遗精。

分类：有热型遗精、寒型遗精、祸遗精、阿达遗精等四种。

诊察症状：

热盛遗精症：脉、尿呈热象，阴茎勃起疼痛难忍，小便时或遗精时尿道灼痛，精液黏稠带血。

寒型遗精症：脉沉迟而弱，有时精尿混合而泄，疼痛不堪，久治疗效甚微；或者睾丸根部不适，尿频尿急。

灾祸型遗精症：症状不定，治疗不易见效。

阿达型遗精症：做梦与女性交媾，夜晚发生遗精。

治法：有总体治疗和具体治疗两种。

总体治疗：有药治、外治、饮食调理、起居调治等四个方面。

药治：发病初期，使用蜀葵、栀子、苦参、三红药等六味汤可治愈。若未见效，因本病初期寒热皆合并粘疫，为此内服上述汤数天之后使用嘎日迪五味散为鹏体（为主药），加蜀葵、石决明、黑云香谓之鹏喙，枇杷叶、紫草茸、茜草谓之鹏翅，红花、熊胆、香墨谓之鹏尾，银珠、白豆蔻、刀豆谓之鹏爪，制成散剂，此称之为萨仁所制的嘎日迪五味固精散。热性遗精者用开水送服，寒赫依性遗精者用酒送服。此方对一切寒热所致肾病、浩日海痧症等众多粘疫症疗效显著，尤其对遗精作用更甚。药量加至舌尖微麻程度之后内服数次，虽不能完全治愈遗精，但可消除肾病所致刺痛。

具体治疗：

热所致带血遗精症：用黄柏、荜茇、栀子、甘草、麝香少许等制成散剂，称之黄柏五味散，再加红花、熊胆、香墨等制成散剂。此为萨仁大师创制，对带血精液，尿道灼痛，总之楚苏、希拉热引起的一切热性遗精疗效皆佳（本人有亲身体验和治本病良好经验）。此方与上述总治嘎日迪五味固精散交替服用疗效更佳。肝渗漏型水臌等血热引起的遗精，在《四部医典·后部医典》所述红花十三味散上加枇杷叶、紫草茸、茜草、泡囊草等制成散剂，用凉开水送服疗效甚佳；或在《四部医典·后部医典》所述诃子十味散上加三果药（大托叶云实、葡桃、芒果核）、海金沙、方海、珍珠杆、麝香、草乌芽等制成散剂，用开水送服，可消除肾脉外伤扩散，肾腰疾病、肾脉外伤扩散于关节等所有肾热病症。热偏盛者，刀豆、刺柏叶、冰片、天竺黄、诃子等制成散剂，用凉开水送服，可祛除肾热。

寒型遗精者：上述嘎日迪五味固精散与白豆蔻十味散交替服用。滋精：可使用手参、二岁绵羊睾丸。闭合脉口：用红花、熊胆。禳解（可起到心理治疗作用）阿达时：药用黑云香、刀死绵羊脑。养肾：用白豆蔻、刀豆。祛除粘：用麝香、草乌芽。上述药方为从空行母教诫获得的十味秘剂，或投《四部医典》所述固精十四味散，或用红花、熊胆、白豆蔻等制成散剂，对遗精合并诸症均有效。

灾祸型遗精：避免到喧哗场所，可祛除也。

阿达型遗精：行法术诵咒可禳解阿达（类似现代的心理疗

法）。

用完整的母贝齿一颗，其孔内灌入水银，以人头发塞满孔口，压在舌下，即使做爱也不遗精液（译者：仅供参考，勿善自使用）。另有地格达、胡黄连、巴沙嘎、石榴、白豆蔻、紫檀香、红花、熊胆、姜黄等九味药中红花、熊胆为主药，制成散剂，用三红汤送服，红白菩提（寒水石、五灵脂），故称日月反驳散，是巴拉贡之创制；用黑云香、白芥子、鸡冠血、绵羊脑浆、绵羊骨灰、狼粪六药等量制成散，用八岁童尿调和制成白芥籽大小丸剂，纳入阴茎孔，可固遗精，有在阴茎内放半月可防止遗精一年之说；或将白蔗糖用患者本人精液调和食用，可止寒型遗精；或蜀葵花用白糖调和内服，可止热型遗精；或石榴花、儿茶，用白糖调和，黎明和傍晚时刻内服，可治遗精诸症。标准的固精方虽在《四部医典》中有讲述，但有药物反应，不能止痛者要谨慎应用；或白芥子、红花、手参、喜马拉雅紫茉莉、槟榔、白豆蔻、红纹马先蒿等制成散剂，用酒送服。此方对顽固性遗精，尤其是对所有脉道疾病疗效神奇，此为宝王之子壮西创制；或以石榴、山溪鲵为主，红花、五根药、三红药、白豆蔻、黄柏、手参等制成散剂，用酒送服，可固精、止遗漏，对肾脉外伤扩散有益。未腐烂变质肉（三份），麝香、熊胆各一份，三果实药（松果核、蒲桃子、大托叶云实）各等量，白豆蔻、蒺藜子各二份，鹞鹰、水獭及种羊睾丸配伍的十一味肉散，可断除一切肾病之说；或铁勺中放入植物油加锡二钱，煎煮待到融化如水银之后，再煎烧凝为一块，加姜黄、红花、熊胆各一份，干姜、荜茇、巴沙嘎、地格达四味少许，寒偏盛者加白豆蔻，热偏盛者加黄柏，阿达型、灾祸型遗精加麝香、黑云香等，何偏盛则给予该病的对治药一份制成散剂，内服，可止诸遗精症，尤其是治肾腰病症效如甘露；或皮硝、木棉花蕊、白豆蔻、雌黄各二份，冰糖四份等制成散剂，三份早晨用羊奶送服；或刀豆、槟榔或大托叶云实、水银（制）等制成七粒药丸，内服七天，此为卡奇阿巴之创制；或三子、香附、白苣胜、黑种草子、芫荽子、山奈、光明盐、紫硇砂、白豆蔻、海金沙、肉豆蔻、木棉花萼、五灵脂、肉桂叶、白檀香、肉豆蔻、丁香、白豆蔻、硼砂、肉桂（薄皮肉桂）、天竺黄、锡（制）等，将于上述药等量的葫芦巴放入人乳汁或红色黄牛奶中煮煎之后，加入上述药煮煎，加蜂蜜、陈红糖，将药物与汁搅拌均匀，制成五钱重的大丸和三钱重的小丸，每天早晨空腹。病情重者服大丸，轻者服小丸，可治一切寒型遗精，也可开胃，增强体力，滋补精液，产生情欲。治精液结石、皮肤协日乌苏病、希拉引起的肌肉发黄，眼结膜病等诸病，也有治不孕、保胎（未生育前）、促进乳汁分泌等功效，此为朝盖古如名医之验方。中毒或宝如所致遗精者，此方无效，只要用对治药治疗即可消除。

外治：迁延陈旧疾病用外治法为佳。如肝漏水等、希拉、楚苏热偏盛引起的遗精，其血压高者可于肝脉、踝脉针刺放血；对寒赫依所致者可灸第十四脊椎处三点穴、胫骨肌间、第十三脊椎等穴施灸。如果久治难以固精，又不需要子嗣者，可灸精穴施治。《四部医典》中虽说"除了遗精病，其他均可以泻脉法治之"，但是陈旧治疗乏术的遗精，可用在霹雳散上加肾病对治药，将病邪从脉道排泄。最后楚苏偏盛者，宜用太白金星当值时的水，其他诸症用硫黄温泉水洗浴为好。

饮食、起居调理：粘热未消前忌甜、酸食及肉菜等，宜食营养、易消化食物。遗精迁延陈旧者宜进开启脉口之食物。禁忌剧烈劳作，久卧湿地。

增补甘露精要八支秘诀医典，除一切病魔折磨的嘎布日，断随时死亡之索利刃者遗精之治疗第六十二章结束。

第六十三章　胃　病

关于胃病,从病因病缘、分类、诊察症状及治法等四个方面讲述。

病因病缘:胃三火衰减者,因进食过量、饮食不当等而致病。

分类:由楚苏、希拉引起的胃热症和巴达干引起的胃寒症两种。

诊察症状:

楚苏、希拉引起的胃热症:腹泻、呕吐,饮食起居不论寒热因素均有害。

巴达干引起的胃寒症:呃逆、食后疼痛、食物不消化及未化而泻,遇寒不适,手心、足心积有污垢。

治疗方法:总体治疗与具体治疗两种。

具体治疗:

胃热症:用牛黄、五灵脂、红花、天竺黄、菊花、查干泵嘎、苦参等制成散剂,内服,可治楚苏、希拉引起的胃热症;或用《四部医典》方五灵脂九味散、木香六味散、鹭粪十三味散,或以石榴为主药的秘诀清凉散、冰片六味散和金色诃子五味散等均有效,并施肝脉和手背六合脉放血为宜。若未见好转者,可用硼砂、巴豆七颗、碱花五份、藜芦拇指大小、光明盐、荜茇、蛇肉、沙棘等制成散济,用水调和,制成豌豆大小的丸粒,根据病情每次服用七粒或九粒进行泻下。善后调理与腹泻总治调理相同。

胃寒症：药用肉桂、三热药、三子、光明盐、蛇床子等制成散剂，红糖为引内服，治愈一切呕吐黏液的寒性胃病；或者服用《四部医典·后部医典》所述阿那日四味散剂、光明盐六味散剂、"果马卡"散剂等。另有寒水石转化灰中剂加石榴制剂，用开水送服，本方尤其对赫依所致的胃部胀满、肠鸣及其他顽固性胃病，用酒送服，可药到病除；或用似火制剂：山羊角、绵羊角、黄牛角四分之三量，食盐四分之一量等制成散剂，加一升浓酒搅拌，再加诃子、川楝子、栀子等三子，芒果核、蒲桃子、大托叶云实等三果，白硇砂、光明盐、紫硇砂等三种盐，肉桂、信筒子、紫铆等三种药，干姜、荜茇、胡椒等三热药，犀角、檀香、文冠木等制成散，装入瓷罐，用火煅成炭，加入上述药中，若要加强疗效者，再加各种盐药、各种驱浩日海药。此方用石榴为引，内服，可治寒性痞瘤、皮肤痞瘤、脏腑痞瘤等巴达干性疾病，对不消化、浩日海病、白癜巴达干等有奇效，尤其对水肿病作用更甚。具体深奥之处听口传及详见《四部医典》中的阐述。

总体治疗：有药治、咒治（心理疏导）、外治、饮食调理、起居调治等五种。

药治：使用安抚散。另用珠托洁白丸，即调理体素的主药（诃子）六份、东方空行母收集的万物精华（寒水石）、南方空行母收集的（胡黄连）、北方空行母收集的万花之精华（五灵脂）、北方空行母收集的百花之精华（土木香）等各为主药的一半量制成散剂，用蜂蜜汁制成蜜丸，大小如鼠兔粪粒。

咒治（心理疏导）：对胃病及烧心有益。

外治：灸前后胃腧穴。

饮食调理：宜进性轻、热、易消化食物，忌酸腐变味、瘦死畜肉、变质蔬菜等难消化食物。

起居方面调治：避免受寒、疲劳出汗，起居冷热均衡，这样可以从胃病折磨中解脱出来。

增补甘露精要八支秘诀医典，除一切病魔折磨的嘎布日，断非时死亡之索利刃者胃病之治疗第六十三章结束。

第六十四章　小肠病

　　小肠病是饮食起居不当使机体三根紊乱所致发病。从疾病分类、诊察症状、治法等三方面讲述。

　　分类：虽有肠鸣、肠扭缠、肠鼓胀、肠梗阻、肠刺痛等五种，但总的概括为热性、寒性、扭转性、泻泄性（肠瘘）等四种。

　　诊察症状：通常小肠位于身体的寒性部位，因此寒性偏重。

　　寒症：腹泻水样黏液物或下清赫依不通畅，排便时出现腹部疼痛等。

　　热症：大便阻滞，便如同羊粪样或腹部刺痛引起的泄泻。

　　肠扭转症：肠道纽结使患者坐立不安，前仰后合困难，大小便阻滞，有聚而撑胀之感。

　　泄泻症：腹部剧痛伴大小便不利（畅）。

　　治法：分为总体治疗和具体治疗两种。

　　总体治疗：又分为外治、饮食调理、起居调治等三种。

　　外治：寒症偏盛则灸其前后小肠腧穴。若大便梗阻则用常规疗法疏通肠道，继而使用泻剂治疗。

　　饮食调理：先使禁食，若热盛则按肠瘘病调理。寒盛则食用温热营养丰富食物为佳。

　　起居方面：注意保暖，切记不可发汗。

　　具体治疗：

　　寒偏盛：用白硇砂、光明盐、紫硇砂、白糖制成散剂，白开水送服；或寒水石灰化中剂、大剂任选其一，或阿木日六味散加黑冰片、芝麻、叉分蓼等制剂内服，之后用烘干黄酒渣、盐类、瓦片及公马粪施罨敷疗法。

热偏盛：使用苏斯七味散或祛除肠热之古日古木七味散加叉分蓼。若腹部刺痛，泄泻甚，则详见肠刺痛章节。

肠扭转症：医者骑马，牵引病者使其奔跑或使用惊吓等方法促使肠扭转解矣。

泄泻症（肠瘘）：若小肠露出者使清除血渍或尘污，将病人双腿系于木桩顶部，头和双手朝下用木棒轻敲复位，将露出部位用二岁马筋缚系，此处脂肪凝结不融化则用盐类热敷将其软化。其间用马尾丝匝住轻巧露出部，渐渐匝紧，日复一日，直到被匝部分断离为止。

增补甘露精要八支秘诀医典，除一切病魔折磨的嘎布日，断随时死亡之索利刃者小肠病之治疗第六十四章结束。

第六十五章　久泻病

　　久泻病是指湿热落于腑所致。

　　分类：依据症状分为寒性消化不良，有赫依性，希拉性，巴达干性，赫依、希拉合并性，巴达干、希拉合并性，巴达干、赫依合并性，赫依、希拉、巴达干聚合性等七类。

　　症状及治法：泻物主要以食入物为主，并有全身无力症状。

　　轻度腹泻：使用沙棘黑丸、阿那日九味散、五味子七味散、苏斯七味散等辨别疾病之寒热症，并施用外治法消除疾病。

　　严重腹泻：虽对症治疗但疗效不显著者，可考虑是否为阿达作祟引起久泻，有时可误诊为热性腹泻或寒性腹泻，由此诊疗中出现误治现象，甚至在庸医之手治死者亦不少见。此久泻为阿达作祟而发病，实施专治法治疗。用牛、黑公山羊、黑犬的阴毛或人、犬、猪之粪便等量混合，在炭火上焚烧，熏患者口鼻，而后将人、犬、猪（制）的粪便和麝香用八岁童子尿调和制成散剂，内服可驱除阿达，之后使四施即刻起效。或用火撑石灰、鼠洞口灰（洞口朝东向的）、灶火灰，以上三种灰用铁锅烘焙而后再水煮沸至蒸汽渐少为止，加入碱花，让病人畅饮三天。

　　药治：即黑冰片、诃子、土木香三味药加入三份水进行熬制。当三份水只剩一份之时加麝香，蒸汽消则趁热服汤药，并用衣物包裹好病人，使其发汗为佳。此种治法视为大成之法。另一方：姜黄、大黄、又分蓼、黄柏内皮，汤中煮制的糊糊。忌食肉、酒、腐蚀、糜烂、发酸变馊等变质食物和蔬菜类，以及羊肉、瘦肉等难消化食物等。马钱子、车前子、狗尾子、野凤仙花、黄花马先蒿、杂色钟报春白花、钟花报春、连翘、莲坐虎耳草等制成散剂，用童子尿调和，制成绿豆粒大小丸剂服用，可根治久泻矣。

除结合寒热治疗以外，可施止泻、放血、灸疗镇压、下泻等，并要依次确诊疾病性质和病情之后施治才会治愈。

饮食调理：热症轻微则食用犏牛奶酪或犏牛肉骨头。

起居方法调治：注意保暖，适时添加衣物，防止涉水等着凉受寒或发汗。以上起居至少在一年内遵嘱。

增补甘露精要八支秘诀医典，除一切病魔折磨的嘎布日，断随时死亡之索利刃者久泻病之治疗第六十五章结束。

第六十六章　大肠病

大肠疾病从分类、诊察症状、治法等三方面进行讲述。

分类：《四部医典》中虽分为寒胀、寒臌、热泻、消渴、热气症等五种，但在此概括为寒、热两种。

诊察症状：

热症：症状为口干，烦渴，腹胀，发汗，大便秘结阻滞。

寒症：肠鸣甚，着凉后脐周围疼痛，胀满，大便干燥或腹泻。

治法：分为总体治疗和具体治疗两种。

总体治疗：包括药物、外治、饮食、起居等四种。

药物：一般寒热症严重者均可使用嘎日迪五味散加味内服。

外治：即在第十六脊椎腧穴、回肠穴、脐下穴施火灸疗法；施踝脉针刺放血疗法，结合寒热症辨证施治；或按《四部医典·后部医典》所述泻下疗法施治。

饮食调理：禁忌不易消化之食物、使三根紊乱的食物，尤其热症俱全则按小肠热症相同调理。

起居方面：防受寒着凉，居处以温暖而不发汗为宜。

具体治疗：

热性大肠病者，即三子、木通煎汤内服，之后芫荽子、沙棘、甘草、叉分蓼、查干泵嘎制成散剂，温开水送服，或祛除腑热之古日古木七味散加紫硇砂内服。热偏盛则与热性小肠症相同治疗，或按《四部医典·后部医典》所述下泻疗法施治。

寒性大肠病者,用芒硝、紫硇砂、光明盐、肉桂、沙棘、石榴制成散剂,温开水送服。

增补甘露精要八支秘诀医典,除一切病魔折磨嘎布日,断随时死亡之索利刃者大肠病之治疗第六十六章结束。

上述脏腑病共十一章阐述毕。

第六十七章　男性外阴病

男性外阴病，从病因病缘、分类、诊察症状、治法等四方面讲述。

病因病缘：淫欲过度，外阴扎刺儿，过度强迫性憋二便，憋精液而不排泄或强迫性排出等引起。

分类：病的种类虽分为九类，但概括为赫依、希拉、巴达干等三种。

诊察症状：

赫依性：表现为外阴勃挺及皮肤破裂。

希拉性：表现为红肿，起黑色疹粒并滴血。

巴达干性：表现为发痒，肿胀。

治法：分为总体治疗和具体治疗，并用专药加味增剂。通过药物、外治、饮食、起居进行系统治疗。

药物：疾病初期用标准制剂嘎日迪五味散，赫依偏盛者加肉豆蔻，希拉偏盛者加巴沙嘎、地格达，巴达干偏盛者加白豆蔻。上述药剂皆加协日乌苏三味药制成散剂，用温开水送服。黄酒渣、枇杷叶、雄黄、雌黄、红土、赤铁矿、黑矾、白豆蔻、黄柏浸膏、白硇砂、光明盐、棘豆、草乌叶等药制成散剂，赫依偏盛则用黄油，楚苏希拉偏盛则用童子尿；巴达干偏盛则用蜂蜜分别调和制成膏，剂涂抹患处。

外治：经过药物治疗之后，有些医者在阴茎中段脉道施针刺放血疗法，但此处为要害部位应警惕谨慎。最后施水浴疗法（自己施用）为吉。

饮食：禁忌食酸甜辣味等易诱发粘浩日海病之食物。

起居：禁忌劳甚和房事。

增补甘露精要八支秘诀医典，除一切病魔折磨嘎布日，断随时死亡之索利刃者男性阴部病之治疗第六十七章结束。

第六十八章　女性外阴部病

女性外阴部病，从病因病缘、分类、诊察症状、治法等方面讲述。

病因病缘：过欲，月经崩漏，产后饮食起居不当等。

分类：分为赫依、希拉、巴达干等三种。

诊察症状：

赫依所致：月经稀薄，有泡沫，量微；或月经淋漓，积滞，血瘀；或成血痞积于宫内，有怀孕之感。

希拉所致：月经颜色墨黄色、恶臭、脓血淋漓，灼热痛、发烧。

巴达干所致：外阴局部发痒，肿胀，经血黏稠而量少。

治疗方法：分为总体治疗和具体治疗。

总体治疗：有药物、外治、饮食、起居四种方法。

药物：标准制剂嘎日迪五味散加蜀葵子、豌豆花为主剂。赫依型外阴病加肉豆蔻，希拉型外阴病加巴沙嘎、地格达，巴达干型外阴病加白豆蔻等制成散剂内服。

外治：使用温和导泻剂，施脉泻疗法可消除阴道疾患，之后内服《四部医典》所述的木香油剂。

饮食调理：以食性热，油质营养丰富，柔软易消化饮食为主。禁忌激发赫依以及刺激病痛之甜酸食物。

起居方面：禁忌劳甚和房事过频。

具体治疗：

赫依所致：将草木樨、珍珠杆、木香、光明盐、多叶棘豆、石韦、松枝（脂）等熬制，然后把熬制的药液与油剂同煮后，用涂抹器将药物涂于阴道患处。

希拉所致：将枇杷叶、木香、巴沙嘎、多叶棘豆、石韦等如上述方法制成油剂送入阴道患处。

巴达干所致：荜茇、诃子、铁屑、黑矾、光明盐、紫草茸、三子（诃子、栀子、川楝子）用蜂蜜调和制成膏剂注入阴道患处。

天门冬煎汤加黄精、甘草、葡萄、雌黄、荜茇、蜀葵、豌豆花、香墨等煎熬汤剂使用，可有效消除阴道疾患。

诸症者，五根加三红（茜草、紫草、紫草茸）、豌豆花、熊胆、松枝（脂）、银朱、肉豆蔻、光明盐、山奈、荜茇、巴沙嘎等制成油剂或散剂，可广泛使用于所有的女性外阴疾病。女性外阴疾病一般为赫依所致疾病，故此油剂、温和导泻法、罨敷等方法治疗效果显著。

增补甘露精要八支秘诀医典，除一切病魔折磨嘎布日，断随时死亡之索利刃者女性外阴部病之治疗第六十八章结束。

如上所述外阴顽疾治疗篇共二章叙述完毕。

第六十九章　喑哑症

　　喑哑症是二十一种零星杂症之一，由病因与病缘、饮食起居、阿达等引起三根紊乱导致发病。从分类、诊察症状、治法等三方面讲述。

　　分类：分为由楚苏、希拉合并引起的热症和巴达干、赫依合并引起的寒症两大类。

　　诊察症状：

　　热症：重度口干舌燥，声音嘶哑发声困难，劳累或营养性食物会使病情加重。

　　寒症：声音高低悬殊，喉部犹如满芒刺灼痛难耐。

　　治法：分为药物、外治、饮食、起居等四种。

　　药物：三子、青蒿、吉勒泽、花椒、大麦（大麦近地茎节）等煎汤服用。天竺黄、丁香、沙棘、五灵脂、吉勒泽、甘草、诃子、北沙参、葡萄、栀子、巴沙嘎等加入吉勒泽为主剂，结合病情，楚苏所致喑哑症者加茜草（结），巴达干所致者加荜茇，宝如所致者加土木香，复发性（热增盛型）加胡黄连，希拉所致者加查干泵嘎，赫依所致者加珍珠杆，协日乌苏所致者加白云香等适病而施治，并且赫依所致者用酒曲，楚苏和希拉所致者用雪水，巴达干所致者用蜂蜜水分别送服，以温水送服亦无害。此为消除喑哑症之普剂是也。

　　檀香、冰片、吉勒泽、白花龙胆花、查干泵嘎、天竺黄、甘草、胆矾、诃子、茜草结等制成散剂，令单味青蒿汤送服，热型喑哑症立消矣。丁香、石榴、沙棘、芫荽子等制成散剂,令酒或汤水送服,可祛除巴达干、赫依或寒性喑哑症。

楚苏型或热型喑哑症久治不愈者用呼和嘎日迪九味散(青鹏九味散,详见二十九章咳嗽症)或丁香六味散交替使用。

外治:楚苏偏盛则在喉脉和小尖脉处针刺放血治疗,希拉偏盛则施凉水浴,巴达干偏盛则施催吐法,赫依偏盛则施油剂涂擦治疗。

饮食起居:陈面、陈肉或烤肉、蒜、葱、油脂类、酸奶干、蝎子草、灰菜汤糊、苦味热性食物、辛辣食物、烈酒、暴晒火烤、悲伤与耗力之劳等因素,易引起楚苏、希拉、赫依偏盛,所以要禁忌。

增补甘露精要八支秘诀医典,除一切病魔折磨嘎布日,断随时死亡之索利刃者瘖哑症之治疗第六十九章结束。

第七十章　胃呆症

胃呆症：因饮食失常、阿达作祟（意外）等因素使机体三根紊乱，侵入于心与心之华舌部而发病。

分类：虽分为赫依、希拉、巴达干、聚合等四种，但概括为希拉为主的热症和巴达干、赫依为主的寒症两种。

诊察症状：赫依所致者味涩，希拉所致者味苦，巴达干所致者味美，综合型为食之无味而明其病症矣。

治法：分为总体治疗和具体治疗。

总体治疗：分药物、外治、饮食、起居等四种。首先让病者食用其最爱吃的食物，不管哪一种类的食物均与药物同食。

药物：冬青叶、黑胡椒、干姜、荜茇等四味加大剂量，加肉桂、白豆蔻、白糖制成散剂服用可生胃热，促进食欲也。

外治：症状不减或不能消除则以催吐法与泻下法除治。赫依型症状消失后即刻使用灸疗法灸病人的嗓窝穴。

饮食调理：若嗜好甜食则以菖蒲、山豆根、红糖等兑水搅匀后服用。

起居方面：宜居于阴凉凉热适宜安闲之处。

具体治疗：热偏盛则给乌楚很-阿木日鲁乐其（小安散）；寒偏盛则给阿那日五味散，遥望天空，暗数数字。

增补甘露精要八支秘诀医典，除一切病魔折磨嘎布日，断随时死亡之索利刃者胃呆症之治疗第七十章结束。

第七十一章　口渴症

口渴症是上行赫依(分类、治疗不分总症和各症)与楚苏、希拉的功能紊乱引起口干、舌燥、喑哑、烦渴等症状的疾病。

治法：以消除赫依，楚苏和希拉病治疗为佳。

内外兼顾，要体内饮水、体外施水浴治疗，即雨水加入蜂蜜，搅匀之后饮服。烦渴时按《四部医典·后部医典》善事概说章节所述的煅烧砖灰土熬成汤剂，饮服为治疗渴症之贵。方法：如同《八支》所述砖块煅烧后，将其放入冷水取汁；或将谷物碾成末与白糖和蜂蜜搅拌成糊状食用。芫荽子熬汤加入白糖和蜂蜜后服用，可治各种原因引起的口渴症。栀子、芫荽子、巴沙嘎、白糖制成散剂后用蜂蜜水送服。凉水浴益也。

饮食调理：忌食易生赫依、楚苏、希拉的饮食。

起居方面：要居住阴凉处，应明月相照，休闲于草甸之缘，忌言戒语。安闲疗养渴症消矣。

增补甘露精要八支秘诀医典，除一切病魔折磨嘎布日，断随时死亡之索利刃者口渴症之治疗第七十一章结束。

第七十二章　呃逆症

呃逆是因饮食不当、阿达作祟导致机体三根紊乱，致使上行孔道闭塞、梗阻引起的疾病。从分类、诊察症状、治法等三方面讲述。

分类：呃逆症分为食后呃逆、轻微呃逆、双重呃逆、大呃逆、深沉呃逆五种类型。

诊察症状：

食后呃逆：暴饮暴食，吞食过急引起。

轻微呃逆：进食后出现但立刻停止。

双重呃逆：食物消化时间过长而发生的连续发出两声的呃逆。

大呃逆：重呃大逆，瞠目不闭，说不出话的呃逆。

深度呃逆：呃逆出自脐，连连发作，呃逆强烈。

身体虚弱，精气损耗，患肺痨病的老年人大呃逆发作时请放弃治疗。

治法：治疗上无需按总体与具体治疗方法进行分类。

首先，即刻用植物籽油施涂擦疗法或即刻饮三大口冷水（水量由饮用者自身斟酌）。后行鱼类陈骨烟熏疗法即可治愈。极深奥的玄机亲口传授。

呃逆症疑难或无解时行温和催吐和泻下法来祛除。喘息不平者烟熏治之。

宇妥·元旦贡布之善方是：沉香、黑白云香、信筒子、石花、麝香、木香、香附、肉桂、缬草、草木樨、蜡等置于无烟之火上煅制，或白云香、雄黄等调入油中或沉香调入油中使用。母乳、檀香、蜂蜜制成鼻药进行治疗。

屏住呼吸数数到六十,可消除气积滞之症。

在其不备突然使其惊、恐、惧等也有奇效。

呃逆难止,在百会、囟门、胸窝、第八脊椎、内踝动脉处灸疗。

饮食起居:以抑赫依为主要目的进行护理而告诫患者。

增补甘露精要八支秘诀医典,除一切病魔折磨嘎布日,断随时死亡之索利刃者呃逆症之治疗第七十二章结束。

第七十三章　哮喘病

哮喘病：不消化引起巴达干痰液增多，阻塞呼吸道发病。从分类、诊察症状、治法等三个方面讲述。

分类：分为零星喘型、窒息型、呼吸间断型、大喘型、上涌型等五种类型。

诊察症状：分总体症状和具体症状两种。

总体症状：心脏周边、两胁胀满或刺痛，腹部胀满气短，甚至出现呼吸窒息症状。

具体症状：

零星喘型：因暴饮暴食后做剧烈活动所致。

窒息型：涎痰阻塞气道或痰多而致咽喉嘶鸣，睡卧时身体不适，有胸口刺痛的感觉。

呼吸间断型：涎液阻塞气道，引起上行气力变弱，呼吸困难，语音低弱，语尾不清或中断，犹如耳语般。

大喘型：声音嘶哑，咽喉发干，突然发出粗大的声音。活动时出现气短、频频咳嗽等症状。

上涌型：痰涎阻塞气道引起呼气通畅、吸气困难的症状。

治法：分为总体治疗和具体治疗两种。

总体治疗：分为药物、饮食、起居等三种疗法。

药物：光明盐与芝麻油混合喷洒全身。热盛则改用温水浴，特别是有咳嗽、心脏病、喑哑症的时候用娑罗子、囊吾、飞廉、白硇砂、荜茇等制剂催吐治疗；或使用诃子、大黄、巴豆、光明盐等合用来泻下，其遗症用熏治而消之，即用黑白云香、石花、缬草、香附、肉桂、麝香、黄蜡、沉香、信筒子、木香、草木樨等制剂熏治泻下后的余毒症状，也可将白云香、雄黄或沉香与油剂搅匀后施熏治。预后较差则乌珠木七味散用玛努四味汤送服。哮喘病则丁香十一味散（配方问明）用玛努四味汤送服为佳，也可用石榴、肉桂、胡椒等制剂或天竺黄、甘草、荜茇、土木香、珍珠杆、木瓜、北沙参、苦参、干姜、蜂蜜等制成蜜丸，可祛除呃逆与哮喘病等症。

应食用新鲜酥油、奶酪、奶脂、湿地生长的肉类。

具体治疗：根据疾病的症状和病变进行具体分析加以治疗。

赫依所致：施涂抹油剂疗法，具体步骤按《四部医典·后部医典》治法施之，并用兔肉汤与新鲜酥油搅拌荜茇服用后，在嗓窝穴行灸疗。

希拉所致：用藜芦、木鳖子、胡黄连等行泻下治疗。续用米粥、荜茇、天竺黄、干姜等与酥油混合服用。

巴达干所致：行催吐后，服用土木香、栀子制剂。

楚苏所致：在小尖脉、嗓窝脉行放血治疗。

具体治疗当中零星喘症不必治疗。余下的四类病症主剂用沙棘五味散。窒息型加白檀香、天竺黄、甘草，以童子尿冲服；呼吸间断型加天竺黄、白豆蔻、茵陈等，以蜂蜜制成散服用；大喘型加葶苈子、北沙参汤剂服用；上涌型则加土木香、蜂蜜膏服用。

饮食起居调理：禁忌引发机体三根七素紊乱等饮食起居。

增补甘露精要八支秘诀医典，除一切病魔折磨嘎布日，断随时死亡之索利刃者哮喘病之治疗第七十三章结束。

第七十四章　痧　症

痧症从病因病缘、分类、诊察症状、治法等四个方面讲述。

病因病缘：饮食不消化、食物不当，出汗受寒，粘浩日海逆乱以及阿达等引起此病。

分类：此病分为脏痧、腑痧、脉痧、粘浩日海痧等四类。其中脏痧分为肝痧、脾痧两类，腑痧分为胃痧、小肠痧、大肠痧三类，脉痧分为外脉痧、内脉痧两类，粘浩日海痧症又分为寒痧、热痧症、粘痧症、浩日海痧症四类。上述合到一起共计十一类，医典有述。

粘痧症在第三十三章已讲述。此章讲解宝如痧症、希拉痧症和浩日海性痧症。

发病部位：痧症一般发生于胃部、大小肠部位。

诊察症状：分为总体症状和具体症状两种。

总体症状：自身感觉到游走性刺痛的同时出现疼痛聚集到一起，疼痛剧烈，大汗淋漓伴大声呻吟剧痛，矢气受阻。

具体症状：易患有宝如、巴达干疾病者，大多因饮食不当，出汗受凉等导致病邪积聚胃肠，疼痛贯穿腹背。

浩日海痧：食用奶食品、甜食和着凉而脐部出现积聚性、持续性疼痛。

希拉痧：酒类等性热饮食及日光暴晒，火烤过甚而引起口苦、胆汁性呕吐，并呈持续性疼痛。

此痧症若持续一天一夜后未见好转，反而症状加重者，可危及生命。反之此病诊治容易,即刻治愈。

治疗方法:分为总体治疗和具体治疗两种。

总体治疗:从药物、外治、饮食、起居等四方面来叙述。

药物:寒热任一痧症,如若因饮食不消化或饮食不当者,皆用土木香三份(每一份为一钱三分)、干姜(二钱六分)与上述两药同量的诃子、大黄、寒水石、大碱六份制成散剂,对新患不消化和陈旧性不消化,中毒,痧症,巴达干赫依上扬,下清赫依逆乱,胎衣滞留,包括以中毒为主的所有胃病均适用。其他阿木日六味散加粘痧症时与光明盐十三味散联合服用,可治愈痧症,为救命之特效验方;或者如达六味散加泡囊草(根茎)、信筒子、诃子、牛黄、马蔺子制成的十一味散治疗所有痧症的明智之选。宝如性痧症者优日乐十三味散与上述药交替内服。浩日海性痧症应与"不死浩日海之(问明)克星"交替使用。

饮服星水等凉水,或者用种公马粪便、万年蒿等行烟熏治疗。余下奥妙方法甚多,听其口授。

希拉痧症用五灵脂九味散加黑冰片。无论是哪种药剂均用温开水送服,并在先服消化之剂时续服其他药剂。用大黄叶、草乌叶等,以酒煎煮罨敷。

外治:用药难缓解则对肝脉行放血治疗益也,腹部刺痛加剧则对踝脉行放血治疗。使用上述疗法可缓解所有痧症。

若经过上述治疗未见效,反而症状加剧,则按医治胃痧症所述之催吐法施治,小肠痧症用泻下法,大肠痧症用猛烈导剂灌肠法(峻泻),正如医典所述。用囊吾、飞廉、藜芦三味药取其刚萌出的嫩芽加菖蒲、光明盐、荜茇、信筒子、木香制成催吐剂行催吐治疗。其他方法为用藜芦、沙棘、海螺(制灰)、蛇肉、白硇砂、红糖等制成丸剂内服,可祛除楚苏希拉所致不消化,胀满性痧症。(用泻下剂虽未能下泻,但对痧症也起效)还可用藜芦、白芷、碱花、酒曲、北方盐、塔灰、铁线莲等制成散剂,用淡酒调和内服,并根据病情以泻下疗法施治。

饮食调理:经禁食疗法之后恢复期可用性轻、温饮食。

起居方面:穿暖和在温暖处保暖。

增补甘露精要八支秘诀医典,除一切病魔折磨嘎布日,断随时死亡之索利刃者痧症之治疗第七十四章结束。

第七十五章 浩日海病

浩日海病从病因病缘、分类、治法等四个方面讲述。

病因：其源为体内先有之浩日海类。

病缘：食用甘味、奶制品、烤制食物、杂副食、日晒、烤火、烟灰、寒凉以及阿达作祟等滋生浩日海。

分类：分为体外寄生和体内寄生浩日海两大类。

体外寄生浩日海有虱子、虮子两种。体内寄生分为赫依、希拉、巴达干、楚苏所致四类。楚苏浩日海病一般分为粘浩日海，头浩日海病一般以亚玛性头痛为主。以上两种浩日海病，上述"粘脑刺痛"章中已讲述。在此重点讲述零星浩日海症的治法。

治法：

体外浩日海症：取翠雀花、囊矩翠雀、赤芍，用麻籽油调制，搽抹头部，再加鹿脂，搽抹全身；或水银与酥油制剂，涂抹于贴身衣物上；或以信筒子、雄黄、囊矩翠雀花制成散剂，用植物油调和，制成膏剂涂抹周身并诵咒（心理疏导），述为断寄生浩日海繁殖矣。

皮肤浩日海症：用信筒子、蒜、花椒、天南星、荆芥、独活、铁杆蒿等与桶垢酥油混合，外敷按摩施治。

肛门浩日海病：用麝香、大蒜、天仙子、三辛药、桶垢酥油制成栓剂，置入肛门；或大蒜、光明盐、麝香、信筒子、硫黄与酥油等制成栓剂纳入肛门后用热毡敷之。内服阿那日四味散加高良姜、辣椒、信筒子、紫铆、紫硇砂等制成散剂，温开水送服，此剂是治寒浩日海病的良方。

阴道浩日海病：通过交媾而消灭之。

对所有浩日海病：即信筒子、紫铆子、麝香、阿魏、大蒜、花椒、泡囊草、铁杆蒿治灰、天仙子、黄柏子、马蔺子、独活、纤维石等煎煮并调入凉开水（三甘味混合于奶液中后服用虽是良方，但奶食品和甜食不利于驱除浩日海，为此推荐用凉开水送服为佳）内服。上述药与鹿脂调和制成熏鼻剂使用；或与植物油调和制成栓剂，置入肛门；或与天南星浸膏调制后搽涂于皮肤上。嘎日迪五味丸长期内服可治愈所有浩日海病也。

饮食调理：禁忌食甘、奶制品、酸性富含营养食品以及尾穗苋、小果滨藜、菊叶香藜等做的菜品。

起居方面：切忌过劳，避免激发三根紊乱等行为。

增补甘露精要八支秘诀医典，除一切病魔折磨嘎布日，断随时死亡之索利刃者零星浩日海症之治疗第七十五章结束。

第七十六章　腹泻症

腹泻症从分类、诊察症状、治法等三个方面讲述。

分类：在《四部医典》中腹泻症按病因和病症分为不消化及胃火衰败，胆汁降腑，肝火下落，三弊各单一、合并、聚合致病等八种之述，但在此概括为寒、热症两种。

诊察症状：

寒泻症：不消化，胃火衰败。以巴达干赫依所致腹泻为寒泻症，出现水样便，泡沫多而有声响。纳食不化，泻物呈进食原样。

热泻症：胆汁降腑，肝火下落所致腹泻为热泻症，泻物呈橘黄色，热、臭味浓，沉水之特点。

治疗方法：

寒泻症：不消化，肝火衰败者在阿那日四味散上加鹫粪，温开水送服；或用止泻剂阿那日八味散，或阿那日九味散。巴达干赫依所致腹泻，则内服五味子九味散。如若上述治疗仍不能缓解症状，则可火灸肠道穴位施治。

热泻症：胆汁降腑者在苏斯七味散或音达拉四味汤剂上加木瓜进行治疗。如若症状不能缓解，则按第三十四章施治。肝火下落，与宝日巴达干所致腹泻治法相同施治。

腹泻、呕吐二者治疗，诵咒施治（心理疏导）也可止泻。

饮食调理：少用凉、轻食饮。

起居方面：要注意保暖，切勿受寒着凉，用野兽毛绒罨敷治疗。

增补甘露精要八支秘诀医典，除一切病魔折磨嘎布日，断随时死亡之索利刃者腹泻症之治疗第七十六章结束。

第七十七章　呕吐症

呕吐症分为食物不消化、剑突症、铁垢症、内痈、宝日巴达干症、浩日海症、上行赫依紊乱、视不雅之物、三根（赫依、希拉、巴达根）等以单一致病及聚合致病在内的共计十一类病症。多数在其各自章节中已论述，在此不一一赘述。

治法：包括饮食、药物、外治、咒治（心理疏导）、起居等。

饮食调理：可少量进食易消化、性轻的食物，进食后用凉水盥洗净面，应心量空腹。

药物：川木香、石斛、荠菜等加入大米粥中食用。也可在陈大米粥中加入蜂蜜和信筒子，或加入小茴香、荜茇、紫硇砂等，与白糖蜂蜜共服可止吐也；或大米炒后加入诃子、川楝子、蜂蜜等与兴阿日六（甘草六味散）味散混合服用。

外治：颈嗓、囟门、胸部施瘤胃水罨敷治疗。若有其他病症合并则用相关治法进行治疗。若其症状不减轻则对剑突穴、颈嗓部行灸疗法。

咒治（心理疏导）：密咒施治也可。

起居方面：应在温凉舒适处静养，远离不洁或不雅之物或处所，远离脏臭之气。

增补甘露精要八支秘诀医典，除一切病魔折磨嘎布日，断随时死亡之索利刃者呕吐症之治疗第七十七章结束。

第七十八章 便 秘

便秘是因饮食、起居、阿达等病缘导致的干燥的粪便,阻滞肠道而引起。从分类、治法等方面讲述。

分类:分为赫依、希拉、巴达干、浩日海、下清赫依逆乱等五种。

治法:便秘病因病缘症状各异,为此结合病人实际情况施治。

总体归纳为药物、外治、饮食、起居等。

药物:诃子、大黄、碱花汤煎服之,有润肠通便之功效,适用所有便秘。

诃子(尖诃子)、大黄、北方碱花、藜等量制成丸剂,酸奶汁送服,适用于各种便阻症。

角蒿根和花、莱菔干、碱、海螺(制碳)、蛇肉制成散剂或颗粒剂,白酒送服,此为北方医学派名医创制;或者草乌、白硇砂各一钱,刺柏叶、华槲蕨、缬草、红花各二钱,麝香、牛黄、熊胆三味药剂量为四分之一份,用银朱着色制成小粒药丸服之,此为著名的金刚杵之普施剂,为苏咯医派名医创制。催熟未成熟,使分散收敛治疗,但通便、利尿等功效特别显著,对便秘、闭尿症内服此方疗效为佳。又一方:藜芦,大青盐,白芷,黄酒曲,北方大碱,角蒿根、叶、花、籽,蒜炭,酥油等制成栓剂,置入肛门。

外治:经上述治疗未见效,则以温和导泻法和猛烈导泻法交替施治。使用藜、紫硇砂煎熬制成汤剂。

饮食起居调理：饮食起居的宜忌均与泄泻疗法相同，应慎行之。

增补甘露精要八支秘诀医典，除一切病魔折磨嘎布日，断随时死亡之索利刃者便秘之治疗第七十八章结束。

第七十九章 尿闭症

病因病缘：膀胱口朝下，两侧各有输尿管道与脏相连，因饮食起居失常、阿达作祟而三根体素紊乱，下注膀胱、脉道而引发尿闭症。

分类：虽然按排尿不畅、尿闭分为八大类，但在此总体简述为排尿不畅、石闭两种。

治法：包括药物、咒治（心理疏导）、外治、饮食、起居等五种。

药物：治疗排尿不畅、石闭等为主的尿闭症时使用大盐制剂，《四部医典后序本总述要义》述：火硝、白硇砂为主的各种盐类药物、海金沙、方海（螃蟹）、三子、麝香、冬葵果、白豆蔻、三辛、白云香、蜗牛、白糖等调和于酒中服用，适用于所有尿闭症，尤其能破结石也；或海金沙、方海（螃蟹）、白蒺藜、冬葵果、白硇砂、白豆蔻、天门冬、涡虫制成散剂服用，可祛除寒热尿闭症，谓之海金沙八味散，为名家名医创制；或芒果核、白豆蔻、白硇砂、麝香、方海、海金沙制成散剂白酒送服；或服用白蒺藜、冬葵果、方海、五灵脂、紫茉莉等制剂。

另有白硇砂、方海、海金沙、荜茇、宽苞棘豆、白豆蔻、葵花子、麝香等制成制剂，用黄酒或用白蒺藜酒送服，可破碎结石，疏通尿道矣；或者使用阿那日四味散（大盐制剂）加味三子、五根、木腰子、冬葵果、小茴香、菥蓂子、手参、刺柏叶、白硇砂、光明盐、紫硇砂、灰盐、香盐、朴硝、红糖等制成制剂用陈酒送服；或者白硇砂、白豆蔻、朴硝、麝香制成散剂，用烈酒送服，可碎石并使其从尿中排出；

或内服金刚剂、诃子十味散、苏格木乐十味散。

咒治（心理疏导）：诵咒语禳解治疗。

外治：药物不能治愈，病程迁延陈旧则须选僻静之处，施油涂擦疗法或罨敷疗法。之后让病人骑马或骑木马使其颠簸（意在使结石游动），而后绝其食削弱体力。由专人扶抱病人并一起固定在矮凳上，医者以右手指在病人脐下从左起挤按（从上而下至肛门处），左手中指行肛门指诊，待结石滑落，避其水中脉，命右脉，精左脉，至睾丸与肛门中间带，再勒之把游离之石挤至该处，以指为限。备好医疗器械置石盘、工具盘、缠绕带，取石皿、容水器等。男性于阴部中缝左侧，女性于尿道右侧，剖开一大麦长或半寸长刀口，不可切伤脉管，缓慢地剥离皮肤肌肉（避免伤及要害部位），暴露出结石之后用蛇头状工具取净即可。伤口处用酒、麝香、熊胆混合水冲洗，在阴部用蜂蜜、甘草、枇杷叶、肉桂等制成膏剂涂抹治疗为佳。

密切观察伤口愈合情况，七天后仍无尿液排出则在伤口处施艾条灸疗、油毡罨敷疗法等。

饮食调理：禁食肉血之类，宜食红糖、藜汤等。

起居方面：禁止骑马等活动，忌房事，忌攀爬、涉水、居潮湿之地等。上述禁忌维持一年以上为宜。

增补甘露精要八支秘诀医典，除一切病魔折磨嘎布日，断随时死亡之索利刃者尿闭症之治疗第七十七章结束。

第八十章　尿频症

尿频症从病因病缘、分类、诊察症状、治法等四方面讲述。

病因病缘：食用凉性、咸味重食物及居于潮湿处引起巴达干，脂质沉积于膀胱，尿液混浊而发此病。

分类：分为赫依、希拉、巴达干三种。

巴达干所致：分为水、酒、糖汁、浓、稻米粉、欲衰减、沙地水、寒性、略干性渗出、口水等十种浊尿。

希拉所致：分为炭烧大麦样、墨样、蓝色、茜草汁、黄柏汁、血样等六种浊尿。

赫依所致：分为髓样、油脂、大象尿、蜂蜜样等四种浊尿。

故尿频症有二十种之说法，在此简述。

诊察症状：其症状表现（《八支》中无关于混浊之述，并且淋者非浊之故。其为楚苏希拉所致）总想睡卧，大汗淋漓味臭，发与指甲生长迅速。味觉钝，口干舌燥，喜凉物，手脚掌发热，尿混浊，撒尿之处蚊虫聚集，原因虽不明，但可能与其色有关。

治法：包括药物、外治、饮食、起居等四种。

饮食调理：常食陈谷、陆地物种的肉类，禁忌甜、凉、咸、性重的食物。

起居方面：居处宜温暖，禁劳累，戒冷、骑马、居于潮湿处和白昼睡眠等。

药物：姜黄、黄柏、栀子、蒺藜等熬成汤剂服用若干次后，诃子十味散加豌豆花、牛黄、海金沙、巴沙嘎、蒺藜、栀子、姜黄、黄柏等，用温开水送服，对肝血聚集下注之尿频症或三弊（赫依、希拉、巴达干）性尿液混浊有显著疗效。另诃子、手参、姜黄、红花、熊胆、银朱、短穗兔耳草、地锦草制成散剂服用，有固精华，祛除尿频症的功效。寒性盛则服用苏格木乐十味丸。另三子、五根、白豆蔻、雪鱼、红花、熊胆、紫草、茜草、石榴等制剂，用烈酒送服，治疗遗精、滑精、梦遗、肾脉损伤等症。上述药加味姜黄、黄柏、栀子，对各种尿频、尿浊等症如甘霖般有奇效。

外治：热盛则肝脉放血，寒盛甚则取精穴（第十九脊椎穴）灸疗。病情加重扩散损伤元气者难以治愈。治疗过程中如出现皮疹则令服其尿，以外伤护理原则进行调养。

增补甘露精要八支秘诀医典，除一切病魔折磨嘎布日，断随时死亡之索利刃者小便淋漓症之治疗第八十章结束。

第八十一章　热性腹泻

热性腹泻从病因病缘、分类、诊察症状、治法等四个方面讲述。

病因病缘：胃火衰弱病人常居于炎热湿气过甚的环境，饮食过量，食瘦肉、果蔬及营养不足的食物致使胃阳散发，因外界热气而激发肝火导致体内水分下行引起热腹泻。

分类：分为赫依、希拉、巴达干、楚苏性四种。

诊察症状：分为总体症状和具体症状两种。

总体症状：心前区、肋胁大便时不适或疼痛。全身慵懒，胃脘胀满，食物不化，胃肠疼痛伴腹泻。病症未成熟时呈稀水样腹泻，病症成熟时则出现便秘症状。

具体症状：

赫依所致：泡沫多，泻下声响，水样腹泻。

希拉所致：泻物呈墨黄色或青色，臭味浓重。

楚苏所致：泻物带有血块或为血性腹泻。

巴达干所致：呈黏液样腹泻。

楚苏、希拉所致属热性，巴达干、赫依所致属寒性。

治法：分为总体治疗和具体治疗两种。

总体治疗：有药物、外治、饮食、起居等四种。

药物：初期未成熟时早晚饮服白开水，应禁食守饥。石榴、木瓜、五味子、土木香、干姜、芫荽子等熬成汤剂服之，可使病症成熟,止泻矣。大便秘结则用缓泻法泻下治疗。浸泡红花汁,尽其所能多饮为宜。

外治:胃肝所致腹泻者各施之石罨敷,并在肝穴行放血疗法。

具体治疗:热盛则时时使用缓泻治疗,即狼毒浸膏二份,藜芦一份,京大戟、大黄根、长嘴诃子各一份,腊肠果一份等,制成散剂内服,施泻下治疗,清腑热则以古日古木七味散加橡子、卷丝苦苣薹花、五味子等制成散剂,用米汁配蜂蜜送服;或时常内服苏斯七味散加木瓜二份制成的散剂;或香附、查干泵嘎、木通、红花、连翘、橡子、丹参、茯苓、五味子、木鳖子、木瓜各二份等制成散剂内服,对热性腹泻似甘露也。

寒盛则加用干姜、石榴,或四良药加木瓜、五味子、茯苓、藏羚羊血等制剂服用。五味子、肉桂、石榴、芒硝、山奈、光明盐、翠雀等研末用白糖调和后服用,对合并性腹泻者有效。症状不缓解则按小肠刺痛之法施治。脐下灸疗或根据病情施行泻下疗法。

饮食起居调理:稻米或面茶中加入干姜食用。饮食起居要冷暖适宜,并适度控制饮食。

增补甘露精要八支秘诀医典,除一切病魔折磨嘎布日,断随时死亡之索利刃者热性腹泻之治疗第八十一章结束。

第八十二章　痛　风

痛风从病因病缘、病发部位、分类、诊察病症及治法等五个方面讲述。

病因病缘：致使楚苏紊乱之饮食及起居，昼间睡眠，贪图安逸或操劳过度引起赫依楚苏功能紊乱而发本病。

发病部位：发病初期在体表或血管中。病症慢慢从脚拇趾起病，发展到脚底，甚至到踝关节以下全部及肘关节部。继续发展最终则累及血管、肌腱、骨及骨关节等部位。

分类：分为赫依性、希拉性、巴达干性、楚苏性四大类。

诊察病症：分为总体症状和具体症状两种。

总体症状：大腿、腰胯关节痛，疾病发作时有骨裂或骨折般疼痛，直到无知觉或疼痛愈发加重。红、肿、热著，发病部位僵硬。疼痛加剧则难忍而发出呻吟声。

具体症状：

赫依所致：针刺般痛伴抽搐，症状时而加剧时而缓解。

希拉所致：体温升高，发热伴疼痛加剧，触及难忍。

楚苏所致：发热伴病发部位发红、糜烂。

巴达干所致：发病部位不适，症状加重，失去知觉。

治疗方法：包括药治、外治、咒治（心理疏导）、饮食、起居等五种。

总的治疗原则是收敛治疗，再根据每个病症的特点进行施治。

药治:

内服药:苦参、三子、五灵脂制成五灵脂五味汤连服数剂。外用豆粉糊糊喷涂。随后,粘热盛则嘎日迪五味丸用凉开水送服或水银(制)送服,并手握文冠木、青金石,对顽固性痛风有良效,同时内服白云香十味散加黑云香、儿茶、地格达(吉勒泽)等,服到自觉麻木。内服白云香十味散加嘎日迪五味散、儿茶、黑云香制成标准剂量嘎日迪十五散(听师口传)内服;或白檀、紫檀、牛黄、六良药、协日乌苏三药、两木棉花、地格达、苦参、三子、杜仲、麝香、玉簪花、巴沙嘎、驴血、鸭嘴花、白糖制成二十五味散剂,在正午和午夜用文冠木汤送服。时而内服通拉嘎五味丸促使扶正精华,干涸协日乌苏,祛除痛风等。此为北方医学派名医创制。内服文冠木、三子、黄柏内皮、黑云香、白云香、麝香、胡黄连、吉勒泽、紫檀、白檀、木通、巴沙嘎、红花、天竺黄、黑种草籽、白莒胜、牛黄、协日乌苏三味药、石韦等制成文冠木二十三味散治愈痛风。风湿则用苦参、五灵脂熬汤送服,腰背疼痛则用大麦酿造的淡酒送服,可治淋漓症。

外用药:草乌(制)、菖蒲、麝香、大黄根、狼毒、塔灰等制成散剂,用黄牛溲和成糊状擦涂患处。不丹黄芪研细末用奶牛溲调和施罨敷疗法。施绵羊"色布苏"疗法可除疼痛;或者苦参、牛溲、菖蒲施罨敷疗法,可即刻祛除疼痛。热性刺痛剧烈则用水罨敷治疗;或用半升鹫粪加入碱花四份,白硇砂二份,楚苏盛则用斑蝥二十一味散,赫依性盛则用八岁童子尿与熔化的酥油搅拌,取羊粪蛋大小的剂量外涂于患处,并保持药湿度以再涂之,可治疗各类痛风症。此方是宇妥之秘旨所在。另姜黄、草乌与白羊奶或黄牛溲搅和擦涂于患处能起到消除疼痛的作用。木香、菖蒲、塔灰、姜黄、大黄根、菖蒲、黄精等用酒煮,擦涂于患处可根除痛风。多叶棘豆、大黄根、草乌、三子、黑云香、苦参、麝香等制剂被称为青鹏之帝，对痛风性关节风湿病、下肢巴木病、协日乌苏热症下落、黄水疮瘢痕、粘病致热症等有特殊功效。

外治：粘症控制后在拇指甲动脉穴或患病处就近显露脉施放血疗法，阵发刺痛者该处施拔罐治疗。

咒治（心理疏导）：念咒（有记载）可自愈。若不能自愈则藜芦、诃子、光明盐、荜茇、红花、铁线莲、苘麻子等制剂以泄泻法治疗痛风。最后洗硫黄温泉之浴为佳。

饮食起居调理：禁止食用诱发协日乌苏之奶制食品或酸味食物。在不劳累的前提下多活动为宜。

增补甘露精要八支秘诀医典，除一切病魔折磨嘎布日，断随时死亡之索利刃者痛风之治疗第八十二章结束。

第八十三章　合如乎病

合如乎病从病因病缘、分类、症状、治法等四方面讲述。

病因病缘：无论哪种热症，均因营养过剩、昼眠、放血疗法施行过早、用力过甚等引起热症扩散，多数落于跨腰以及下体与协日乌苏合并而犯于关节，侵于肌肉、骨骼、脉道、筋腱，从而发生合如乎病。

分类：虽然阐述为肌协日乌苏病、骨骼协日乌苏病、脉道协日乌苏病、筋腱协日乌苏病、黑协日乌苏病、白协日乌苏病等六大类，但总的分为黑协日乌苏病、白协日乌苏病两大类。

诊察症状：分为总体症状和具体症状两种。

总体症状：时常寒战，皮肤肌肉阵发性刺痛，脸油腻，头、腰、胯关节间隙刺痛，体弱，慵懒，消瘦，易出汗，肌骨酸痛，各关节筋腱发僵，动则疼痛加剧，疼痛失声。小便赤，脉搏乱且细数、有力。俯仰不能，尤其夜间发作加剧，白天无睡意，夜间警觉似夜猫子。

具体症状：

白协日乌苏病：较之上述症状疼痛轻微，脉搏尿液中显寒性病症状。

黑协日乌苏病：疼痛剧烈，色黑，脉、尿显热性病症状。

同时伴有浮肿，消瘦，鼻衄，郁闷不乐。

此病在万物复苏、大地变绿时节发病，在万物成熟枯黄时节退矣；反之，万物枯黄时起病，在大地变绿时节退也。应明之。

治疗方法：包括药治、外治、饮食、起居等四种。

药治：发病初期五天之内祛除巴达干、协日乌苏。开水和三子、苦参、地格达等煎汤饮服数次，可缓解病情。此又称为合如乎病的预期治疗方案。五天后的具体治疗如下：党参、草乌、决明子、花紫堇、五灵脂、菖蒲、苦参、诃子、手参、川楝子、白云香、麝香、苘麻子、黑云香、文冠木、巴沙嘎、栀子、白糖等制成党参十八味散，温开水送服。对麻风、牛皮癣、痛风、疥癣、轮形疮、疖痈、粘症、浩日海症、亚玛病等热性协日乌苏病有效，特别是对黑斑巴木病及合如乎病有特效；或者北藏派医名医称之为珍宝剂：水银（制）、硫黄、文冠木膏、六味良药、协日乌苏三味药、黑云香、嘎日迪五味剂调合制成散剂，热盛则牛黄为药引，寒盛则荜茇为药引，治麻风病从根本上干涸协日乌苏。上述方剂任选其一内服之后，用三子、苦参、地格达、文冠木膏、协日乌苏三味药、未驯驴血等制成散剂，可消除合如乎病症。诃子十味散加苦参、驴血内服，治疗痛风引起的腰胯疼痛犹如降甘露也。上述两方剂是北藏医派名医之创制。

具体治疗：

寒盛：内服上述水银制剂，之后内服五根煎汤加干姜、白豆蔻、肉豆蔻、荜茇、辣椒、驴血等制成膏剂。阿那日五味散加协日乌苏三药、驴血，早晚白开水送服。总之，额乐吉根楚斯二十五味散按上述痛风病治法章服用。

痛风所致合如乎病时：先服用驴血，并在关节的疼痛部位擦抹驴血、苦参剂，若肿大明显增大则说明对症。紧接着将斑蝥与白硇砂掺入黄酒之中并擦抹于患处，用白色油鞣革裹住患处，可祛除骨之深处协日乌苏。最后用马蔺绳或白芷煅烧碳敷于伤口处可燥协日乌苏。此法最为关键。

外治：疾病早、中、晚期何处疼痛则在该处施火灸疗法。之后针刺放血，内服冰片、水银制剂，浸泡温泉等。在停止出汗时放血，放血部位为发病部位就近脉道。内服嘎布日二十五味散，可消除合如乎病后期陈热症，与诃子十味散联合使用疗效更显著。疾病后期适合浸泡含硫黄温泉。

饮食调理：禁食咸、酸腐、奶制食品、甜食、新陈肉类、油脂类以及性腻、重、热营养丰富食物和酒类。禁忌日晒、昼眠及居住阴冷潮湿处。总之，除了新鲜白大麦面或糊糊以外，禁忌食用其他任何食物。如此调理饮食实施治疗，可祛除病症，很快康复。

起居方面：避免过度劳累，在寒热适宜处适当活动为佳。用文冠木七味或文冠木九味油剂祛除病根治疗。

增补甘露精要八支秘诀医典，除一切病魔折磨嘎布日，断随时死亡之索利刃者合如乎病之治疗第八十三章结束。

第八十四章　新合如乎病

　　新合如乎病从病因病缘、分类、诊察症状、治法等四方面讲述。

　　病因病缘：因热症初期白昼睡眠、营养过剩、劳甚之故引起新热扩散，放血疗法实施过早、酒醇病症、阿达作祟之故及一般误治粘热传染病而热症散发所致。因此，此病传播快，有些易传染。

　　分类：分为黑、白两种。

　　诊察症状：分为总体症状和具体症状两种。

　　虽然总体上与合如乎病大致相似，但因发病部位不同而出现不同的症状。有的髋腰、股骨疼痛入髓；有的虽不痛，但精神萎靡、腰背佝偻，此外无其他病变；还有一部分表现面色晦暗、鼻衄等症。大部分首先有头痛及下肢关节痛症状，面潮红，寒战，呼吸发冷，失眠多梦，进而患于腰胯、膝关节。无论哪种类型均不影响其食欲及饮食习惯。

　　具体症状：患白新合如乎病时疼痛轻，脉搏和尿液呈现寒象。患黑新合如乎时疼痛剧烈，脉搏和尿液呈现热象。有浮肿或消瘦，甚至皮包骨般；有的出现腿腘抽筋不能屈伸、牙龈糜烂、出血，犹如巴木病胸刺痛；鼻衄、阴囊肿胀、水肿等并发症增多。

　　治疗方法：分药治、外治、饮食、起居等四种。饮食起居调理与合如乎病相同。

　　药治：内服苦参、三子、文冠木、鹿角汤剂，收敛病症，防止扩散。其后三子、杜仲、白花龙胆、拟石黄衣、五灵脂、吉勒泽、文冠木、牛黄、茼麻子、决明子、巴沙嘎、二种木棉花、麝香、白云香等加驴血，早、晚各煎服一次，以阻止疾病情发展。即使病症未能缓解也利于治疗。

具体治疗：

患白新合如乎病时内服嘎日地十五味丸（十五味云凤丸）。

患黑新合如乎病时内服以牛黄为主药的珍宝制剂及水银十八味丸，可防止新合如乎病迁延至陈旧、跛行、僵直，发生并发症，甚至危及生命。

有些医者不按此治法施治，饮食起居不按常规调理，任由其身，不辨其症，药方不对症而导致并发症，为此危及病人的生命，也不少人因此留下后遗症终身痛苦。为此奉劝各位名医要有所取舍而施治。

外治：何处疼痛则在该处施灸治疗。病程迁延过久过长则其他药物不太适宜也，因此只好使用上述药加向导药，若血盛则用巴沙嘎，肺热则用北沙参，胸刺痛则用胡黄连、旋覆花，胃火衰败、胃胀则用石榴导之。腰胯之患则以白豆蔻、三红药等做引药服用。若腿抽筋则以相思豆、白硇砂制成油剂，与煮熟的团面混合后依其具体症状而用。时时用新合如乎病的总体药方，最后浸浴温泉，别无其他特效药。

饮食起居调理：以合如乎病章节调理之。

增补甘露精要八支秘诀医典，除一切病魔折磨嘎布日，断随时死亡之索利刃者新合如乎病之治疗第八十四章结束。

第八十五章　协日乌苏病

协日乌苏病从发病机理、存在部位、分类、诊察症状、治法等五个方面进行讲述。

发病机理：食物之精华为血，血之浊成为胆汁，胆汁精华成为协日乌苏。

分布：协日乌苏布满全身，特别是在皮肤、关节等处存在较多。

分类：分为白协日乌苏病和黑协日乌苏病两种。由巴达干、赫依而形成的为白协日乌苏病，而由楚苏、希拉而形成的为黑协日乌苏病。

诊察症状：分为总体症状和具体症状两种。

总体症状：皮肤瘙痒，出现扁平丘疹。时常全身浮肿或皮肤呈青紫色，粗糙，出现丘疹。接触麦芒或谷糠瘙痒，头发、眉毛等脱落。

具体症状：

白协日乌苏症：脉、尿寒象，阴雨季节，潮湿，淋雨入水，寒冷则发病。温暖或进食营养物后症状明显缓解。

黑协日乌苏症：脉、尿热矣。烤火、晒太阳取暖，饮酒，秋季犯病。

协日乌苏扩散至皮下则发生皮肤瘙痒，丘疹由少变多，搔痒则流协日乌苏。皮肤呈青色，粗糙，僵硬，疮疡增多，协日乌苏侵入关节则关节肿胀，形成水肿。

治疗方法：分为总体治疗和具体治疗两种。

总体治疗：分药治、外治、饮食、起居等四种。

药治：嘎日迪五味丸为勇士，骑水马（水银），协日乌苏三药为首饰，植物籽黄酒为友（药引），温开水送服是治疗协日乌苏病的四施之道；或者嘎日地十五味丸（前章所述），或黄柏、野刺玫、文冠木、川楝子等制成散剂，用浸泡黑云香取汁调和内服。另有水银珍宝制剂或额乐吉根楚斯十四味散，或额乐吉根楚斯二十五味散等，从中选择合适的应用。

具体治疗：热盛则取苦参、土木香、文冠木等煎汤，加协日乌苏三药、红花、五灵脂、诃子等内服。

寒盛则硫黄（制）六钱，诃子一钱，草乌少许，协日乌苏三药各等分制成散剂，用白酒制成青色丸剂，每日三次，以黄酒送服，促使排出体内协日乌苏，祛除皮肤小疹。

外用药：以诃子、麝香、协日乌苏三药、菖蒲、棘豆、大黄根、狼毒等制成散剂，用黄牛溲调和，擦抹全身治疗热症疗效佳；或者草乌一份，红土、赤铁矿等份，诃子、川楝子煅灰、胡黄连、阳起石、协日乌苏三药等双份，菖蒲四份制成散剂，热盛则用乳牛溲调和，寒盛则用陈酥油调和，擦抹于患处，引出协日乌苏之功效；或将两个鸡蛋量的麻油烧沸蒸发去一半，加入含白云香泉水煮沸，再加草乌、狼毒、马蔺、姜黄、水藻等量制成散剂，擦抹于患处并日晒，具有燥协日乌苏治疮疡之功效。大骨、发、陈马蔺、铁杆蒿、宽苞棘豆、白芷、贝齿、吉勒泽、粉碎后煅烧制的陈年蜂蜜（赫依症状明显时给药）、麻油、驴马尿（有合并与聚合症状趁热给予黄牛溲）等根据寒热症引导转化给药擦抹患处，治瘙痒、表皮黄水疮等协日乌苏病。另将狼毒、藜芦、碱花、黄酒麯、花椒、塔灰等研末放入陈油锅内煮沸后使用，对疥疮等协日乌苏病有特效。硫黄、草乌、北方碱花、荜茇、陈盐、马蔺子炭与等量枯马蹄煅炭、大黄根两份调入陈酥油中调和擦涂于患处，此为根除瘙痒之剂之最也，特别对扩散至皮肤的协日乌苏病有特效。

协日乌苏病侵入关节则用草乌、红土、诃子、川楝子炭灰、杏仁、决明子、苘麻子、白云香、阳起石、石榴、钟乳石等研末制成的涂抹剂，称之红凤凰膏，对粘病、强直、屈缩、合如乎病、痛风、腿脚巴木病等协日乌苏病肿胀有良效；或者生面粉、大黄根、碱花、塔灰等用量递减调入皮胶水中熬煮，使其浓稠后加入协日乌苏三药、硫黄、泉华、代赭石、白头翁等黏稠度似奶酪酵母状擦涂于患处，并用马蔺子散做衬垫物，用布包扎抹膏泥罨敷。症状难缓解，则用拔罐器拔出协日乌苏。症状较重则用水柏枝、大黄、诃子、狼毒、酸模、瑞香狼毒、铁线莲、协日乌苏三药等与牛溲混合制剂或制成膏剂行泻下疗法。用银水、硫黄、斑蝥、白硇砂、藜芦、中华槲蕨、麝香、西红花、刺柏叶等用八岁童子尿调和行泻脉疗法。此法是脉类疾病的万能泻脉良方，此为措麦堪钦创制的方剂。上述方加味滑石则可彻底根除协日乌苏之疾。

外治：白协日乌苏病对患处周缘处行灸疗法。黑协日乌苏病则对患周的怒张血管行放血疗法。以含硫黄等温泉施药浴为佳。

饮食起居调理：白协日乌苏病以应用羊肉、奇蹄类动物肉、菱角酒、大麦酒为宜，禁戒潮湿、风寒、稻谷皮。热性协日乌苏病则食用牛或草食野兽类的新鲜肉，忌酒、陈油、腐败变质食物及红糖等。闲居凉爽之处。

增补甘露精要八支秘诀医典，除一切病魔折磨嘎布日，断随时死亡索利刃者协日乌苏症之治疗第八十五章结束。

第八十六章　白脉病

　　白脉病从分布、病因病缘、分类、诊察症状及治法等五个方面进行讲述。

　　分布：机体有黑、白两种脉。从命脉生出的黑脉向上分行，白脉出自脑部向下伸延，内脉与脏腑联结，外脉与四肢联结。各内脉中，四赫依脉与心脏和小肠联结，四希拉脉与肺和大肠、肝、胆联结，四巴达干脉与胃和脾、肾、膀胱相连，聚合脉与精府联结。管状脉经后颈的哑行穴伸向第一脊椎左右各距脊柱一寸直下处，在第五脊椎与脊椎髓脉相连。在十二脊椎处与精囊卵巢脉和肾脉联结。经过椎尾与髋骨之隙，穿过臀股眼沿着大腿外侧向下伸延，经由外踝至脚中趾。两条管状脉在第十四脊椎分支脉向髋骨与大腿、膝关节、胫骨伸延，经由脚拇趾聚集在足心。虹状脉由后颈边沿的毛漩穴向两方伸延，经过第一脊椎、肩头、肩窝、腋窝、肘关节等与拇指相连。奇脉自前颈脉之端，由耳下出，内入锁骨至肘骨伸向下方与环指相连。黑脉的分布情况已在《哲对宁诺尔》内阐述，在这里不一一叙述。

　　病因病缘：过度用力而伤，瘟疫热毒侵入脉道，刀伤，赫依紊乱侵入脉道等原因而致病。

　　分类：分为热、寒两种，外伤和热毒与希拉合并为热，巴达干、赫依合并为寒。

　　诊察症状：分为总体症状和具体症状两种。

　　总体症状：口眼歪斜，头昏，喑哑，五官功能紊乱而产生错觉，四肢无力，麻木无知觉，身体强直如兽角或弯曲如弓。小便失禁或闭尿，时热时冷出现很多奇怪症状，常误诊为"萨"病。

具体症状：热症者高热，疼痛剧烈。寒症者浮肿，体温低，神志错乱。病势大者会死亡，病势中等者经医治可以康复，轻症者逐渐自愈。

治疗方法：分为总体治疗和具体治疗两种。

总体治疗：药治、咒治（心理疏导）、外治、饮食、起居等五种。

药治：对内外白脉病药用嘎日迪五味散加珍珠、丁香、肉豆蔻、沉香、禹粮土、磁石、甘草等，以银朱为衣，热偏盛者用开水送服，赫依偏盛者用白酒送服。剂量要用至麻醉，内服数次。本方医治内外白脉病、萨病及哈日协日乌苏病。另外，调理机体之六良药，木帝三香（白檀香、紫檀香、沉香），津帝二水（麝香、牛黄），血之骨（珊瑚、珍珠），无杂质二帝（荜茇、肉桂），白苣胜，黑种草子，协日乌苏三药，木香，川木香，甘草，地锦草，海金沙，方海制成散剂，白开水送服。对粘疫及热侵脉陈旧、痛风、麻风病、肾脉伤、伤侵脉陈旧，久治无效之症和白脉病等是至上之剂，被称为意至宝丸（珍宝丸）。或使用嘎日迪五味散加调胃火药，或用珍珠二十五味散和宝石制剂交替内服，疗效佳。或药用六良药（天竺黄、红花、丁香、肉豆蔻、草豆蔻、草果）各一份，甘草二份，鹦鹉脑半份，朱砂与上述药总量等量（八份半），石决明十七份等制成散剂，寒则用酒，热则用浸泡杜仲汁送服，可治疗各种脉病。此谓之北方医学派名医创制之"神爪"剂也。

具体治疗：寒盛白脉病者药用犀牛角、鹿角、草乌叶、诃子、协日乌苏三药（白云香、决明子、苘麻子）、硫黄、土木香等煅灰制剂。疼痛剧烈者上述任一平息剂与嘎日迪五味散交替使用佳也。白脉病合并赫依楚苏引起呼吸困难，上肢疼痛活动受限时药用沉香十五味散与任选上述散剂交替内服，并火灸第六、七脊椎，黑白际和毛漩穴等该症所属穴位。侵入内脉白脉病者内服石药制剂，即代赭石、磁石、炉甘石、寒水石、珍珠、玉竹、阳起石、绿石棉等加六良药（天竺黄、红花、丁香、肉豆蔻、草豆蔻、草果）、甘草、熊胆等各种胆汁制成散剂，以酒冲服，或北藏医派名医创制之"神爪"剂交替服用，并火灸顶门，黑白际，第六、七脊椎穴施治。热盛则药用甘露五味汤加獐子粪蒸泡患处。寒大则用五根、羊粪以酒煮后浸泡治疗。寒热合并则五根、甘露五味汤共十味以等量獐子粪用酒煮后浸泡施治。疼痛剧烈则用上述嘎日迪五味散用尿调和涂抹镇痛矣；或用水银、银朱、冰片、麝香、白糖等制成散剂加入黑芝麻油煮沸，待凉却涂抹患处即刻缓解。

咒治（心理疏导）：脉栓塞者皆可施诵咒治之。

外治：各种脉病患处都可用艾灸治疗。血偏盛者取病变最近脉行放血术；强直、卷曲者可用自身之液或配制液行水浴治疗；病入各脏腑者施各自君药，对各自脉和腧穴行放血和灸疗。应用上述各种疗法未奏效可用霹雳露神奇利尿散加甘草、石决明行脉泻治疗。除其病根调节五业之平衡并守之。

饮食起居调理：宜进酒肉等性热而富有营养的食物，居之宜温暖闲适，忌茶等性轻、凉食饮，忌耗力劳累、娱乐。注意避风寒潮湿，睡眠饮食不足，尤其应注意避开诱病之病缘。

增补甘露精要八支秘诀医典，除一切病魔折磨嘎布日，断随时死亡之索利刃者白脉病之治疗第八十六章结束。

第八十七章　肾脉病

　　肾脉病从病因病缘、诊察症状、分类及治法等四个方面讲述。

　　病因病缘、症状及分类：出自脑的管状脉经后颈的哑门穴伸向第一个脊椎，左右各距脊椎一寸，垂直下行，在第五脊椎与脊椎髓脉相连接。在第十二脊椎处与精囊、卵巢脉和肾脉相连接。经过椎尾与髋骨之际，穿过臀骨眼沿着大腿外侧向下伸延，经由外踝，至脚中趾。两条分支脉从第十四脊椎分出，向髋骨与大腿、膝关节、胫骨伸延而下。从中心脉和母肺两旁生出的脉，在第四脊椎，左右距脊柱一寸一分处延伸运行。此处分出的两条脉从颈两旁伸延入大脑。此脉膈肌以上属肺脉，以下属肾脉。位于十四脊椎正面之脉称之黑肾脉，从该处分出四支脉两条显露于髋骨上，经大腿和膀胱处的鼠蹊沟与膀胱连接，另两条走向大腿外侧。

　　本病主要由搬举重物等引起，出现疼痛难忍，弯腰、挺腰和行坐困难等症状。病变分为热、寒两症，楚苏引起者为热，协日乌苏、赫依引起者为寒。二者可用脉象、尿象来鉴别诊断。

　　治疗方法：药治、外治、咒治（心理疏导）、饮食、起居等五种。

　　药治：药用紫草茸、茜草、枇杷叶、拳参、巴沙嘎、地格达、栀子等煎汤，趁温服。用几次后，热盛者加用石决明二十五味和诃子十味制剂。寒盛者加用白豆蔻十味制剂，无论寒热，以嘎日迪五味散为主剂加银朱、甘草、山刺玫果、拳参制剂，以上制剂合用或替换用，或服秘诀石药制剂。

外治: 用獐子粪涂敷浴疗佳也。最后, 灸病腧穴, 针刺腓肌脉和踝脉放血, 或水浴治疗, 应明辨寒热症以除其遗。

咒治 (心理疏导) : 密咒施治。

饮食调理: 热症同总治, 其他宜进水獭肉等热性新鲜肉类。

起居方面: 避免用力之务, 诱发疾病的因素。

增补甘露精要八支秘诀医典, 除一切病魔折磨嘎布日, 断随时死亡之索利刃者肾脉病之治疗第八十七章结束。

第八十八章　皮肤病

关于皮肤病从病因病缘、分类、治法等三方面讲述。

病因病缘：是浩日海和协日乌苏二者增盛，阿达作祟、三根紊乱等所致。

分类：可分白癜风、牛皮癣、疣、疥疮、黄水疮、浩日海疹、粉刺、面痣、雀斑等九种。

治疗方法：有总体治疗和具体治疗两种。

总体治疗：由内服药、外用药、洗浴等三种方法施治。

内服药：药用嘎日迪五味散加文冠果制剂，内服数次，用至麻醉，可治牛皮癣等皮肤病；或用水银（制）、硫黄（制）、青金石等量制成散剂，用酒送服。

外用药：取天门冬膏适量，用自尿调和涂抹可治皮肤病；或者吉勒泽、藜芦、麝香、石菖蒲、瑞香狼毒、大黄、姜黄、黄柏、草乌、盐、酒曲、决明子、白云香、苘麻子、诃子、川楝子、水苦荬、五灵脂、儿茶、白芥子、枇杷叶、硫黄、雄黄、雌黄等制成散剂，用乳牛尿或莱菔汁、猪油、陈酥油等所有适宜辅剂调和涂抹，可治各种皮肤病；或者用协日乌苏三药（白云香、决明子、苘麻子）、二黄药（姜黄、黄柏）、木香、连翘、塔灰、天门冬膏与红糖调和涂擦，也可治各种皮肤病。

药浴：用含硫黄等矿物成分的温泉施药浴疗效为佳。

具体治疗：乌蛇皮猛煅、川楝子以吃的食物调和涂抹可治白癜风和牛皮癣；或者银朱、阴起石、白硇砂、光明盐、斑蝥、信筒子、胡椒、麝香与陈酥油调和涂抹可治白癜风矣。疣治法详见下一章。代赭石、赤铁矿两药与草乌（制）等量、紫草茸、紫铆煅灰、杏仁、胡黄连、珍珠杆灰、陈油调和涂抹，可治愈旧伤、疥疮、黄水疮、丹毒、肿胀等。有名医使用此药治疗白脉病疗效显著之说。对疥在其近处针刺放血后，药浴施治，对黄水疮调麻醉药（草乌）和苘麻子制剂，无效时涂猪油和陈酥油。浩日海疹，用天南星、信筒子、辣椒、草乌与猪脂调和涂之。用姜黄、干姜、枇杷叶等制成散剂，以水调和涂抹祛粉刺矣。用蜂蜜、茜草膏搽抹，可祛癣、雀斑。

　　增补甘露精要八支秘诀医典，除一切病魔折磨嘎布日，断随时死亡之索利刃者皮肤病之治疗第八十八章结束。

第八十九章　疣

　　皮肤病中疣的病因病缘、发病性质与皮肤病总体相同，但在此对本病从病因病缘、分类、治法等三方面进行讲述。

　　病因病缘：福祸诸事为灾祸之兆而生疣焉。

　　分类：分绵羊疣和山羊疣。小而软，色白为绵羊疣；大而色黑则是山羊疣。前者预后好，后者预后差。

　　治疗方法：有火灸、念咒（心理疏导）、针刺放血、药物、水浴等五种。火灸用茜草或火镜（花镜）光热或香火等，亦可念咒（心理疏导）施治，或用皮肤病总治药和水浴治疗。

　　增补甘露精要八支秘诀医典，除一切病魔折磨嘎布日，断随时死亡之索利刃者疣之治疗第八十九章结束。

第九十章　零星杂病

零星杂病有二十四种, 其中烧伤、乳房肿胀、狐臭、刺伤化脓等详见各自章节。

误食针或箭头: 药用诃子、川楝子、栀子三药, 诃子依次减量, 川楝子、栀子加大剂量, 磁石粉卷入棉花内用水冲服, 俯卧不动, 棉花可包裹针或箭头从肛门排出; 或者磁石粉一份, 肉豆蔻、丁香、草果仁、天竺黄、红花、诃子、白豆蔻半份制成散剂, 饭前饭后用水或酒送服之后饮服蔓菁汤即可排出。

肉和面等食物阻塞: 两手紧握患者两脚踝倒负俯背, 负者身微前屈, 用打结布团击打两脚心, 然后捶背, 即可吐出阻塞物。

芒刺卡喉: 喉部搽拭蛇油, 内服大麦谷皮汤, 同时大口吃牛肉。

碎骨卡喉: 胡秃鹫喉泡入麦酒中, 饮其汁。

鱼刺卡喉: 用鹭鸶肉汤或獭鼻和犬齿煎汤令服, 或嚼一块岩羊角为引子而施之。宜用《医经八支》之"无畏"之治疗方法。线一端系缨穗吞入, 再拽线拔出即可拔出卡刺。

误吞蜘蛛或蝎子: 白花棘豆、白茅根, 用酒调和内服。蜘蛛和蝎子咬伤者, 用白茅根汤加麝香涂伤处即可奏效。

酒病: 吞旱獭热胆; 或鹿血和岩羊血趁热加盐内服; 或药用干姜、花椒、食盐制成散剂, 调入酒内服; 或者身首浸入寒水石药浴汤或洗凉水浴即可见效; 或者饮酒前服用阴干马先蒿汤可预防酒病。

腋窝、腹股沟淋巴结肿胀: 用自尿涂搽; 或白石上画玉玺和金刚杵,念咒(心理疏导)后置贴心上,压一昼夜。

颈僵、角弓反张:三盐(硇砂、光明盐、紫硇砂)、木香、姜黄、食盐与油调和搽拭按摩。

手足冻伤:用水浸泡拔其冻。

巩膜黄染:用尿泡诃子滴眼;佩带鹊胆可预防因血引起的眼黄染;或者芜荽子灰或肉豆蔻散与尿调和涂搽预防巩膜黄染,后期涂之亦益也。

昆虫入耳:药用硇砂、阿魏、菜籽油,加热热滴耳施治。因受重创肌肤变色,用切开鲜莱菔按压患处或用莱菔末罨敷益也。

入睡秘诀:稳定心情,沉思,念咒(心理疏导),将自己无名指放入用黏胶土塑造的蛙嘴内,招眠、催其眠则向内,使其入眠则向外,此为催眠秘诀也。用黄连根、榆木、胡麻子等用火烧焦熏患者右鼻孔催眠;或用马胯骨、羊头顶骨、人头顶头发与菜籽油煮沸后用火烧,烟熏患者左鼻孔,饮食用奶、肉汤、红糖、酒等富有营养食品,也可获得良效。

眼击伤:用白玉粉与人奶调和涂抹可奏效。

吐血:用自己阴毛制成豆粒大小药丸,每次6丸,用水送服。

嘴唇干裂:头顶穴涂油施治。

指甲裂开:脐窝内涂油可奏效,是油剂秘诀也。

下颌脱臼:用拇指按脱臼一侧的颊骨端骨突,食指抵住喉管,向上推之可复位。两边都脱臼者,医生将两拇指塞入患者口腔中,四指托住下颌,向下拉后,向上推之复位;或复位之后于复位缝隙进行火灸。另外,将蝇子草粉吹入鼻孔令其打喷嚏,也可复位,此为复位秘诀也。

增补甘露精要八支秘诀医典,除一切病魔折磨嘎布日,断随时死亡之索利刃者零星杂病之治疗第九十章结束。

第九十一章　烧　伤

烧伤是零星杂病之一。本章从病因病缘、治法讲述。

病因病缘：多因用火不慎导致。

治法：药治、咒治（心理疏导）等。

药治：

外用药：宜用茼麻子。药用芥子油与白云香散调匀煎煮后加入硼砂（制）、代赭石、磁石、炉甘石、寒水石等，再加石韦，大黄，多叶棘豆，天竺黄等制剂（剂量标准听师口传），涂于荡鞣皮上，贴患处可治突发和自发新旧伤和粘协日乌苏病及各种痈疽，对黄水疮和烧伤更有效。此为北藏医派名医所创的奇特方剂。还可用鱼类等水生动物胆汁（缺乏时取水獭、水鸟、白鹭胆汁），加碱花、石韦、大黄、天竺黄等制成散剂涂抹于伤处；或紫草木、女娄菜（红色）存性煅炭为主药，加大黄、多叶棘豆、碱花、枇杷叶、雄黄、禹粮土、儿茶、石韦、海螺灰、鱼胆、熊胆等制成散剂，用人乳汁调和涂之。严重烧伤者将冰片、檀香、藏红花、牛黄、各种胆等制成散剂内服。用鱼类等水生动物胆汁（用奶酪、黄酒糟吸敷）、冰片、天竺黄、红花、黄连、碱花、石韦、大黄等制成散剂撒敷烧伤处；或者鱼、鸥、水生动物胆、多叶棘豆、石韦、草乌叶、禹良土、熊胆、蛙血等以乳汁调和涂患处，可医治烧伤之疤及其高烧和粘肿，疗效佳；或用萨日特制烧伤药：兔粪猛煅以麻油调和涂抹患处，即刻缓解烧伤之灼热。黄酒糟汁加麻油煮煎涂搽患处可医治烧伤和旧伤。用碱花、水藻制剂涂患处晒太阳，轻者一天，重者三天之内治愈矣。

内服药：药用水银珍宝制剂、珍宝寒制剂、红花十三味散加水银（制）或冰片和石类药等，可根据病情酌情施治。

咒治（心理疏导）：向碱水念咒语之后涂擦可预防烧伤。

增补甘露精要八支秘诀医典，除一切病魔折磨嘎布日，断随时死亡之索利刃者烧伤之治疗第九十一章结束。

第九十二章　乳房肿胀

　　零星杂病之一乳房肿胀者，将银朱涂抹于肿乳上，再用吉勒泽、文冠果、三子、巴沙嘎、绿豆等制成汤剂服用，可消除乳肿病；或用石龙芮、干姜、地格达、白屈菜、多叶棘豆、吉勒泽、角蒿、胡黄连等量煎煮汤，施药浴可平息疼痛；或念咒（心理疏导）治疗；或可用芝麻糟粕热敷。经过上述疗法未见效则针刺肘处脉放血，或依《医典》所述先行禁食之后，取冬葵子，铁线莲灰，羊、黄羊尾毛煅黄焦，白硇砂制成散剂，黎明时以童子尿送服，如若泄泻后饮服以绵羊髋骨灰制成的汤剂。如若疼痛剧烈，则取玉簪花、荜茇、甘草制成散剂，内服下泻，可治疗乳凝结、毛囊阻塞等疾病。

　　增补甘露精要八支秘诀医典，除一切病魔折磨嘎布日，断随时死亡之索利刃者乳房肿胀之治疗第九十二章结束。

第九十三章　狐　臭

零星杂病之一狐臭症从病因病缘、分类、治法等三方面讲述。

病因病缘：先天或后天各种诱因导致。

分类：分为先天和传染两种。传染源主要是被褥、衣物、病体等。先天引起虽难治，但后天传染的治疗可获满意疗效。

治疗方法：洗浴、贴敷、涂搽、巩固等四种。

洗浴：用人尿、奶牛溲和雪水洗浴治疗，多几次洗浴为佳。

贴敷：用贴地皮生长的当归，叶贴主干的藁本，沙参等制成膏泥剂，一至两天后，用麝香、姜黄、菖蒲等制剂膏剂贴敷患处，之后抹面粉擦之，再用白羊毛擦后，涂搽，再用侧柏叶、缬草与奶牛溲调和，涂搽，服藜汤排汗调治；或用川木香（土木香）汁洗后，再用油、面开汗毛孔；或用锌灰、侧柏叶灰、缬草等制剂涂出汗处，盖衣物排出汗，如前开汗毛孔；或用白芷、肉豆蔻、缬草与油调和涂抹后再用尿洗浴治疗。此为毗卢之道矣。

巩固：用红花、丁香、白豆蔻、沉香、茴香木、缬草、侧柏叶与檀香浸液调和制成巩固剂，涂搽数次，使遗传性狐臭可风吹云散矣。

增补甘露精要八支秘诀医典，除一切病魔折磨嘎布日，断随时死亡之索利刃者狐臭之治疗第九十三章结束。

第九十四章　刺伤化脓

刺伤化脓是零星杂病之一，它是由芒刺儿等扎入身体某一部位，因潮湿、涉水和阿达作祟等病缘引起，常表现为如炭疽样肿胀，呈血泡样隆起和充血肺泡状，硬而发青，如同刀刮疼痛，或为无法忍受的火烧样疼痛。

此病非粘虫引起，治疗上与其他粘病不同，也和箭、刀等伤有所不同，要针对各自的病因施治，否则因治疗之误（若施诛灭之药化脓溃烂矣）则热侵胸部，病程迁延，甚至死亡。若涂抹油脂类和敷面类其肢节断掉矣，所以不可掉以轻心。

诊察症状：疾病窜入脉道者出现火星喷射或流星划过样疼痛，或如鼠钻洞样疼痛，或火烧样灼痛。

治疗方法：治疗方法众多，各自不同，在此归纳如下，从药治、外治、饮食、起居等四方面讲述。

药治：寒热症状如同其他病症。药用独活汤后再用泡囊草、麝香、牛黄、云香、刺柏叶、雌黄、马钱子等制成散剂，以八岁童子尿送服，可杀粘，消除刺之毒力。刺入脉道或要害部位拔出后出血不止者如同以下准备和处置：用中心带孔的红绸缎盖于患处，露伤口，用缬草、香附、小茴香等细研如染料与嚼烂如泥的羊脂和油调和涂于患处；或伤口上麝香后用涂黄油、油脂的绸缎覆盖，不间断敷麝香可防生蛆，治脉道病矣。对生蛆虫者用囊矩翠雀花粉治之；或上马股骨、羊角灰焦。其他治疗法不适此矣。用紫草茸、熊胆制剂可闭合脉口止血；或用三凉药（天竺黄、红花、丁香）、白檀香、红檀香、绿绒蒿、木通、巴沙嘎、拳参、木棉花、木鳖子、连翘、熊胆、麝香、胡黄连、诃子等与三份糖配伍制成散剂，午间和午夜用杜仲汤送服。热侵胸部视脉、尿征象用冰片和八贵散施治。

外治：可针刺肝脉、小尖脉穴放血，或可火灸伤疮四周。脉是要害之处，所以脉病则发热灼痛，其患处可灸之。另外还要针刺痛处临近脉穴放血治疗。此症宜用拔罐治疗。

饮食调理：食少盐面糊。放血或火灸后投用蜂蜜可滋补脉病体虚，有强身作用。如果病变转为痈疽疔疮，参见有关章节施治。

起居方面：避免白昼睡眠和劳累，忌酒肉。

增补甘露精要八支秘诀医典，除一切病魔折磨嘎布日，断随时死亡之索利刃者刺伤化脓之治疗第九十四章结束。

第九十五章　痈疽（巴来病）

先天疮疡之一痈疽，从病因病缘、分类、诊察症状、治法等四方面讲述。

病因病缘：体内恶楚苏增生扩散，因赫依而聚集致病。

分类：分为外痈与内痈两种。外痈又分为肉痈、骨痈、脉痈等三种，内痈包括心、肺、肝、脾、肾、胃、肠、肛门、膀胱痈等九种。按疾病种类可分为赫依、希拉、楚苏、巴达干、肉创伤痈、蛋痈等，共计十八种。

本章主要介绍外痈肿核（肿痈）、创伤（肉）痈、骨痈及内痈等四种。

诊察症状：

肉痈：肿胀且硬，犹如冻蔓菁，疼痛微弱，病程迁延，药浴敷抹等治疗难以平息之顽固症。

创伤痈：有疮口的痈，根部坚硬而难生新肌。

骨痈：不生新肌，骨色改变。

以上诸症如果发生在要害部位则不易治愈。

内痈：深隐不显，拒食，成熟后溃破上吐或下泻脓液。

治疗方法：

肉痈：即大骨、鱼肉、独活、瑞香狼毒、寒水石等制成散剂用尿调和药浴施治。若未消，化其脓，用鸡粪、鸽粪、鼠粪等煮于酒行药浴治其脓；或云香、硫黄、诃子、麻雀粪等用生蜂蜜或童子尿调和涂患处后再涂抹一层面粉，用纸或绸缎包扎，非痈疽，疼痛减轻，肿胀消退。若是痈疽再放三天，颜色改变，肿头化脓，逐渐脓熟，排脓；或者患处用熟面热罨敷。最后宜用红花、银朱、甘草、姜黄、大黄、多叶棘豆、熊胆、白云香等量制成散剂涂撒于患处，结合冬夏季酌情处置疮口；或用各类骨、六良药、二秘药（三七、石韦）、麝香、熊胆、硼砂与糖制成散剂，撒在肌肉、皮肤、脉道等疮面之后用绸缎覆盖包扎。

病因恶楚苏者宜就近脉道反复针刺放血。对肿痈拔罐后针刺放血；或肉桂、斑蝥、狼毒、白硇砂等与生蜂蜜调和涂于患处，用纸或鞣革覆盖，促使脓熟，排脓后痊愈；或针对病因内服药剂和施泻下剂利尿剂治疗。疾病痈疽则使用热水罨敷或浴温泉；或用枯骨研碎成大麦粒大小，放置铁锅加盖，用泥密封焖烧成碳后制成散剂与植物油、白云香调和，用温火烧成墨汁状，待凉以硼砂、寒水石为主剂加代赭石、磁石、银朱等制成散剂，普遍涂撒于患处，用鞣皮覆盖，三天后揭取。

内服药物：宜用水银珍宝制剂；或用一升寒水石，用二升奶煮煎成浓汁时加入一升蜂蜜搅匀煮成奶酪状，之后再加荜茇、红花、五灵脂、硼砂、熊胆、铜灰、石韦等制成浆剂空腹服，如同甘露矣。常用祛除楚苏热和干涸协日乌苏制剂为佳。

骨痈：如若上述治疗均未见效者按骨痈手术治疗。骨痈患于要害处也无禁忌，宜实施刮疗。骨突患处针刺无痛觉时按粘痈治疗，内服嘎日迪五味散，避开神经，用炭火烧红利刃，趁热横切肉，骨之痈以冷水多次拍洗。掐其指甲再冲洗至无知觉时用油煮火绒草填塞切口内，上面贴新鲜肉条包扎止血，一昼夜后打开刀口，用利刮器彻底刮除骨痈，最后用上述治疗药物。忌酸、咸饮食。另外尽量用破痈食物破之。

内痈: 以药破内痈, 用泻剂下泻治疗。

增补甘露精要八支秘诀医典, 除一切病魔折磨嘎布日, 断随时死亡之索利刃者痈疽之治疗第九十五章结束。

第九十六章　痔　疮

　　痔疮从病因病缘、分类、诊察症状、治法等四方面讲述。

　　病因病缘：由洗浴过度，单腿跪坐薄垫硬席，排大小便用力甚而下清赫依紊乱引起。

　　分类：分为干型和湿型两种。巴达干、赫依所致为干型，楚苏、希拉所致为湿型。

　　诊察症状：痔阻塞肛门刺痛。巴达干痔为色白，赫依痔为色黑，楚苏痔为色红，希拉痔为色浅红，后两种有血和协日乌苏渗出。外痔容易治疗，内痔不易治愈，混合痔逾年难治。

　　治法：包括内服药、外用药、外治、饮食、起居等五种。

　　内服药：用诃子、信筒子、铁线莲、干姜、连翘、辣椒等制成散剂，用纯酸奶汁（酸汁）送服，可治愈新旧痔疮；或诃子、信筒子、连翘、辣椒、橡子等制成散剂，用纯酸奶汁送服。楚苏希拉偏盛者药用音达拉四味汤加信筒子、辣椒制成散剂内服。

　　外用药：即鸡粪、荜茇、赤爬子、姜黄等制成散剂，用奶牛溲调和涂抹于患处，或制成栓剂置入肛门治疗；或用人发、蟒蛇蜕、橡子等制成散制用酥油调和，点燃熏鼻和肛门施治，可祛除痔疮；或将山羊粪粉用陈酥油调和制成膏剂，诵咒语（心理疏导）塞入肛门。

　　外治（切除）：首先确诊是否为切除适应证，痔疮不疼痛者可以切除，疼痛者不可切除。痔疮切除后与楚苏赫依相犯而晕厥时，不要害怕，用石尖醮油，火烤热，烙痔疮切除部位，其后用儿茶、田螺、松木等烧灰粉用酥油调制，将药用棉球蘸上药塞入肛门，用布覆盖肛门；或用花椒与陈酥油配制灌肠。肛脱外翻者，涂油复位，肛门上下一寸处火灸施治，肛门松弛者用橐吾浸泡酒加热罨敷。

饮食、起居调理：宜食饮温热、营养丰富食物，可牦牛、犏牛乳酪汁与药物一并食用。禁忌腐败酸甜和生食，须戒用力排便、坐薄垫硬席、房事、骑乘、湿寒、烤火日晒等之谓者。

增补甘露精要八支秘诀医典，除一切病魔折磨嘎布日，断随时死亡之索利刃者痔疮之治疗第九十六章结束。

第九十七章　丹　毒

丹毒从病因病缘、部位、诊察症状及治法等四个方面讲述。

病因病缘：因楚苏希拉增生，赫依促使协日乌苏热增盛而致病。

发病部位：皮肤、内脏、心脏等。

诊察症状：

赫依所致丹毒者：震颤，皮肤肿胀，刺痛。

希拉所致丹毒：皮肤热灼，发红，丹毒迅速扩散，口苦，口渴。

巴达干所致丹毒：皮肤发痒而软，头足关节疼痛。

外伤所致丹毒：似瘟疫发热，出丘疹。

丹毒患于体表：状如烧伤（似赫依性瘟疫）并扩散。

丹毒患于体内：心肺灼热，神志不清如醉，体衰力弱，患处灼痛，烦渴。

治疗方法：首先使用针刺放血、泻下疗法，消除体内病毒之后施涂搽疗法平息丹毒症。若丹毒患于胸部时，药用甘草、连翘、婆罗子制成散剂，内服，施催吐治疗。如若丹毒患于下身时，以三子、吉勒泽、藜芦制成散剂，内服，施泻下治疗；或豌豆、山豆根、胡黄连、吉勒泽、甘草、黄柏汁制成散剂（与新鲜酥油煮）内服。

禁食油腻营养丰富食物，患丹毒就近处反复针刺（速针）放血，消除内病毒之后用黑硫黄、毛茛多花乌头、狼毒、雄黄等制成膏剂搽涂患处，或用香墨、木香、麝香、碱水制成散剂涂搽于患处。最后用甘露五味汤或温泉药浴治疗饮食起居与外伤相同调理。

增补甘露精要八支秘诀医典，除一切病魔折磨嘎布日，断随时死亡之索利刃者丹毒之治疗第九十七章结束。

第九十八章　苏日亚病

苏日亚病从发病机理、分类、诊察症状及治法等四方面讲述。

发病机理：饮食起居不当所致楚苏激增，或刀伤之楚苏瘀积、创伤，针刺放血不足以及脏腑之病血未能及时排除，瘟疫、毒热扩散至脉道未及时针刺放血而恶血、协日乌苏堵塞脏腑脉道，导致肿胀化脓而发病。

分类：分为肺脓疡、肝脓疡、肾脓疡、胃溃疡、肠脓疡等五种。

诊察症状：

肺脓疡：腋下、乳腺肿胀，频繁咳嗽，胸刺痛。

肝脓疡：肝肿大，不能躺卧。

肾脓疡：尿频，肾区疼痛。

胃肠脓疡：胃肠鸣胀，疼痛。

诸症成熟后溃破流出腐肉脓血。

治法：分总体治疗和具体治疗两种。

总体治疗：药治、外治等。

药治：有汤剂、散剂。疾病初期多次内服三子、苦参、巴沙嘎汤之后在各自脉道针刺放血。结合体质酌情内服水银十八味散或冰片二十五味散。

具体治疗：

肺脓疡：药用檀香八味散加天竺黄。

肝脓疡：药用《四部医典·后部医典》所述红花七味散。

肾脓疡：药用白豆蔻十味散。

胃溃疡：药用五灵脂九味散。

肠脓疡：药用阿那日五味散。

确诊发病部位之后交替服用总治药物和针对各脏腑内服药物。未能平息疾病者按《四部医典》所述之泻剂加各自对治药施泻下治疗，并用甘露五味汤和各种花卉浴疗。仍未治愈者用喜马拉雅多籽芹、鸽粪、独活等浴疗，促使成熟后刺破引脓治疗；或以酒糟吸脓，若硬则与浴疗交换治疗。脓扩散者用水银干涸脓血、协日乌苏，最后浴温泉疗法为佳。

增补甘露精要八支秘诀医典，除一切病魔折磨嘎布日，断随时死亡之索利刃者苏日亚病之治疗第九十八章结束。

第九十九章　淋巴病

　　淋巴病虽有分为八类之说，但在此不展开讲述。从病因病缘、诊察症状、治疗方法等三个方面讲述。

　　病因病缘：由劳甚而伤，或者赫依、楚苏紊乱引起淋巴结肿大。其患病部位大多数在咽喉、颈项、眼角、腋窝、腹股沟等部位。

　　诊察症状：赫依所致淋巴病，如淋巴结吹胀似肿大。希拉所致淋巴病，巩膜黄染，肿块灼热成脓。楚苏所致淋巴病，灼热，红肿，患于脉道。巴达干所致淋巴病，不甚疼痛，肿块紧实而凉，色白。发于肌肉淋巴病，腺紧实硬大，肿块软而油润。发于脂肪淋巴病，色白，凉，肿块时大时小有变化。发于脉道淋巴病，患于脉道（似脉管脱出），变软且动。瘰病，肿块坚硬而翻转，肌肉深处疼痛，肿块（外肿块）变化不大，有时自行消散或增大，有些肿块不易成熟，有些迅速成熟化脓，坚硬难以成熟，像冻蔓菁而发痒，增长快，破则可放弃治疗。

　　治疗方法：

　　外用药：药用五灵脂散，用尿调和涂于患处。

　　内服药：药用文冠木九味散加黑云香、多叶棘豆、水银（制），用淡酒送服。

　　外治：在发病处就近脉道针刺放血。此法尚不能治愈时用花卉药剂施治，即姜黄、小檗、大黄、茜草、枇杷叶、酒曲、靛青、铁落、狐粪、狼粪、松鸡粪、猴粪、猕猴粪、兔粪等制成散剂，涂敷患处；或者各种禽粪和鼠粪制成散剂，涂抹罨敷治疗，促使化脓之后刺破引出脓血，若疼痛不甚者将要肿胀下垂淋巴瘤连根一起切除而烙之。其他详细分类诊治本章不一一赘述。

饮食起居调理：与伤热总治相同调理。

增补甘露精要八支秘诀医典补遗者，除一切病魔折磨嘎布日，断随时死亡之索利刃者淋巴病之治疗第九十九章结束。

第一百章　疝　气

疝气从病因病缘、分类、诊察症状、治法等四个方面讲述。

病因病缘：由饮食起居不当，邪魔作祟（意外），下清赫依紊乱，一般热症侵袭髋臀所致。

分类：在《四部医典》中分为六种，归纳为热、寒两种，主要是因病缘热、寒落于髋臀所致。

诊察症状：

热症所致：热势大，红肿，剧烈刺痛，甚者化脓，此时大部分合并粘热。

寒症所致：疼痛轻，病变凉，重硬，不易化脓，脉缓，尿青。

治法：有药治、外治、饮食、起居四种。

药治：热致疝气者嘎日迪五味散加文冠果、水银（制）制成散剂，凉开水送服，之后内服嘎日迪十五味散。有时亦内服诃子十味散。寒致疝气者内服嘎日迪五味散加冬青叶、水银（制）或槟榔八味散加水银（制）、硫黄、协日乌苏三药（白云香、决明子、苘麻子）、文冠果、海金沙、石榴等制成散剂，用酒送服。

外治：热致疝气者使用青蛙肉和葫芦（猛煅）加草乌、菖蒲制成散剂用陈油调和涂于患处；或草乌、菖蒲、麝香、大黄、狼毒、烟灰等用尿搅拌涂在患处，针刺踝脉放血；或三子与奶牛尿搅拌涂于患处。祛粘后稍稍针刺踝脉放血，病情加重化脓渗漏者如同外伤治疗。

寒致疝气者使用三热药罨敷,施火灸阴阜中、睾丸根肉线、拇指关节、第十八脊椎穴治疗。

热寒合并者取牛奶温火煮沸,加纯油,待温热时加三热药、肉桂花、草豆蔻、木棉花、荜茇根、酒曲、苍耳子、苦参、白矾、冰片、阿魏、白巨胜、猪血、紫茉莉、驴血、天仙子、信筒子、毛茛、蒺藜、干姜、雌黄、"东华"、蓖麻子、冰糖等量制成丸剂,早晚各一次内服,可医治疝气、各种白巴木病、痞瘤、腹泻、佝偻病、呃逆、尿闭症、赫依楚苏引起的各种病症,此方还有避孕作用。用一升黑芥子油煮沸,待温热时加白巨胜、光明盐、阿魏等制成散剂,前身后背从上向下涂抹于患处,可治愈睾丸肿大,此为古印度佐勾格日大师的验方。无论古印度或藏医,若要治此病宜浸浴含硫黄等矿物质的温泉为佳。

饮食、起居调理:热所致疝气疼痛剧烈则禁忌奶酪、酸甜饮食等,饮食、起居调理与粘热相同。

增补甘露精要八支秘诀医典,除一切病魔折磨嘎布日,断随时死亡之索利刃者疝气之治疗第一百章结束。

第一百零一章　巴木病

　　巴木病是一种重症顽疾，为此现结合圣人和空行母之教诲，从病因、病缘、分类、诊察症状、治疗、镇逆和预后等七方面讲述。

　　病因：分为近因和远因两种。远因如同前所述。近因是体内协日乌苏、楚苏、巴达干等三者，尤其楚苏、浩日海为此病的直接原因。

　　病缘：饮食起居不当，时令反常，阿达作祟等引起。

　　饮食：由酸奶，豆类，生食腐败变质、变酸，重腻钝食物，森林中积水，污水，茶饮甚，陈旧肉，缺乏营养食物及老陈酒等引起。

　　起居：由久坐，白昼睡眠，渡水，居潮湿地，瘴气之染，久坐薄垫等不当行为而引起；还有破常习行为，背弃誓约，刀、石之伤和陈旧性粘热侵入协日乌苏而发病。

　　时令与阿达作祟：劳作失常，行为起居不当引发此病。此称古修行者之"水病"，有人称"蛆虫之足"也。如今不明之庸者乱称之为寒性楚苏、痛风、合如呼、自发粘、狼头肿（赫依）、接触毒、合毒、白脉病等，误治而送其命。本病被认为粘疫性巴木病，而《四部医典》称属自发疮的巴木病，是容易误诊的顽疾。须以大智慧无误（准确）地诊治焉。

　　分类：《甘露瓶》等医学著作所述巴木病发于皮肤者谓之白巴木，发于肌肉为花巴木，发于骨骼为黑巴木，分别与三根合并，共有九种之说，但在此简述为白、黑、花巴木三种。

　　诊察症状：白巴木病是赫依引起，具有白之证候，出现头沉，寒战,汗毛起竖,脉缓尿青,肿不热,疼痛轻,呈灰白色按之凹陷。

黑巴木病是楚苏希拉引起,脉紧,尿如茜草汁或银朱、烟色、热合并者,热势大,脚背、脚趾、腘窝等肿胀,肿呈暗红色,硬而剧痛,出紫褐色斑疹和水泡,久者溃烂破损。

白、黑巴木合并者称之花巴木病,肌肤如猫头鹰花斑或火焰色,病因为白、黑巴木合并巴达干引起,症状为两者合并出现。

按发病部位诊察:患于肌肉和骨骼者肿胀更甚;患于脉筋腱者肢体伸屈困难,疼痛剧烈,侵入骨骼时肿胀持久而牙龈发青,溃烂,出血,发臭脓味,鼻腔里生黄水疮,深处刺痛不可忍。若侵入骨髓者不治之征兆也。患于心脏者症状多变,表现腿突然起紫褐色泡而剧烈疼痛,则难逾七至九天矣。如若症状错综复杂未能鉴别诊断有疑问者,用患者本人的尿液冲洗肌肤,若肌肤出现红斑或黑花斑者即刻确诊为巴木病;或干姜粉末用陈酥油调和涂于患处,若疼痛加剧者即刻确诊为巴木病。

治疗方法:有饮食、起居、药治、外治等四种。

饮食调理:食用大麦粉制食品,饮无盐面糊加红奶牛的新鲜黄油。服用奶油、无盐淡茶,粘热消失之后,为增加食欲食用牛奶酪;赫依偏盛者,饮服肩胛骨汤;或可食用葱做菜,夏季用葱叶、冬季用葱根煎煮至未闻及葱味,煮到稀稠适度的时候盛一中碗,并向葱汤诵咒(心理疏导),用葱鞭抽头部和身躯,余葱汤洗患处,将患者用衣物盖好。闲适一天后,若尿液呈透明,泡沫大者为病情好转的征象,继而葱菜汤内加少量盐和面食用几天。楚苏热致胸刺痛,头痛,神志模糊者与萝卜煮汤交替服。若未能治愈者加用血甘露。用葱菜汤加萝卜汤可消除并发症。最后养身滋补,食用犏牛犊肉,无毒白蜜等新鲜、营养丰富的食品,禁食腐败、难消化食物,更要忌酒一年。

起居方面：禁忌烈日下劳作、淫欲、骑乘、爬梯等加重病情之行为，居室宜凉爽、身心放松，脉、尿伏热者，宜漫步。

药治：有内服药、外涂抹药等。

内服药：疾病初期药用三子、苦参、山矾叶、龙骨、地格达、手掌参等煎煮呈浓汤，分热、温、凉三期服药。消除粘或黑巴木病时内服嘎日迪五味散加手掌参、牛黄、红花、苦参、五灵脂、羽叶千里光、角茴香、党参、狼舌、全蝎、螃蟹、棘豆、黑云香等十七味散剂或嘎日迪五味散加牛黄。

花巴木病和白巴木病：草乌、诃子各四钱，木香一钱，菖蒲三分之二钱，麝香三分之一钱，六良药（天竺黄、红花、丁香、肉豆蔻、草豆蔻、草果）、三红药（茜草、枇杷叶、紫草茸）、银朱、藏红花、熊胆、石决明、刺柏叶、协日乌苏三药（白云香、茼麻子、决明子）、草乌、香青兰、文冠果、水银（热制）、白硇砂等二十七味制成散剂，服药量为麻醉之感，每日三次，内服，如同霹雳摧毁山岩似根除粘病。粘热消除症状为脉缓慢，尿色发黄，有泡沫尿，疼痛和肿胀症状均减轻。此时谓之用莱菔治疗期。但初期三天为服用汤剂之期，中间三天为使用消除粘热制剂之期，并结合病情对症下药。对各种协日乌苏症，将莱菔去除杂质、洗净搓成糊状，挤出浆汁，若协日乌苏偏盛者加未开花之前采集的香青兰、白硇砂制剂。粘偏盛者多叶棘豆为贵；躯干恶血侵袭腿部者宜用骚血普清散；巴木病入筋腱者宜用水葫芦苗，各自导药加单传两种秘药（芜蓁子、香青兰），完全搅和过夜，次日日出时服用。首次剂量半个鸡蛋大小，并逐渐加量，不宜出汗，衣着需温暖，避免白昼睡眠；若胃肠不适用热砖头热罨，到晚间换用杀粘丸粒，热则可用石榴四味散调养胃火。如是第三、第五、第七、第九天服上述秘药，使病人呼吸平稳，睡眠昼少夜多，心悦，尿量增多,肌肤花红色消失,用药至脉象平稳为止。之后水银珍宝剂和黑云香嘎日迪制剂等结合病情辨证施治。

外用药:

涂抹:即莱菔渣、三红药(茜草、枇杷叶、紫草茸)、碱花、炉甘石等制成散剂罨敷于患处。之后使用炉甘石、点地梅、协日乌苏三药(白云香、决明子、茼麻子)、吉勒泽、闪锌、菖蒲、碱花等制成散剂,用奶牛尿(或萝卜汤)调和涂抹患处。患白巴木病时用马、狗骨等煅烧灰与白云香制成散剂涂抹患处;或用青石、代赭石、黑云香、磁石、多叶棘豆、黑狗粪等制成散剂,用黑油调和涂抹患处有益;或炉甘石、大黄、吉勒泽、草乌叶、党参、菖蒲、协日乌苏三药(白云香、决明子、茼麻子)、五灵脂、苦参、文冠果、麝香、人黄(制),用奶牛尿或萝卜汁调和制成浆剂涂抹患处,可消肿,恢复肢体屈伸功能和皮肤之色也。对筋腱强直僵硬者使用寒水石(猛煅)二份、代赭石、炉甘石、银朱、雄黄、磁石、碱花、三石棉、火硝、细辛、黄连、多叶棘豆、五灵脂、草乌、菖蒲等制成散剂与黄酒糟调和制成浆剂,根据病情涂抹一、三至九天,能软化角质,对筋腱何足挂齿。另外用白胸狗粪、黑白云香煅烧灰、朝北山坡处的青石粉与籽油调和涂抹于患处即刻除巴木病。对皮肤瘙痒、皮屑脱落则用协日乌苏三药(白云香、决明子、茼麻子)、寒水石、代赭石、炉甘石、磁石等量制成散剂,与猪油脂调和,根据病情涂抹七至九次。之后宜日晒火烤,但平时忌之。

贴敷药:稀稠适度胶水内加入面粉、大黄、碱花、烟灰等剂,减去总量一半后加清热药温火煮煎。如同奶酪制成浆剂者加代赭石、磁石、黄铜矿、银矿石、三石棉等多种石类为宜,草乌、狼毒、吉勒泽、瑞香狼毒、协日乌苏三药、多叶棘豆、炉甘石等制成散剂搅匀之后贴敷于肿胀处。用毛团或夹板等压盖病伤处处理。还可用"安消"大贴剂，主要对腿巴木病、麻风病、新旧伤肿、粘痈等有良效。此为北方医学派名医之验方。

外治：祛除粘症之后，内服三子汤分离正楚苏和恶楚苏。若巴木病患于小腿外侧者针刺揣端脉、胫尾脉；若巴木病患于大腿内侧者针刺鱼心脉、踝脉、胫面脉；若巴木病患于膝关节腘窝者针刺马笼头脉等处，施适宜的粗脉放血治疗。

镇逆：经过上述治疗未见效者，使用火针和峻泻疗法。若赫依所致巴木病经上述药物和放血疗法未见效者使用火针灸疗。若巴木病陈旧侵入筋脉拘挛，经上述治疗未见效时使用下泻剂和利尿剂施治。下泻剂：藜芦、狼毒膏、巴豆、碱花（北方）、硼砂各一份，滑石、甘草、红花、荜茇、白硇砂等半份，斑蝥一十七只或二十一只（优质则一十七只，普通则用二十一只）等制成丸剂，大小为泡涨豆粒大。疾病初期内服九粒或一十一粒，用白开水送服，腹泻二至三次之后改用脉泻剂，从此药丸减至五至七粒，前服之药消化之后接着服药，如此连续服药；并在疼痛处用石块泡酒烤烘热敷，避免受寒着凉，衣着温暖，用温热黄酒善后调理泄泻断其病根。可祛除陈旧巴木病侵入脉、骨骼之毒。诸治而不愈，则有在巴木病肿疡与未肿疡间切除治疗之说法，但此法非高明之举，常无济于事，所以在此不必赘述。

根治：用侧柏叶、山川柳、黄花杜鹃、麻黄草、艾蒿等捣碎之后放淡酒里煎煮取汁，洗浴。观察洗浴对僵硬，强直，肿胀是否有益，若有益，则证明洗浴含硫黄为主五种天然温泉对寒性巴木病非常有效。对楚苏热致巴木病可洗浴含寒水石、泉华等多种矿物质的混合温泉为好。对寒热相兼花巴木病洗浴含硫黄、寒水石、泉华等温泉皆有效，这些可治僵硬、强直，并能消除疾病残余。求其速愈可行放血疗法和拔罐疗法。而关节积水治疗时机未到即行抽吸疗法会导致肢体弯曲、僵硬、强直甚至死亡。此时巴木病入脉道和命脉，加重病情，所以治疗上万万不可操之过急，(《甘露瓶》中讲)不宜用峻猛的外治法治疗，对赫依楚苏增盛、水肿病等其他疾病，按各自章节所述治疗。

增补甘露精要八支秘诀医典，除一切病魔折磨嘎布日，断随时死亡之索利刃者巴木病之治疗第一百零一章结束。

第一百零二章 会阴瘘管病

会阴瘘管病从病因病缘、分类、诊察症状、治法等四个方面讲述。

病因病缘：久坐薄垫，骑乘，长期居于潮湿之地而致病。

分类：单一型三种，合并型三种，聚合型一种，共有七种，但在此概括为有、无粘两种。

诊察症状：会阴瘘管病合并粘者，色红，脉和尿呈热症。无合并粘者，疼痛轻微，脉和尿无热症征象。

治疗方法：药治、外治、饮食、起居等四个方面。

外治：疾病初期针刺踝脉放血，出现疱疹时刺破排恶楚苏。同时施马粪罨敷，施灌肠导泻疗法。如若合并粘者先镇制粘治疗为佳。疾病迁延陈旧时使用泻剂和热水浴，并结合三子、猫骨制成浆剂涂抹于患处施治。

药治：药用嘎日迪或黑云香等制剂，结合粘热症施治。无合并粘者，药用信筒子、三子、荜茇、白豆蔻、连翘、辣椒、白云香等制成散剂内服。

饮食、起居调理：要按调理总体素原则治之。

增补甘露精要八支秘诀医典补遗者，除一切病魔折磨嘎布日，断随时死亡之索利刃者会阴瘘管病之治疗第一百零二章结束。

第一百零三章　分娩法

儿科病总体从分娩、婴儿保育、小儿疾病和小儿阿达等四方面讲述。在此只讲述分娩，其余详见各自章节。

分娩可分为初期、中期和后期。

初期：怀胎九个月可进入围生期，此时孕妇右乳先泌乳，右肋腰高突，常以右侧为优势侧。孕妇到围生期可适当行走，食用新鲜肉汤、大麦和苋菜汤等。为祛赫依可食用奶油滋补品，禁素饮品，还要经常按摩下身、四肢，特别要轻轻按摩阴部。

中期：出现宫口阴道口松弛，臀沉（疲乏、困倦、只想原地活动），无欲，腰腹、大腿臀部及心区不适感，尿道及阴道口张开，尿及分泌物增多，股根疼痛。此时应居于安静僻远地，同时诵吉祥咒语（心理疗法），佩戴吉祥结和行熏香等。孕妇出现身心懒散等生产症状时以健康、顺产的妇女围伺，投服油面汤，发布生子消息。

后期：出现宫口张开流出黏液血，疼痛加剧，随后羊水破出，此时宫颈口张开，这时对臀部、尿道、腋窝及肋腰侧涂擦油后推拿按摩、保温。怀疑胎衣早下时，可将酒糟制成散剂用酥油搅匀涂抹于脐部施治。分娩孕妇跪于平板床上弯腰、用力可加快产出，但不要过于用力，否则会损伤胎儿。生产时说"宝贝儿子"等吉祥祝福语，向母亲脸喷凉水，绸缎纳凉等，使其缓解精神紧张自觉舒服。分娩很危险，重则生死离别，轻则遗留下各种疾病，为此要用新鲜营养丰富饮食滋补调理，并用黑蛇皮覆盖子宫部位和会阴部。其他胎盘滞留和子宫脱出等在妇科一般疾病章节详论。

产后胎盘做适当处理。

增补甘露精要八支秘诀医典，除一切病魔折磨嘎布日，断随时死亡之索利刃者分娩法之讲述第一百零三章结束。

第一百零四章　婴儿保育

婴儿产后要事，从诊察婴儿是否吉祥，祝福禄吉祥，剪断脐带，吉祥护理，喂乳方法，卧习，提高智能，增强体力，饮食起居，出齿等方面讲述。

预测健康与否：所谓吉祥之征候者是婴儿顺产仰生，脐带上缠，初生之啼声洪亮，头顶较长，头硬囟小，发际高，肌肤洁净，耳朵大，吮乳有力，对外界刺激有反射如是则易养，人财两旺，吉祥也。与上述相反，出生时俱牙齿婴儿有不吉祥之说也。

祝愿吉祥：婴儿出生后立刻祈愿祝福，诵"我的宝贝，心肝所生，长命百岁，目睹百秋；寿高荣华，消灾灭病；积善招福，人财两旺；幸福安康，吉祥如意"等祝词。

剪脐带：在脐四横指脐带处缚紧，使其不滴血，剪断，抱在怀中。

吉祥护理：用温香汤浴洗全身。

哺乳：用红花、麝香水加蜜调好放其舌上，再使其吸吮母亲奶汁。若母亲未下奶，应找健康无病、孩子健在的奶妈代乳。

卧习：头朝北或向东，于干净处躺卧，用油棉蒙盖脑囟，使其昼无眠而护理之。分娩后立刻用光明盐与酥油或木香与酥油时时涂抹脐上。

取名：首先祝福吉祥。以德高望重之人或父祖姓为婴儿名字之首字，附吉祥美妙之名。若孩子来之不易，每到黄昏后便以"留住"

称呼之。

提高智能：去毒黄金、狼粪、虎爪、牛黄、菖蒲、土木香、法药、孔雀翎焦灰、麝香、手掌参等制成散剂，喂服小儿可提高智能。

增强体质：白糖、兔心、红糖制成散剂，喂服，可使小儿增强体质矣。

防病（类似心理暗示）：马距灰、狼粪、麝香、胡椒、全蝎、黑种草子、瑞香狼毒、黑云香、独行菜根、桶边凝酥、草乌、硫黄、雄黄、兔心、狼毒等聚于彩绸中，根据其体质适量佩戴于项。

扎耳孔：婴儿满八月时穿耳眼，以拇指寻找耳垂中间最薄处，用狗毛丝线纫针穿眼后涂上油。男孩右耳，女孩左耳打耳眼。

饮食调理：要经常食红糖、蜂蜜、熔酥油等，可消肉疾。食用诃子、阿魏、三热药、菖蒲、藏木香叶、刺柏叶、粉红石盐、白山羊乳酿的酥油中煎成的膏，可增智、灵睿、妙音而使其嗜之。

起居方面：避免阳光照射眼睛（防目光斜视）；避免脚掌和囟门日晒火烤（防目光变得不光亮，不锐利）；冷则护耳；防止驼背，不可歪斜侧抱；不要过早起坐；要注意防备火、鸟、猛兽惊吓，防传染病。要适当抚触推按和晒晒太阳。

出牙齿：用蜂蜜、紫草茸、栀子制成膏剂涂搽于婴儿牙龈，促使其快速生牙。

增补甘露精要八支秘诀医典，除一切病魔折磨嘎布日，断随时死亡之索利刃者婴儿保育之讲述第一百零四章结束。

第一百零五章　小儿病

　　小儿病从病因、病缘、病种、诊察症状及治法等五个方面讲述。

　　病因：内因为赫依、希拉、巴达干弊。

　　病缘：分为母因和子因两种。母因是指母亲的饮食起居使楚苏希拉和巴达干增盛，因而母体患楚苏希拉、巴达干病变，其病也会侵犯儿体，或使胎儿患耳聋、眼瞎、口吃、残疾、佝偻、兔唇等病，这是先天性疾患无法治愈。（子病之病缘后叙）婴儿摔碰被打，拖扯，过早起坐，揪拉脐带，啼哭甚，过受湿潮，过食甚热饮食或甚冷饮食等缘故可致小儿罹患二十四种疾病。

　　分类：小儿病分为先天性与突发性两类病。母体病变遗传给婴儿的疾病称为先天性疾病。突发性疾病分为粗、细、精微三种。所谓粗病有胸病、肺病、肝病、呕吐、泄泻、疫疠、脐症、结石病等八种。所谓细病是指头肿、喉闭、脾病、胆病、胃病、大肠病、食土病、腐乳病等八种。所谓精微病是指眼病、耳病、口病、淋巴腺病、命脉病、肌肉病、虫病、痈疽疮八种。以上病在此分为热炽盛、呕吐、腹泻、热症、寒症、疫疠、脐病、希拉病、胃病、口病等十种来概括论述。

　　诊察症状：分为总体症状和具体症状、预测后等三种。

　　总体症状：啼哭不止，知其有病。何处有病，手抓和按此处，疼痛不能忍。眼睛难睁，面色发青，食欲不振，不玩不要，气息不安，声音变弱，难受呻吟，指甲变锐。

具体症状：肺热，咳嗽剧烈，乏力，痰涎壅塞，全身发热，脉和囟门跳动强烈，咳嗽频作，抓挠自己胸部和母亲，其后全身出汗，呻吟，呕吐，甚者鼻出血。此病称之"角力咳"或"牦牛咳"病，此病婴儿多见矣。

热泻：气短，脉和囟门跳动强烈，面油腻，体表热，胸闷，泻物偏红，或黄、绿，或烟汁色。

寒泻：萎靡，囟门脉跳动缓慢，泻物以乳色或似食物色而泛白。

热吐：楚苏希拉性呕吐是热吐，症状显热象。

寒吐：吐乳，食不化，吃什么吐什么，吐泡沫涎液，外象现寒象。

瘟疫：高烧如火，脉数，嗜睡哭啼出汗，气喘焦虑，汗毛竖起，烦渴嗜饮，手揉口鼻。

脐病：脐病分为四种，在此归纳为脐和脐周肿胀，严重时化脓。

希拉病：肌肤和耳背黄而透明，脉络明显，舌苔白，指甲发黑而长，不愿进食。

胃病：身体消瘦，身上积垢，食物不易消化，食欲不定。

口腔病：详见口腔病章节。

预后：手足四掌发白萎缩，耳朵干瘦贴头，鼻腔干燥结鼻痂，眼睛失神凹陷，眼睛不知闭合观看，舌燥而短，牙齿生垢，胃硬如石，进食即吐，气短，咽喉痰壅鸣响，腹泻如水，不吃奶，头缝张裂，肤色如金泛黄，肌肤肿，胃积水下注肝脐无治愈者，应该放弃医治。除此之外眼与舌等器官未失荣，呼吸通畅，脉迟，四掌发红，咂奶喜食，指甲透亮，纳药，疗效好者，皆有生机，应抓紧医治。

治疗方法：分总体治疗和具体治疗两种。

总体治疗：分三期、饮食、起居、药物及外治等五个方面讲述。

三期疗法：三期分为哺乳期、哺乳和进食混合期、断奶期等三期。哺乳期诊治时要对母亲进行施治，食物和母乳混食期则对母子同时进行施治，断奶期则施治于孩儿。

饮食调理：进食性轻、易消化的食物。

起居调理：不要让幼儿啼哭，不要着凉受冷。

药治：内服平息制剂，要用优质、易消化之食物和加白糖、红糖等甜食。施泻下治疗，内服汤剂，要精心煎煮草药变成温和性柔软容易消化药剂。下泻善后饮大米粥调理为佳。

外治：不论在何处针刺放血，皆以开窍为宜。不满一周岁的婴儿针刺放血时，宜在指尖处见血即可。火灸用泡涨豌豆艾柱，灸至脚掌皮肤有热烫感即可。

具体治疗：肺热，也谓之"牦牛咳"时先饮服白开水之后，内服止咳嗽滴丸，用土木香四味汤送服或者内服三臣剂（三豆散），之后仍频频咳嗽、呻吟者加用强巴柔丹创制的清肺十八味散，要特别注意饮食起居调理。若未能平息者，少许放血施治。

热泻：分为粘疫性腹泻和普通热泻两种。粘疫腹泻的诊治详见粘肠刺痛章节。普通热泻者药用熊苏素七味散加红花、熊胆、卷丝苦苣薹。少量食用稻米粥等易消化饮食。

寒泻：用滋补固本方剂。无效者药用五味子、橡子、茯苓、木瓜等四味止泻剂，少量食用温热营养饮食。

热吐：药用三臣散加石斛、白糖制成散剂内服。

寒吐：滋补固本方加石斛制成散剂用稻米汤送服。两者饮食为食用稻米面汤。

上吐下泻者：热泻用星夜之水，寒泻用酒，结合病症应用。另外从星夜水里，不用手接触而取出七块砾石，用红绸包好以五彩线缠绕戴在颈上可止泻矣；或者将孔雀翎煅烧后与一份麝香配伍服用，一份戴在颈上。

瘟疫：用三子、苦参煎浓汤令服，其后宜用三臣散加拳参、查干泵嘎制剂，吉也。频咳时三臣散加味甘草、北沙参服用。对紊乱瘟热，三臣散加味黄连、白檀香制剂令服，尤其对瘟疫等小儿疾病有特效，此方是名医柔丹创制的称之为"一药治百病"之验方；或三味凉药、白檀香、紫檀香、拳参等制剂对各种疫病也均有效。上述方为主，祛粘热药用麝香、云香、草乌芽、诃子，祛肺热药用木香、银朱、甘草、北沙参（以上今称为肺热普清剂），赫依热合并热症山滩界药用沉香、肉豆蔻、苦参、大蒜灰等制剂令服，并注意"热未成熟""热症山滩界"和"热增盛"各期的饮食起居，要认真调理。

脐病：用煮熟的面团热敷，药用三味凉药、白檀香、紫檀香、拳参制剂和三臣散，视病情以乳作药引送服，忌盐，避日光直接照射。

希拉病：药用诃子、红花、地格达、黑冰片等制成散剂内服。

胃病：药用滋补固本方。忌生硬粗糙食物，避潮湿、寒冷。

口腔病：药用麝香、牛蒡子、红花、牛黄汁、北方大碱等量制成水剂，令口含；或者用其自身脐带与麝香细研成散剂喷涂口腔；或者单日给婴儿施水浴，可使疾病不再复发并使病痛很快消散矣。详细治法见《小儿病治疗选编》一书。

增补甘露精要八支秘诀医典，除一切病魔折磨嘎布日，断随时死亡之索利刃者小儿病之治疗第一百零五章结束。

第一百零六章　小儿阿达病

小儿阿达病从病因、病缘、病源分类、诊察症状及医治等五方面讲述。

病因：贪、嗔、痴（三毒）和先天遗传疾患。

病缘：父母言行不善，婴幼儿膳食护理不当，环境秽污等。

分类：楚苏希拉偏盛热型阿达五种，巴达干赫依偏盛寒型阿达七种，共十二种，再加未成熟阿达、增盛阿达、山滩界阿达共十五种。

诊察症状：分为总体症状和具体症状两种。

总体症状：经常啼哭，惊恐，呻吟，失眠不寐，哈欠频作，齿咬下唇，抓扯母亲，口不含乳，身体僵直，转动眼睛，口吐白沫等。

具体症状：未成熟阿达症状为转动眼睛，惊恐颤抖，黎明啼哭。增盛阿达症状为瘫软瞑目、昏沉、发热、黄昏啼哭。有食欲者愈之易，不欲食者愈之难矣。

治疗方法：膳食、药物、温和与猛烈等四种治法。

饮食调理：禁忌食肉、酒、血类等，宜食酪、乳、酥油（茶）、奶食品、甜食和茶。

药治：熏药由牛骨、牛毛、牛角、牛皮、猫粪、山羊毛、孔雀翎、豆荚皮、大麦皮、黑云香、蝙蝠粪制成散剂，用公山羊尿调和制成酊剂点燃熏治。

温和治疗：用禳解法（心理治疗）。

猛烈治疗：经上述治疗未能见效者，要实施猛烈治疗，即对小儿实施心理治疗。其详述见《小儿病治疗选编》一书。

增补甘露精要八支秘诀医典，除一切病魔折磨嘎布日，断随时死亡之索利刃者小儿阿达病之治疗第一百零六章结束。

第一百零七章　小儿疫病

小儿疫病从病因、病缘、分类、发病途径、诊察症状及治疗等六方面讲述。

病因：愚昧所致三弊，与小儿阿达病病因基本相同。

病缘：言行不当，粘病祸祟，染及瘟疫所致难愈之病。

分类：分为侵于肺、肝、胃和父、母、儿六种。

发病途径：父疫者从后囟或顶门进入，母疫者从会阴进入，儿疫者从乳房和腋窝进入。

诊察症状：总体症状、具体症状、预测愈后等三方面。

总体症状：腹大，手脚残缺，痈疽，炭疽，水痘，粘病等。

具体症状：

患于肺部者：出现声音嘶哑，呼吸困难。

患于肝脏者：出现眼及肌肤发青、肝区疼痛。

患于胃者：出现呕吐、腹泻、便色不变。

父疫者：眼发青，瞳黑有神，肤色发白或红，肌肤有红迹，毛发不长，胸部出黑痣。

母疫者：腿缠绕，腘窝出黑痣，臀以下出黑迹，脚腿缠绕，尿急，指甲变长，皱处着垢，手握拇指等。

儿疫浅表症状：脐着垢泥，心神不定，疼痛。

儿疫深表症状：不明原因早晚哭泣，母子寒颤，嗜睡，无食欲，呼吸短促。

隐症：呼吸困难，胸闷，心情不畅，喷嚏少而弱，嗜睡，腿缠绕，臀以下发沉而无力。

预测愈后：如若浅、深、隐症俱全者犹如油尽之灯火，生机无望；隐者不全者，有可能治愈。

治疗方法：分为热寒两种，有熏治、内服药、涂擦药和诵经治疗（心理治疗）等四种治法。

熏治：用人黄，狗、猪、猫粪，麝香，云香，喜鹊肉，龙骨，草乌叶，菖蒲等制剂（道杜之道十大素制剂）烟熏；或可用喜鹊、猫头鹰、红角鸮、猫、黄鼠狼、黑狗、孔雀、刺猬、姜黄、草乌和猪粪等制成散剂点燃熏治和内服。

内服药：热偏盛者，内服"一药治百病"制剂加秘药（四药等量研末，单传）。

寒偏盛者：可内服复位精华剂加秘药和脏腑各自的对治药，开水送服。

心理疏导：使用上述药物治疗未见效时可诵咒施治（心理治疗）。

增补甘露精要八支秘诀医典，除一切病魔折磨嘎布日，断随时死亡之索利刃者小儿疫病之治疗第一百零七章结束。如此儿科五章讲述完毕。

第一百零八章　妇科病

　　妇科病从病因、病缘、分类、诊察诊断及治疗等五个方面讲述。

　　病因：由三毒（根）四元所形成的人体，因心理情志因素导致的乳房、子宫、月经等的异常。身体精华之最精血，分为红白两种，其红者十三岁时开始，受精怀胎后才能形成人身。白者化为乳汁输入乳房，滋养胎儿成长。

　　病缘、分类：由于饮食、起居失调等缘故，产生五种子宫疾病，十六种脉病，九种痞瘤病，两种浩日海病。妇科疾病主要有三十四种，一般妇科病八种，在《四部医典》中共计为四十二种。妇科疾病较多，但详细诊察不超四十种，详见《蓝琉璃》便可知，即楚苏淤症总体一种，具体淤症（包括心、肺、肝、脾、胆、肾、肠道、乳淤、血淤、合并凝聚等）十种，共十一种。赫依淤症总体和具体有头部、骨骼、心、肾、胃、肠等（无性生活，子宫血痞瘤，少女违背意愿失身流血，过度性生活精液淤积形成痞瘤等，在此归纳重点讲述）。

　　诊察症状：分总体症状和具体症状两种。

　　妇科楚苏淤症：

　　总体症状：腰部以下骨关节酸痛，下腹部灼热，胸背刺痛，诸脉热弦，身上生疱疹，月经滴漏，积聚或积血化脓。

　　具体症状：

　　心楚苏淤症：胸部刺痛，小腹灼热痛如刀割。

肺楚苏淤症：出现咳嗽频繁，胸部刺痛，小尖脉怒张而硬，面、唇浮肿，四肢麻木。

肝楚苏淤症：目赤红，头和肝区疼痛。

脾楚苏淤症：出现肠端刺痛，胃胀肠鸣，脾区疼痛。

胆楚苏淤症：出现疲乏无力，口干舌燥，口渴引饮，咳嗽，皮肤黄染。

肾楚苏淤症：腰部以下骨骼酸痛，阴部发痒，阴户灼痛。

肠楚苏淤症：出现小肠刀割样灼热刺痛。

乳汁淤症：出现月经变白而清稀似水，心烦意乱，恶心，尿道疼痛。

乳房楚苏淤症：出现乳房肿胀刺痛。

恶楚苏淤积症：出现小腹胀满阵痛，身体沉重，不愿行动。

妇科赫依淤症：

总体症状：全身骨骼酸痛，头晕，心神不安，头骨发凉且全身浮肿，皮肤肌肉间疼痛，肌肉肿胀麻木，眼花、癫狂或昏厥，健忘，小腹疼痛，尿浊，尿道疼痛，月经淋漓不止。

具体症状：

头赫依淤症：出现头晕，听力减退，两耳流脓，牙齿及腮部疼痛，白带增多。

骨骼赫依淤症：出现胯骨发凉酸痛，腰、骨髓、关节麻木失觉。

心脏赫依淤症：出现头晕、耳鸣、心神不守、烦躁、神志不清、癫狂昏厥。

肾脏赫依淤症：出现腰部、关节酸痛，遇寒腰部以下加重。

胃赫依淤症：胃胀满阵痛、食物难化、寒凉食物，使病情加重。

小肠赫依淤症：小肠如被扭拧绞结，月经淋漓不尽。

治疗方法：分为总体治疗和具体治疗两种。

总体治疗：分药治、外治、饮食、起居等四种方法。

妇科楚苏淤症使用寒热药物交替施治，妇赫依淤症则使用性热和营养丰富药物施治。

妇科楚苏淤症的总体治疗：

药治：内服三子、苦参、荜茇、橡子、诃子煎汤剂；或药用沙棘、木香、朴硝、山柰、肉桂、硼砂（制）等份与等量枸杞子制成汤剂煎，开水送服，可治愈妇科楚苏淤症。若妇科痞瘤者加贝齿灰为佳也，或在肘面脉、短翅脉、踝脉针刺放血施治。未见效者使用泻下剂和利尿剂施治。内服诃子、光明盐、干姜、大黄、沙棘、甘草等煎汤泻下治疗，可镇痛、暖宫、疏通脉络等。消除妇科疾病三贵药紫茉莉、赤飑子、光明盐（制法口传），干涸协日乌苏、脓血二勇（斑蝥，滑石），诱发病原和收敛四泻下药（狼毒、藜芦、京大戟、巴豆），祛除赫依三热药紫硇砂、马肉、蛇肉等制成散剂称之舵手十四味散，以三子和大黄煎汤送服；或施阴道上药和灌肠等治疗，可使疾病从下两道排出；或使用尿泻剂，即斑蝥、紫硇砂、朱砂、滑石、硼砂、方海、肉桂、赤飑子、干姜、胡椒、光明盐、马先蒿、六良药等制成黄豆粒大小丸剂，每次7~9粒服用；或者使患者无枕左侧卧泻下，再蹲坐用新柔性黄酒催其完全清泻；或各种花类、松节、芝麻渣、鸽粪之类，以酒煮之，热罨敷于患处。上述具体疗法是闭经、子宫痞病、死胎、脓血淤积等妇科各症治疗的最佳疗法。另外，祛除巴达干赫依，胃火衰败，妇科病引起闭尿等巴达干寒症，内服含红花之阿那日五味散剂加蒺藜子、香青兰（花）、胡黄连、漏芦花、地格达、金腰子、三子、沙棘、芫荽子、木香等制成散剂，腰肾发病者加用治下体病的三果药（大托叶云实、蒲桃、芒果核）、壮西、干姜、五灵脂、胡椒等制成散剂，用白糖水送服，此方为治疗一切楚苏希拉热症的佳方，又称之石榴安宁剂；或用木香、栀子、石榴、巴沙嘎、草豆蔻、荜茇、香青兰、干姜、芫荽子、菊花、丹参、鹫粪、信筒子等称之优日乐十三味散剂，此剂对宝如病和楚苏希拉巴达干胃病等均有益，又无害于寒赫依病症。上述两种总药交替应用或根据寒热酌情施治。

外治：妇科病侵入骨骼者，用各种骨骼煎煮施药浴为吉，另外五味甘露浴和天然温泉结合热寒症酌情辨证施治。

饮食起居：妇赫依淤症和妇楚苏淤症要鉴别诊断后针对寒热症无误地调理饮食起居。

妇楚苏淤症具体治疗：

心楚苏淤症：取腑脉针刺放血，药用三子油制剂，火灸第六、七脊椎和脚心。还针刺各自脏腑所属脉，火灸各自运行腧穴，并施油剂疗法。上述治疗未见效时内服上述泻下剂和利尿剂二便泻剂加各自的对治药施治。

乳汁淤症：使用各类谷物热敷，盐和油剂搽抹，肉桂、蒺藜、松树根、白花龙胆和红糖制成散剂内服。

乳房楚苏淤症：用朱砂搽抹，并用一条"朝日哈"鱼以鱼嘴搔之。内服诃子、吉勒泽、巴沙嘎煎汤，并加牛黄、朱砂、麝香、熊胆、方海、毛连菜制成散剂；或者红花十七味制成散剂（十三味红花加味协日乌苏三药及文冠果膏）内服。

外用药：主要以草乌、菖蒲、麝香等加茜草、香附、吉勒泽、五灵脂、紫草茸、枇杷叶、大碱、黄豆粉等制成散剂搽涂于患处。病情严重者使用石药制剂消除之。针刺背脉放血，火灸第三、七脊椎。

楚苏淤积变硬者用五谷或盐热罨敷。药用鹿角、赤飑子、白硇砂与酒调和内服。针刺踝脉、马镫脉放血，食用温热食物。

妇科赫依淤症总体治疗：使用营养滋补法施治。肥羊肉捣细，充分煎熬成羹状，加入奶、新油、肉豆蔻、荜茇、阿魏等制成汤剂，每日分三次饮服，此方是《四部医典》内祛除妇科赫依淤症的精华；或者内服阿敏巴日其九味散（此方赫依章已讲述）；或用黄精、天门冬、手掌参、肉豆蔻、丁香、沉香各等量与等量之白豆蔻制成白豆蔻七味散（白豆蔻补益散），无遗漏地消除妇赫依淤症，此法由北方医学派名医创制。

妇赫依淤症具体治疗：

头赫依淤症：饮服羊头骨（肉）汤、酥油酒和三子油剂后针刺囟门放血；或者火灸三结门穴，热罨敷头部。

骨骼赫依淤症：药用二岁羊骶尾骨（肉）汤加竹青皮、三热药、茜草、肉桂煮熟，温服。

心、肾赫依淤症：饮服骨药酒，并用白豆蔻补益散加角盐、厚皮肉桂散剂，内加入二岁羊心、肾，各自煎煮服用；或饮用蒺藜酒、蜂蜜酒后，火灸各自的运行腧穴。

胃赫依淤症：药用石榴散、火灸调火赫依运行腧穴及第十二脊椎穴。

小肠赫依淤症：羊血加肉桂、角盐、厚皮肉桂、诃子、白豆蔻、苦参、各种调料和米粉等搅匀灌二岁公羊肠后煮熟，每天黎明食用。

增补甘露精要八支秘诀医典，除一切病魔折磨嘎布日，断随时死亡之索利刃者妇科病之治疗第一百零八章结束。

第一百零九章　妇科具体病

妇科具体病的病因已在妇科病章叙述，在此从本病的分类、诊察症状、治法等三个方面讲述。

分类：分为带下症、痞瘤、阴道浩日海动及浩日海怒等四种。

诊察症状：

带下症：经白，疲倦，腰腹疼痛，为寒赫依所致。

痞瘤：经血，协日乌苏，赫依滞聚于生殖器所致。此时胃肠和小腹部阵阵胀满疼痛，食物不化，尿频，患病之处积聚成坚块，如同身怀六甲阵阵坠痛，黄水滴流。

浩日海扰者：因热而尾椎，阴部发痒，乳房增大，烦躁，失眠，喜动，性欲增，身体消瘦，阴臭。兴欲亢奋，阴痒，常常因手淫而引起浩日海怒，阴部肿胀，流黄水，坚硬疼痛。

治疗方法：对带下症药用石榴四味加红花、大托叶云实制剂，用温热饮食，下腹部涂油罨敷治疗。对痞病药用沙棘四味散加硼砂、贝齿灰制剂或用如前所述回生救命丸破瘤。痞瘤破溃失血者要注意滋补身体。浩日海动热症者以男人侍从。浩日海怒用各种果种或花来热敷，并用荆芥八味散加汁注入阴道。

饮食起居：遵总治调理。

增补甘露精要八支秘诀医典，除一切病魔折磨嘎布日，断随时死亡之索利刃者妇科具体疾病之治疗第一百零八章结束。

第一百一十章　产科疾病

产科疾病从妊娠反应、难产、子宫脱垂、胎盘（衣）不下、产后失血、产后淤血、产后毒攻等七个方面讲述。

妊娠反应：开始受精怀孕到发育形成男女时，孕妇出现懒惰，多泪，恶心，嗜好各种饮食，空呕，旧病复发等现象。此时白天勿睡眠，勿冷，进所嗜好之饮食，忌马肉、驴肉和飞禽肉，不要劳累、生气，居温暖干燥地。视所患之疾病，须对症施治。

难产：有堕活胎、死胎两种。未足月而堕胎为无福之缘。此时取赤爬子、白贝齿、泡囊草、光明盐、羚羊角、紫草茸、香墨、沙棘、水银（制）等量及秘药（楼斗菜），上述药等量配制，当晚禁食，次日清晨给药，并在踝脉、镫脉、胫尾脉放血治疗后方可下胎。怀孕不满五个月时，按月数熏疗数次，禁食后将上药加入油和食物内掺和食用；或饮花椒汤，吞酥油促使呃逆治疗；或将药物和女性囟门顶发（煅）、男性阴毛（煅）、猫胎衣（煅）、陈油混合服用；或羚羊角、三味犀牛角加入黄酒给药，此后白硇砂、藜芦、紫硇砂与酒调制服用后皆能堕胎。小腹和会阴部疼痛时用鼹鼠土熏疗法治之。

死胎堕下：用赤小豆、硇砂和羚羊角、藏羚角煅焦黄共研细末，以酒调和服用；或藜芦、楼斗菜、蝙蝠毛、羚羊角等以蔗糖酒调和令服；或藜芦、硇砂、鹿角煅灰等以酒调和敷疗。堕至骨盆口不下时穿通胎儿囟门用手指扣拉，或者用器械解肢取出，此为《宇妥·元丹贡布》创制；或用羚羊角、犀牛角、藏羚角、干羊胞衣（胎盘）与酒送服；或者在第十六脊椎处用黄酒干渣以酒炒之罨敷治疗。

子宫脱垂：用温水和乳汁洗净后，将子宫外翻向内整复，用手指托进，再服花椒水促使打嗝，收缩子宫复位。若无效，用清洁之毡片缠绕于杆状物上并沾硇砂送入体内，抬其两脚抖而固之，并敷疗其阴部。另外用温乳汁洗涤，涂羊油，用绳拴住病人两脚，并用棒敲绳震而复位。若无效则用手托入后，用油煮毡片来敷疗，并注入硇砂、干姜、藜芦、紫硇砂制剂可使脱垂缩回。最后垫高臀部，禁忌坐起和行走。

胎盘不下：药用鹫喉、硇砂、东莨菪、寒水石与红糖调制，用小麦黄酒送服；或用石花（炒）、蛋黄制剂调理。若无效，应用羚羊角、羊角、三热药（干姜、荜茇、胡椒）加入羊汤调理后胎盘定能下矣。

产后失血：将红糖、白糖用酒调之服用，无效则将瓦松以酒调和内服；或用焦大麦汤加蜂蜜、熊胆和血余炭令服止之；或者加熊胆、肉桂令服；或者以雪鸡翎煅烧，蜂蜜、白糖皮灰令服，在两腿肚与下半身用冷水淋洗，火灸第十六脊椎，按摩并用焦煳之烟熏疗，饮红糖酒与骨汤。

产后淤血：血淤下腹阵痛者，取朝东鼠洞土用酒炒后热熨；内服祛腑热红花七味散或穿山甲制剂。

产后毒攻：产后过度食用性热、油腻食物，白天睡眠等缘故致使希拉热激增，出现脉象紧，体弱，烦渴，胸刺痛，痰涎赤红等症状。对此用地格达八味散镇希拉热，或红花七味散加味熊胆令服。热甚则用八贵散（额日赫木八味）或冰片三味制剂令服，或吉勒泽与奶酪配制外涂，或取小尖脉、肝脉、脏腑总脉、短翅穴以及大肠俞针刺放血。

最终，下清赫依紊乱者可灌肠治疗，或用饮食、药物视寒热病情交替施治。

增补甘露精要八支秘诀医典,除一切病魔折磨嘎布日,断随时死亡之索利刃者产科疾病之治疗第一百一十章结束。

第一百一十一章　绝　育

绝育法分为临时节育、绝育和避孕等三种方法。

临时节育：用麝香、紫草茸、马血等制剂，早空腹水送服，可获得三年避孕效果；或者用白硇砂大麦粒大剂量，吉勒泽一个，羚羊角半个鸡蛋剂量，香墨麻雀蛋剂量，麝香黄豆粒剂量，姜黄三个黄豆粒剂量，白山蓟、灰菜各一个鸡蛋剂量制成散剂，内服，也有同样疗效。

绝育：用胡椒水开脉窍，再用紫草茸、姜黄、麝香、香墨等制剂加秘药（雄骡子鞭）可绝育；或用精液、紫檀、花蕊石各豆粒大剂量研成细粉，与食物混合食用可断孕；或白糖、奇蹄动物肉、虎肉等制剂也可绝育；或者用香墨、硇砂各羊粪蛋剂量，蓝黏土三分之一羊粪蛋剂量，烟絮、碱花、五灵脂两个羊粪蛋剂量，兔粪球两粒，硇砂一个羊粪蛋剂量，研末置青铜盘内，干燥制成豆粒大丸，晨起服用。

避孕：用紫草茸鸡蛋大剂量，香墨、羚羊角各拇指般大小剂量，硇砂羊粪蛋大小剂量，草乌黄豆粒大剂量，诃子九个黄豆大剂量，共研细末，制成丸剂，每次十二丸，与酒、奶调和，每月初一空服，可获得一个月的避孕效果。

此是"增补甘露精要八支秘诀医典，除一切病魔折磨嘎布日，断随时死亡之索利刃"，在此浊世，由于恶缘、僧人及其他不要后嗣之辈贪欲怀胎而终止妊娠，对他们做出的恶业不忍心编入本章，即第一百一十一章绝育法。这样，妇科疾病共四章讲述完毕。

第一百一十二章　宝迪那尔·阿达

阿达病，分为宝迪那尔·阿达病、癫狂症、痫病、萨病、哈日协拉乌苏等五种。本章只阐述阿达病一种，其余四种病详见各自章节。

阿达病从病因与病缘、本性、分类、诊察症状、治法等五个方面讲述。

病因与病缘：一般因行为非德不善，荒郊野外孤居无伴，诽谤，信仰丧失，忧愁、焦虑惨祸痛绝，身、语、意三业失调等而致病。

分类：可根据行为起居分为十八种类型。

诊察症状：失去原有的信仰和身、心、语三业呈现反常行为。身心不稳、无法安心入睡。

治法：熏治、药治（内服）、涂抹、诵经（类似于现代的心理疏导）、佩戴护身符（类似于现代的心理疏导）等五种。

熏治：药用珍珠杆、缬草、菖蒲、孔雀翎、阿魏、蛇皮、豆壳、猫粪等均量制成熏剂，焚烟熏疗，可除宝迪那尔·阿达病。

内服药：用檀香、红花、白豆蔻、三子、珍珠杆、小檗、油松、三辛（干姜、荜茇、胡椒）、鼠草、石斛、白芥籽、刺柏叶、草木樨、香青兰、铁线莲、木香、胡黄连、查干泵嘎、绿豆、雄黄、六种尿（黄牛尿、大象尿、马尿、驴尿、公牦牛尿、绵羊尿）用陈酥油调和制成油剂，谓之唤醒剂，内服、外敷、滴鼻均可。此药能迅速解除该病。

涂药：黑冰片、麝香、大脂、黑云香、独活、狼毒、大黄、多叶棘豆、黑马蹄焦、公山羊毛焦、瑞香、狼毒根、阿魏、硫黄、白硇砂、黑石花等药等量配制成散剂，涂擦全身或燃烟熏鼻。此药剂为预防和治疗本病最佳方剂。

佩戴护身符（类似于心理疗法）：预防各类阿达侵害。

增补甘露精要八支秘诀医典，除一切病魔折磨嘎布日，断随时死亡之索利刃者宝迪那尔·阿达之治疗第一百一十二章结束。

第一百一十三章　癫狂病

癫狂病从病因、病缘、分类、诊察症状、治法等五个方面讲述。

病因及病缘：由于心力衰竭，忧愁焦虑多，心神不宁，劳心过度，饮食与起居不当而致三根（赫依、希拉、巴达干）失常。人的心脏内有八个瓣膜，其中央有一个主脉"阿瓦都德脉"，其上下和四方等六方，分别有身、心、耳、眼、鼻、舌等六种识觉脉传导意识。前方瓣膜与耳脉相连。阿达一般经过无名指侵入耳脉，往下侵害主脉"阿瓦都德"阻塞心经。如此心经误入歧途而出现心神错乱，记忆减退导致癫狂病。

分类：癫狂病分为赫依型、希拉型、巴达干型、聚合型、忧愁型、中毒及阿达型等七种。

诊察症状：

赫依所致癫狂病症状：肌肉干瘦，呕吐泡沫，语言甚多，哭泣癫奔，眼睛赤红，食物消化时发病。

希拉所致癫狂病症状：发怒打人，喜嗜冷食，眼发黄、尿发黄，有眼冒金星之感觉（食物消化时发作）。

巴达干所致癫狂病症状：呕吐，语少寡言，食欲不振，贪睡酣眠，流鼻涕、流口涎等。

聚合型癫狂病症状：具备以上诸症（食物药物利弊反应不明显）。

忧愁型癫狂病症状：思虑时疾病发作，心神不宁。

毒型癫狂病症状：颜容衰败，体弱乏力，思绪错乱。

阿达癫狂病症状：被病邪所伤，行为突变如。

治疗方法：分为总体治法和具体治法两种。

总体治法：药治、外治、饮食、起居、根除后遗症等五个方面。

外治：首先要疏通心窍（因病而塞），施涂抹，按摩，浸药浴，并内服五味甘露汁或芝麻渣汁引吐，导泻，针刺放血等疗法施治。

药治：内服利尿疏通心窍剂，即三子、广枣、姜黄、小檗、贯众、掌参、丁香、草木樨、木香、珍珠杆、香青兰、木棉花、冬青叶、腊肠果、茜草、石榴、信筒子、草果、铁线莲、绿绒蒿、紫檀香、侧柏叶等制成散剂，用陈酥油调和制成油剂，称之吉祥酥油剂，可壮阳生精得子，增强体力，治愈癫狂病；或内服《四部医典》所述"赞东"酥油剂，或加广枣、秃鹫心、兔心、三子酥油剂；或嘎日迪五味散、肉豆蔻、阿魏、黑云香制成散剂，以红糖搅和制成丸剂内服。结合病情药量逐步递增。

饮食调理：可进食性热、油腻、营养丰富食物。

起居方面：避免风吹雨淋、失眠、闻恶言。适合心心相印、情投意合的人陪护。

根除后遗症：火灸第一脊椎穴，顶会穴，第六、第七位脊椎穴，黑白际穴等心脉穴。

具体治法：

赫依所致癫狂病：施温和导泻疗法，用草乌一钱在酒里浸泡，取出汁后晾干研末，加六倍诃子粉，一起用水煮煎取汁（大约煎至一升奶酪量），再加酥油煮煎之后，加六良药（天竺、红花、丁香、肉豆蔻、白豆蔻、草果）用红糖调和内服，根据病情药量逐增（清晨空腹）服用；或内服嘎日迪五味丸，火灸第一脊椎穴、顶会穴、心脉穴，进食性热营养食物,并施推拿按摩疗法。

希拉所致癫狂病:内服由地格达、藜芦、木鳖子、诃子、荜茇制成的丸剂,下泻施治;或内服由地格达、土木香、木香、巴沙嘎、黄连、红花、栀子等制成的散剂;并针刺心脉,再服地格达油剂。进食新鲜绵羊肉、新鲜的驼羔肉宜也。

巴达干所致癫狂病:内服由飞廉、干姜、婆罗子、黄牛奶调和制成的催吐剂。进食热、糙性食物及药物,施火灸、火针等疗法。

聚合所致癫狂病:与上述总治法相同。

忧愁所致癫狂病:让其获得物质享受,听悦耳的言语,以知心朋友陪护施治。

毒所致癫狂病:用黄芩、查干泵嘎、褐紫乌头、肉豆蔻、贯众、姜黄研制细粉,用童子尿调和制成丸剂内服。

阿达所致疯狂病,用猫、公山羊、猫头鹰、狐狸等动物的尿、粪、胆、爪、毛、皮等配制成熏香,烧烟熏治。

增补甘露精要八支秘诀医典,除一切病魔折磨嘎布日,断随时死亡之索利刃者癫疯病之治疗第一百一十三章结束,

第一百一十四章　痫　病

痫病从分类、诊察症状、治法三个方面讲述。

分类：痫病分为赫依型、希拉型、巴达干型、毒痫病、阿达痫病等五种。

症状：分为总体症状和具体症状两种。

总体症状：心悸，头昏，发汗，腹胀，体力衰弱，全身骨关节痛，唾液鼻涕增多，疾病发作时昏倒，咬紧牙齿，手脚抽搐，口吐泡沫，眼前发黑。易误诊为"米尔黑"病。

具体症状：

赫依所致痫病症状：手脚颤抖、僵直而连续发病。

希拉所致痫病症状：面部发黄，口干，食物消化时发病。

巴达干所致痫病症状：发病时间长，分泌唾液增多。

中毒所致痫病症状：一般症状不明显，神志错乱。

阿达所致痫病症状：言行反常，难以捉摸。

治疗方法：分为总体治疗和具体治疗两种。

总体治法：使用灌肠剂和锐泻鼻剂。施催吐、下泻等疗法清理疏通脉道并消除疾病。药用猫头鹰、渡鸦、秃鹫、刺猬、蛇、狗、猕猴、马等动物之尿、粪、翎毛，烧烟熏治；或用三岁黄牛的胆汁制成滴鼻剂施治；或菖蒲、木香、陈酥油、蜂蜜调和内服。昏迷时间长者，施火灸二十指尖，施温和导泻剂灌肠，饮服红糖酒，之后火灸赫依运行穴，施火灸或温针命脉醉穴。

具体治法：与癫狂治法相同。一般来说，癫狂病和痫病皆为楚苏、希拉热致病，为此按阿达疗法施治不适宜。首先使用清热下泻疗法施治，之后进食性热营养丰富食物和药物，施火灸和温针等疗法。

饮食起居调理：与阿达病和癫狂病相同。

增补甘露精要八支秘诀医典，除一切病魔折磨嘎布日，断随时死亡之索利刃者痫病之治疗第一百一十四章结束。

第一百一十五章　米尔黑病(晕厥症)

表现为头痛、头晕,甚至即刻昏厥的一种病。认为脑部生存有一种微生物叫"米尔黑",是肉眼看不见的浩日海,因浩日海侵入眼(视)脉络(神经)所致。又白又软的浩如海侵入脑内脉管之中,遇到外因诱发导致晕厥,失去语言功能及知觉。

治疗方法:按上述癔病、癫狂病、痫病同法施治。

取猪鼻子、甘露、青蛙,用童尿调和制成滴鼻剂,反复滴鼻。药物通过鼻腔进入脑内杀灭微生物。浩如海被杀灭症状为出现鼻流血或病人立即苏醒。这是印度班智达大师的治疗精髓,可解除病痛。

增补甘露精要八支秘诀医典者,除一切病魔折磨嘎布日,断随时死亡之索利刃者米尔黑病之治疗第一百一十五章结束。

第一百一十六章　萨　病

对五种阿达病之一萨病，当今医生们认为是一种无暇可治之病。医者一般误认为是热病寒症的并发症，漏治或误治零星疾病以及阿达作祟等疾病。为此可以治愈的疾病未能得到治疗而失去生命之病例也不少见。该病虽诊疗方法众多但不可丢失深奥神秘之禳解法（类似于现代的心理疗法）。但应结合药物和外治等，其综合性诊疗原理、方法简述于发病日期、分类、诊断方法、治法、防止复发等五个方面。

发病时间：农历初四、初八、十一、十五、二十二、二十五、二十九等八日为萨病运行时间，此日易发病。

分类：火、水、风、土、空曜等五种。

症状：总体症状和具体症状两种。

总体症状：单侧肢体麻木、眼神犀利、无声喑哑、口嘴歪斜，白眼球出现黑点，瞳孔散大，舌下（日玛、龙）两条脉粗张，眼脉如似吹胀之小肠者便可确诊为萨病。病魔侵害身体右侧为火萨病，病魔侵害身体左侧为水萨病。

具体症状如下面所述。

火萨病症状：自觉舌右侧缩短，脉细、紧、微颤，尿色暗、深红、有异味、无泡沫及气味消散快，右侧肩部出现红疱疹或浓疱者可确诊为火萨病。

水萨病症状：自觉舌左侧抽缩、全身体温降低发冷、筋腱僵硬、脉迟而沉、颤抖、尿色发白、泡沫多、眼睛发青、指甲发白者可确诊为水萨病。

风萨发于头部。

土萨发于下肢,下肢浑噩。

空萨发于鼻,鼻孔流血。

还有并发症、聚合症,症状错综复杂,在此不详述。

取舍诊察:凡二十九日发生萨病,即刻有呕吐、失声、向心窝喷水不惊醒、不能闭眼等症状;年过六旬者有呕血、便血、头顶呈现疱疮、头发脱落、舌干裂、胸窝汗毛卷倒、腹泻物似胆汁、无名指干枯等,则治疗无效,应放弃治疗。

防护方法:分为自身防护和患者防护两种。

自身防护:由六良药(天竺黄、红花、丁香、肉豆蔻、白豆蔻、草果)、麝香、蒜灰、新酥油或面粉调和搽抹于全身。

治疗方法:有总体治疗和具体治疗两种。

总体疗法:内服药、吞咒语(类似于现代的心理疗法)、外用药、熏治、饮食、起居。

内服药:患病初期,不要直接接触患者皮肤,并对患者守其秘则容易治。之后白云香拇指大一块,甘草、吉勒泽等份,制成散剂内服。已诊断为萨病者,不要移送它处,把握住治疗时机。之后用白云香、草原沙蜥、兔心、大骨、硫黄、白头蒜、诃子、麝香、经血、山羊角煅灰、鼬肉各等份与上述同量菊花(黄、白、紫)及同量秘药(秋季紫菀内虫)研末,用尿制成丸剂,空腹服用。或者沉香、黑云香、白云香、肉豆蔻、丁香、黑种草子、菊花、炉甘石、汞银、党参、决明子、木香制成散,空腹服。之后内服如意珍宝丸为佳。

吞咒符(类似于现代的心理疗法):制作咒符有深奥秘密之说,

这些不能传于所有人。在此仅述一二（其中特殊制法和针对不同的萨病有不同的制法，结合病情酌情制作，也不可对所有病人用吞符法治疗）。

外涂药：黑菖蒲、狼毒、大黄、塔灰、狗粪、狼粪、绵羊骨制成散，用童子尿调和擦敷全身。另有秘方嘎日迪五味散加陈酥油、绵羊骨、吉勒泽制成膏剂涂抹全身。

熏治：之后用黑云香、紫胶、马附蝉、狗粪、狼粪、草乌、菖蒲、大蒜焚烧用烟熏治，可使萨病痊愈。另外，以白云香为主，从右侧鼻孔施熏治，为治疗火萨病之良方。此药剂从左侧鼻孔施熏治，也可医治水萨病以及各种并发症，零星杂病如头痛、咽喉痛、关节痛、脏腑病等。根据病情，按各自章节所述无误地对症施治寒热症可愈。

饮食调理：禁忌酒、陈酥油、肉、血、油等饮食，宜食蜂蜜、新酥油、奶酪、酸牛乳等。

起居方面：忌不净之物、勿视火光、阳光和血肉之红色，忌不净燎焦和烟味秽物，谢绝寡妇、游客探视等。禁忌歌舞音乐、吵闹。让患者居住于阴凉之处，铺上垫子，不可接触陌生人。

增补甘露精要八支秘诀医典，除一切病魔折磨嘎布日，断随时死亡之索利刃者萨病之治疗第一百一十六章结束。

第一百一十七章　哈日协日乌苏病

哈日协日乌苏病从病因、病缘、特性、分类、诊察症状、治法等六个方面讲述。

病因：体内原有的协日乌苏（详细内容在协日乌苏章节叙述）。

病缘：哈日协日乌苏作祟，或吸入烧燎之烟气、发怒、睡觉时感受病邪、摧毁沼泽草滩、滥伐林木、污浊水源而发病或者饮食起居行为不善，使身体三根紊乱，黑协日乌苏扩散至全身。

哈日协日乌苏病的特性：外在皮肤、肌肉、骨骼及关节、楚苏脉，内在脏腑积聚协日乌苏而腐烂，侵害全身的疼痛性顽固性疾病，谓之难治之哈日协日乌苏病。

分类：在《四部医典》中以发病部位及种类不同各分为十八类，计三十六种。这里不一一详述。

诊察症状：包括发病先兆、发病初期、疾病末期等三个方面。

发病先兆：常常梦见有不祥之物缠绕身体或自己困在险境之中。

发病期症状：从面容看，面容憔悴无华，皮肤绽裂、粗糙，或热或凉，寒战，皮肤瘙痒，肌肤颤抖，出现丘疹、水疱、白斑、红肿、发脱落、肝胃疼痛、声音嘶哑、鼻塞、目成三角，骨关节、骨髓以及各个脏器疼痛均不舒适，一般额头、眉间、脸颊上出现白、紫、红等不同颜色斑疹。最后患病处红肿、腐烂化脓所致肢体、手指变残。诊察语言反复变化。诊察意识：心绞痛、心悸不悦、恍惚、易怒多疑、爱动等。显出上述症状者本人已自觉，但不想告知他人，此时病人已是病魔缠身。内部诊察症状：无论内心活动多么复杂，面容如同一面镜子，将内心活动显露无余。故内部确诊要诊察面部症状。用清水洗面，在有花斑之处不沾水而呈干燥状，肌肤发灰、紫、红并浮肿，用拇指按压即出现凹痕，花斑一般显于鼻梁、眉间、额部等处，花斑干萎者，已过时期（死亡期）。

用秘药探诊：用硫黄、黑云香、菖蒲、麝香与白头翁叶等量制成散剂，用布包囊在香水里浸泡取汁饮服三天之后，若患者出现血尿或尿发黄者可以确诊为哈日协日乌苏所害。

饮食起居：患者用过的食物、起居用具及居住地、被褥、衣物等，闻到其气味及接触均可传染，所以必须禁忌使用患者的床位等日常生活用品。

治疗方法：分为总体治疗和具体治疗两种。

总体治法：见《四部医典》所述。

具体治疗：分饮食、起居、药治、外治等四种。

饮食调理：禁忌乳制食品、甜食、腐烂食品、变质食品、食盐等，进食陈谷物、面粉粥、晒好的肉干及新鲜肉等。

起居方面：禁忌房事、剧烈劳动、白昼睡眠、触动不净和凶险之地、熏闻异味等。

药治：首先要内服汤剂，由文冠木、山豆根、苦参、木鳖子、苍耳子制成汤剂内服，可医治协日乌苏病。或于十五日良辰，将祈请为司药天女，在吉祥之日子，独自一人在无人迹之处阴山采集的秘药吉勒泽、诃子、协日乌苏三药（决明子、白云香、茼麻子），水银（制）白糖制成散剂，秘装木盒里。从初三开始服药，服药一两月（每次服一勺），如出现大量腹泻症状，即停药观察三天。或内服嘎日迪五味丸。象征嘎日迪的肉、骨、筋、心、楚苏五味药（诃子、木香、菖蒲、草乌、麝香）用量依次按四、一、三分之二、二分之一、三分之一比例配制。其中诃子、草乌研细，与其他药物搅匀用八岁童尿调和放三日，直到颜色变黑又光泽者即可成。秘药牛黄、大麦、黑云香标准剂量，肉（诃子）和心（草乌）等量制成散剂。服药后未出现醉意时，肉（诃子）减量。从发病始连续服药一年为佳。治愈协日乌苏病之佳方，如嘎日迪五味散为嘎日迪的身体，调理平衡的六良药（天竺黄、丁香、红花、肉豆蔻、草果、白豆蔻）作为嘎日迪翅膀，协日乌苏三药（白云香、苘麻子、草决明）作为四爪，利尿三药（海金沙、白硇砂、螃蟹）作为尾翼，牛黄、黑云香作为羽角，地精华银珠作为珍宝首饰，称之月光宝剂嘎日迪丸（制剂听师口传），这些都是治疗哈日协日乌苏病和宝迪那尔·阿达病有效方剂。

内服嘎日迪五味散作为勇士，配坐骑水马（银珠），拿文冠木作为木棒，协日乌苏三药饰之，可镇压哈日协日乌苏病、粘病等，称之镇压一切病魔之铁锤。其加硫黄、黑云香疗效为佳。另外，使用干燥希日乌苏剂，要根据《四部医典》所述（详见治疗合如乎病章）水银珍宝丸，消除哈日协日乌苏病，彻底燥干协日乌苏。或者内服冷制珍宝剂之后内服文冠木七味散及文冠木九味油剂均可施治此病。上述施治未见效者，可施用猛烈泻魔剂而下泻。之后结合五疗（泻下、催吐、滴鼻、温和灌肠、猛烈灌肠）施治。

治疗时，病人右侧卧于垫上或蹲坐，心中想象将病魔全部泻出。取经血和黑马、狗、猪等黑三血，狗、羊、猪粪，马蹄，硫黄，黑云香制成散，用童尿搅合制成油剂，涂抹于三穴（顶部、额部、喉部）九洞、心窝、脐部、腋窝等部位。

也可将白云香调和，制成熏剂，配合导泻。在此基础上施用导泻法，用花斑蝥（去毒）（二十一只），黑斑蝥（三只），白硇砂（大小如羊粪)、螃蟹、硼砂、银珠、冬葵果、滑石等份，藜芦拇指大一块（制），巴豆（五颗）（制），尖嘴诃子（十颗），瑞香狼毒（牛奶里浸泡，拇指大一块），大黄（根）（一钱），葶苈子（一掌），大黄（白色，两拇指大小），以上各味药制成散剂，装入白布袋，用童子尿调和，放锅里煎熬制成膏剂。加协日乌苏三药（白云香、草决明、茼麻子），漆树膏，沉香，藁本，菖蒲，马距（蹄）灰，硫黄，蜘蛛，蝎子，蜣螂，青蛙，鱼肉，兔心，经血，黑狗血，黑马血，黑猪血，水银，独头蒜，阿魏，木香，麝香，金色诃子，法药，鸟粪，羊粪和狗粪，狼粪，猪粪，龟肉，"嘎日格之毒"，紫花镰形棘豆，禹粮土，鱼胆，虎肉，羚羊脂，羚羊血，纯棉内衣焚灰，种山羊，种绵羊，种牛角焦灰，种马蹄焦，艾虎，黄鼠，秃鹫，戴胜肉，研磨用醇酒调和搅拌，制成鲜豌豆大小丸药。晚上饮花椒汤，次日清晨根据病情取五粒、七粒、九粒，以最适应浓酒或开水送服。

镇压法：呕吐者止吐，便秘者通便，疾病发作时用消除疗法与外治疗法相结合施治。病情好转的标志为大小便里呈现出不同形色的浩日海，并梦见各种各样的动物形象。身意语均愉悦，这是病情好转的标志。若无此则疗效欠佳，再重复服药，有脓血便，烟汁色或黄、紫、黑、青、绿等五颜六色稀便，此时病情好转。要根除后遗症则可使用米粥、精汤、光明盐制成汤剂施治。

上述药物无效时，可用黑斑蝥（五只或七只），花斑蝥（十一只），阿魏少许，黑狗粪、猫粪、猪粪、孔雀肉、秃鹫肉、刺猬肉、豪猪肉、白硇砂、麝香、硫黄、多叶棘豆、雄黄、土木香、荜茇各一份，藜芦（制）拇指大一块，狼毒，共研细末以童尿调和，制成粒剂内服。此药清泻可根除哈日协日乌苏病。

外治：在发病之脉道和患病就近穴针刺放血数次。浸泡药浴施治，浸泡五种硫黄温泉，禁忌对病有害的饮食起居。延年益寿方是常用文冠木酥油丸。

增补甘露精要八支秘诀医典，除一切病魔折磨嘎布日，断随时死亡之索利刃者龙魔病之治疗第一百一十七章结束。

第一百一十八章　创　伤

突发原因所致的外伤谓之创伤。现从病因病缘、特征、部位、分类、诊察症状、治法等六个方面进行讲述。

病因病缘：箭、石块、刀、枪、角、木、齿、火等突发原因，伤及头部、躯干、四肢、颈部等部位所致的创伤。

特征：创伤引起出血，气味腥臭，疼痛剧烈，自身功能极度衰弱，皮肤破裂，肌肉腐烂等。

部位：皮肤、肌肉、筋腱、脉管、关节、骨骼、脏、腑等八个部位。

分类：骨折、裂伤、断伤、重度断伤、拽伤、坠伤、断碎骨折及穿孔等八种。

诊察症状：要判断伤势是否难治，伤到要害部位立即肿胀，尤其是骨骼要害处创伤则深部疼痛，产生骨热病。伤到五脏要害时，容颜苍白无光泽。伤到六腑要害时，尿频、尿急。伤到脉络要害时，则生脉热。伤到筋腱要害时，产生跛脚或僵硬。伤及目、耳、鼻、齿、眼眶、胸部、乳房、腋窝、肚脐、睾丸、骨关节、脊柱、筋腱、肌腱，有残留之器者均难治。与此相反，无疼痛，食欲良好，伤势轻，不影响做事，伤口颜色红润，触及疼痛难忍，脓血之色变白，新肉芽丛生，伤口处有铁痂之状，此症无危险，容易治愈。

治疗方法：分为总体治法和具体治法两种。

总体治法：外治、药治、咒治（类似于现代的心理疗法）、饮食、起居等五个方面。

外治：发病初期三天之内用酒糟外敷消肿之后酒酪外敷抑制赫依病，干燥协日乌苏，消除伤口渗出物。用淡酒糟清除巴达干病。味尽之酒糟冷敷，可祛除楚苏、希拉热。如涂酒糟时间过甚，则创口扩散糜烂，吸出新生肉芽，尤其是睾丸创伤则造成睾丸穿孔外出。面部与手心、足心、筋腱敷之过甚，则造成糜烂。向体腔内破穿伤者敷之过甚，会造成体腔积热，引起糜烂漫延。因此使用酒糟施治时必须掌握伤势部位及敷治时间。或者将毡片沾水敷扎。

凉性抽吸疗法：药用无茎芥、北沙参、吉乐泽、"罗格阿尔"角茴香制成散剂，用酪调和施治。

热性抽吸疗法：药用原浆酒、小白蒿、酒曲、胡椒、冬葵子制成浆剂烘热拔吸，根据创伤寒热性质选用。但一般来讲，大部分创伤都属于热性，寒性创伤很罕见。所以使用寒性药物，或者外敷、涂敷，这好比火上浇水能立刻消除伤肿。热性内因是希拉及楚苏，所以在创伤部位附近或鼓起之脉道进行针刺放血，降其楚苏热，犹如恶人无同伙难以作恶。使用切割、内服、外敷等疗法消肿或促使化脓，如协日乌苏聚集或已化脓，立即用刺穿引出脓液。其后结合伤势用酒糟或热面糊外敷。或用查干泵嘎根（叶）一钱，加熊胆、天竺黄、冬葵子各二钱制成散剂注入伤口，再用绸布盖敷并热敷。如若三天之后药物全部被伤口吸收，则是伤势治愈的好兆头。陈旧性伤口难于愈合时，可用狗毛烧灰，用童子尿调和外敷，之后用狗绒包扎，放置三昼夜。

药治：石韦为主，石脂、代赭石、炉甘石、朱砂、多叶棘豆、熊胆、通经草、石棉、蓝色石棉各等份，加六良药（天竺黄、红花、丁香、肉豆蔻、草果、白豆蔻）等各半份制成散剂，用酒送服。治愈所有创伤病合并粘热者，内服漏芦花十二味散加通经草、石韦、白锡等制成散剂，内服。

咒治（类似于现代的心理疗法）：若伤势未痊愈时，施秘咒疗法；药物及咒语治疗均未能治愈者，将渡鸦粪于烬火中焚烟熏鼻和熏伤口。上述所有疗法难于消除时，可用脉泻和腹泻疗法施治，最后施温泉药浴治疗为佳。

饮食调理：创伤初期出血、肿胀，因而此阶段要禁止饮食。希拉偏盛或青壮年者，禁食五天。巴达干偏盛或儿童者禁食三天。老年人或赫依偏盛者禁食一天。如此施治可防止淤血、肿胀扩散，并且减轻疼痛。创伤未触及要害部位，促进血液循环者治愈快。创伤处发热及身体虚弱时，要进食新鲜且营养丰富的饮食，以滋补体质为主。奶酪可以清热解毒，增加食欲。酒类虽然能使楚苏、协日乌苏及脓液剧增，但对筋腱僵硬者有益。孟根乌苏能清热，增加食欲。但对严重肿胀、阿达作祟、胃火衰弱者不宜。鱼肉、猪肉虽可能使创伤溃烂，但对残留箭镞不能移动及痈创的治疗有益。兔肉与禽肉可防止伤口糜烂及骨刺生长。陈酥油、陈肉、动物内脏、蛋类、生食品对诸创伤有害，应该禁忌。伤势消肿、热已退、脓液已除肌生，创伤痊愈之后，应进食营养丰富食物。

起居方面：禁忌日光曝晒、房事、骑马、客邪、剧烈活动等。

具体治疗法：

肌腱等要害部的创伤治疗，详见头部、颈项、躯干部、四肢创伤等章节。其他创伤，如头部、颈项、躯干部挫伤，可用熊胆、红花、硼砂制剂外敷，用干净纱布包扎治疗。

挫伤粘贴法：先对好伤口肌肤，用粘胶的毡子包扎后以夹板固定。

断裂创伤者,伤口上下要敷毡子束扎。砍击的伤口须包扎。骨折须接骨施治。脱臼要复位静养。破碎伤包扎之后及时引除协日乌苏。**断创伤连接法:** 用极薄的皮条,涂黏胶之后用毡片压垫包扎伤口并固定。**肉断骨裂露筋连接法:** 骨肉或肌肤基本断裂者切开伤口,抹上伤药,敷黏胶接合,用毡片压垫包扎伤口。**关节脱臼复位法:** 在患处敷药之后,用毡片压垫其上放压板用皮条包扎,火灸就近脉管防止出血。**粉碎性骨折接骨法:** 与骨肉断裂连接法相同。**穿孔抽吸协日乌苏法:** 抽吸创伤处协日乌苏,防止协日乌苏积聚于伤口。

增补甘露精要八支秘诀医典,除一切病魔折磨嘎布日,断随时死亡之索利刃者创伤病之治疗第一百一十八章结束。

第一百一十九章　头部创伤

　　人体之首头部创伤,从生理结构、创伤部位、诊察症状、治法等四个方面进行讲述。

　　生理结构:分为人体类型、头型、脑质、肌肉、骨骼、脉络等六个方面。

　　人体类型:分为赫依型、希拉型、巴达干型、合并型、聚合型等七种。由此人头型和脑质也依次分为不同的种类,共八种。

　　头型:分为高顶形、后脑凸出形、肩胛骨形、四方形、正圆形、横卧形、扁平头顶形等七种。

　　脑质的分类:肉脑(髓)、酥油脑(髓)、蜂蜜脑(髓)、稀酪脑(髓)、稠酪脑(髓)、乳脑(髓)、水脑(髓)等七种。

　　人类脑质与头型是互相对应的。依次前者优于后者。但头形圆、眼珠黑、塌鼻梁、鼻涕少、无眩晕、不惧悬崖、不惧水者的头伤容易治愈。受伤不跌倒,未头晕,不呕吐,无胡言乱语,称之为酥油脑,属于优等头脑。与此相反为乳脑、水脑。

　　颅骨:颅骨分为雄、雌、中性三种。雄性颅骨骨密质厚、骨松质孔小、坚硬。雌性颅骨骨密质和骨松质均薄而软。中性颅骨骨松质孔大而疏。从发际至眉宇之间,有四指宽条的顶部骨,骨密质厚、坚硬,骨松质孔大。其左右两边四指宽为侧骨,骨质比前者薄,骨密质与骨松质均匀。其侧骨之缘为耳后骨,皆骨槽小,薄而坚硬。

　　颅骨肌肉:顶门肌肉、囟门肌肉、两颊肌肉、脑后凸肌肉是要害肌肉，其余肌肉是非要害肌肉。

连络脉：分为肌肉脉、骨脉、脑脉三种。

脑脉有四条脉，是从耳后的两条黑尖脉和耳前的二睡脉分出的四条脉，在脑膜表面，状如树叶筋脉相连在一起。

内外驰脉：经枕骨凸出处走向面颊，从此又上行经由脑部，与三合门（囟门、百会、后囟）连接，似缝合里外颅骨缝。

梵天脉：是肌肉脉、骨脉、脑脉三者汇集在头顶的梵天孔之处。

内连接十三条绢丝脉：此脉从脑底出发，经过颈内，连络五脏六腑和精腑。外水脉：从枕骨发出的两条管状水脉，从枕骨侧涡旋处发出两条致残水脉，从耳垂下窝处发出两条珍宝水脉，共六条脉，连接手足、关节筋腱韧带。面颊部有两条咀嚼齿脉，上颚中央有一条三岔合脉，共二十二条脉。此是水脉中的要害脉。

骨脉：有戟插脉，此脉如同钉子钉在巅顶、前囟、后囟左右三处及两眉心和两颧骨等五门之脉络。除此之外，还有不固定的脉络。

肌肉脉：分为固定脉和无固定脉两种。固定脉：枕骨两侧发际有两条黑颈脉，耳后一寸处有两条外树脉，在耳内有两条内树脉，颞部侧颞脉和闪动脉两条，额部中间有两条金枪脉和银枪脉，在鼻翼两侧（左右）有两条黑色脉，太阳穴处有两条目脉，下颌之上方腮边有两条齿动脉，顶门四方各一寸处有四条经络脉，共二十条脉。无固定脉：五脏、六腑、眼、鼻、耳、口四门之肉脉无固定部位。应认真诊察而辨识。

创伤部位：根据创伤部位分为危险、不危险、一般三种。

不危险部位：前额部、两角部位所伤，不会有太大危险，经过轻微治疗治愈。

危险部位：四门是致命部位，不论受伤严重与否均危险。

一般部位：耳上方一拳之处骨缝上，眼眶、两颧骨、两腮颊以及其他未述之处受伤经治疗均可治愈。

诊察分类：分为器械伤、体表伤、隐秘伤三种。

器械伤：分为箭伤、刀伤、石块伤三种。

箭伤：分为穿透伤、开槽伤、箭镞遗留三种。

刀伤：分为劈削伤、刺伤、砍伤三种。

石块伤：分为破裂伤、破碎伤、击穿伤三种。

体表诊断：即触摸诊察，分为有伤口和无伤口两种。

有伤口创伤（开放性创伤）：若肌肤未断裂，将棉布（纱）塞入伤口内，观察三至五天，如果肌肤肉色未变，红润而坚实，触摸时敏感者，无危险。若肌肤发白、紫、青、黑、糜烂则是骨质损伤、肌肉断裂之症。肌肉断裂：若深部肌肉断裂无法看清者，用针头扦针探诊即可明确。是否骨折：骨色枯干，骨质粗糙，则无大碍，触摸头颅则颅缝发出吱吱响声为骨折。若骨松质被压缩或头部创伤严重时，因撞触和摔倒则会发出骨折声。能看见的骨折可确诊为骨裂或骨折。若骨松质被压缩，骨下层断裂时则上层骨齿等颜色可变铅白或绿玉色。如若变成指甲之色，紫而有光泽者无骨折。如有疑，可用磁石、碱、种山羊尿与母乳调和涂敷，其颜色变黑则骨下层有骨折。

无伤口创伤：分为损伤和骨折两种。

损伤的症状：颅缝表层裂开，则步态不稳、双目不会闭、恶心呕吐、头晕、昏厥等。颅骨中层脑膜损伤者除上述症状之外，脉、尿呈现热象，目赤红，流鼻血，食欲不振等。颅骨深层脑质受震荡者则有昏迷，记忆消失，胡言乱语等症状。

无伤口骨折症状：用手触诊时感觉到骨面高低不平，按压时疼痛难忍，过三到五天后发生骨肉分离，变得柔软。

隐秘创伤：脉紧数而洪，或者现伏脉。尿色赤红，有沉淀物（古亚），蒸汽大，尿失禁或闭塞。另有眼睑发沉，瞳孔大小不一，目充血，难以闭合，鼻孔流血，鼻腔干燥，鼻梁出汗，舌干口燥，寻吃贪食，饥饿或饱食后皆疼痛，食后呕吐，嗜睡、做噩梦，醒则惊怒，行则身颤及晕倒，咬不动豌豆，寒战，常伸懒腰，常打喷嚏，头沉脑重，食欲欠佳，咳嗽等症状。从这些症状可以确诊为颅骨损伤。有隐秘症状时，可将沙蜥脑、贯众研细粉，用水调和外敷。若打呵欠则外表有损伤；若鼻子出血，则骨松质有损伤。

治疗方法：外治、药治、峻治、咒治（类似于现代的心理疗法）、饮食、起居等五种。

根据病情分为轻、中、重三种。轻者要用药物治疗。中度创伤者除用上述治法以外施火灸治疗。重者采用割治或刮治等根除治疗深层创伤。

外治：首先要剃去创伤周围的头发，用酒醅、植物油、盐、面粉做成面团煮熟温烫或外敷。其后再敷酒醅吸出污血、协日乌苏为佳。或用犏牛粪、佛塔灰、上师脚底尘土、石磨轴心面、肩胛骨缘脆骨、靴底燎烧之灰、门轴土等调成糊状外敷拔吸。依照伤口的大小涂敷药泥，在药泥顶端开一个小孔通气为佳。

咒治（类似于现代的心理疗法）：施咒治治疗。

无伤口创伤：将要裂开的颅缝进行包扎，药用烟灰、酒醅、奶酪、五灵脂、胡椒、麝香、小茴香制成散剂，放入水里煮浓缩，之后取一勺，再加半勺黏胶调和，加兔毛一把，麻黄煮汁浓缩成胶水，调拌，稀稠以黏合程度而定，制成面团后热敷。药物温度根据皮肤承受程度而确定，涂于创伤上并用布包扎药浆为佳。

药治: 分为内服药物和外用药物两种。

内服药: 对所有创伤包扎之后, 饮杜仲和蓝刺头汤。内服创伤总治章所述的石药剂。或内服《医典之帝甘露精华》(医学《四部医典》)所述的药剂, 即石脂、炉甘石、金矿石、红花、熊胆、雪山贝母、紫草茸、大黄(根)制成散剂, 用红糖调和内服。或内服北方医学派创制的能效制剂, 此药剂为医学《医部四典》和一切秘诀精华之髓, 即炉甘石、石脂、赭石、寒水石、银珠、金矿石、银矿石、石筋、磁石、龙骨、通经草、石决明、海螺、红花、牛黄、熊胆、雪山贝母、天竺黄、蓝刺头、苦苣薹、地锦草、葶苈子、苜蓿、芒硝、硼砂等药制成散剂, 用酒送服。此方是治疗肌肉、皮肤、脉管、骨骼、筋腱等所有创伤的甘露药。特别是治疗颅骨重、中、轻度损伤, 即脑浆破裂、脑震荡、脑膜损伤, 以及肌肉、骨、脉管和脑浆渗漏等均有效。

尤其是对躯干部位创伤、腰胯部位创伤有佳效, 还可以消除伤热流入脉道、脏器以及伤毒等。

治疗发烧或感染所致刺痛时, 内服治疗伤扩散章所述的胡黄连六味散, 加杜仲、蓝刺头汤。加味漏芦花十二味散(创伤总治章所述)和上述石药剂交替内服。

外用药: 伤口撒敷药, 即红花、天竺黄、熊胆、硼砂(制)、贝母、硅石镁、银朱、多叶棘豆制成散剂涂抹于创口处, 此方可治疗一切创疡, 疗效佳。另外, 狼毒叶(夏季前采集)、熊胆或丹参、木香、三凉药(天竺黄、红花、牛黄)、熊胆、朱砂等制成粉剂撒敷于创伤处。

峻治(手术治疗):

火灸疗法: 受伤两天之后火灸则协日乌苏不会聚集。超过七天协日乌苏漫延, 灸治难以见效。因此创伤后三至五天之内火灸施治为最佳治疗期。

灸法有接骨续筋的作用。在骨松质刮出血再粘合之后此处施火灸。闭合性骨折时在疼痛处施灸,若扩散至肌肉则施灸三穴(顶门、后颈、囟门)和四根穴。若漫延至脉道者火灸第六脊椎、第七脊椎、黑白际,在外脉的十四个灸点,有脉丘处施灸治。颅骨缝(震)裂者要进行十字包扎,并在颅骨缝施火灸,内服石药方。虽述头部创伤火灸施治,但除了颅骨缝轻微开裂之外,施灸治疗不多见。严重骨折时一般使用《四部医典》所述的割治疗法。

割治疗法:创伤初期三至五天之内使用切割疗法,要结合旧创伤者伤口复发时施治。有人认为先施灸治之后用烧红的割具趁热割切,也有人割切之后于创口施烙灸,从而造成不必要痛苦者也不少见。与此不同者,均按《四部医典》所述,根据学者的实践经验进行割切。

割切法:将创面朝上,垫高枕头,用毡子和羊毛制成垫圈,垫圈与创面大小相呼应,置于创伤处,用手按压,不留缝隙。此时,要用锐利的刀割其伤至骨。其后,将不丹黄芪或小白蒿叶捣碎与红花、熊胆浸泡在水里洗刀口,用布条或茼麻包扎观察一天。若需要早晨割切之后可以晚上打开检查。

清理骨折和碎骨:骨折口小者剖开肌肉至暴露出骨折位置之后锉磨;向下骨折的骨松质,磨出血后接合,未能接合者在骨折两端肌肉上火灸。如若骨折三裂或四裂,在裂口汇集处锉磨,使所有裂口均匀平齐挫出(将原先未锉前渗出的红丝血渍用羊毛棒搽净,再挫)血之后接合。

塌陷之骨:骨折与脑膜粘连时,将骨折口锉磨之后用镊子(镊子或鸦嘴器)缓慢提拉脑膜之上对接。手术时候避免手术刀等器械失手触及脑膜,应轻巧治之。锉磨开放性颅骨骨折时,脑质和脑膜之间积存的脓血要吸出。如若外表已变色,则刮削其(外)表至骨松质;里已坏死或粉碎者,则从边缘刮削之。

深部断裂者的治疗与粉碎性骨折者相同。颅骨凹陷者,将边缘和中央均匀锉薄。肌薄处颅骨骨折要锉磨裂口渗出新血后结合。骨松质被挤压者与被箭等开槽治法相同接合。箭等锐器遗留在颅骨里拔不出者,其周围留一大麦宽空隙,从外侧开一个小孔,缓慢取出箭头和碎骨。伤骨易切割,疼痛不剧,出血量少者愈后为佳。

所有脑部创伤经过上述治疗之后,使用内服药、伤口敷药等按上述疗法施治,用绸布覆盖伤口之上敷抹酒糟吸取协日乌苏。经过三四天后揭开所敷之药,详细检查伤口。如若骨松质油润,其上脓液呈白色柔软、伤口周边肌肉厚而坚、色红、长得均匀为良好的征兆。敷药之后,生长新肉芽和骨芽时,揭开薄绸,涂抹用熊胆、红花、经血、龙骨等制成的生肌散,涂敷酒糟吸取协日乌苏。若在冬季等寒冷季节,可涂敷酥油热面。伤口愈合之后用油棉布包扎为佳。

割切禁忌证或医生不敢割治,以及没有熟练的实践经验者只能采取保守治疗为佳,可用蓝刺头、石韦、通经草、白硇砂、寒水石等五味为主剂,加炉甘石、白紫两种赭石、红花、杜仲、石决明等六味,各用豆粒大小,制成散剂,用凉水送服。若易消化者应加大药量疗效更佳。脑部创伤中,只要未伤及脑膜,任何颅骨伤势均可治愈,此是名医扎木呼格巴创制。或内服白豆蔻、丁香、草果、肉豆蔻、天竺黄、白剂、高山辣根菜制成散剂。药物剂量和用法按师传掌握应用。

此是名医莫道格另巴创制的避免头颅及四肢骨伤导致死亡之医理。或寒水石、朱砂、石脂、赭石、石韦、银粉背蕨、蓝刺头、秘药

（自然铜）各一钱，脑伤严重时加珍珠、石决明、熊胆等制成散剂或丸剂，四时用黄酒送服，颅骨骨折则可在半个月之内治愈。此方是北藏医派前辈名医创制的保守治疗方。

目前有些名医称之为"拉木"的石药剂（详见拉木石药方专章），在此基础上增减剂量形成各自命名的众多秘方，这些秘方便成为名医所谓的单传秘方，可保守治疗时使用。经用这些秘方，不施切割治疗也有治愈的病例，但也有因没有对接好裂骨造成死亡之病例。

如若秘药按要求季节采集、按标准配方，各种骨折大约在十天接合。石药剂：即白色菩提寒水石六份，齿缘草、朱砂、银珠各八份，颅骨骨折病人伤口中取出的带血之骨松质、蓝刺头、杜仲、石决明、石脂、炉甘石、贝母、自然铜、石燕子、熊胆、麝香、磁石等各一份制成散剂，用凉水（不消化者用热水）送服。严重消化不良时加火硝。此剂治疗脑部创伤确有奇效。或狼毒（夏至之前采收）、硼砂、熊胆、棘豆、红花、麝香、石炭、白硇砂、银朱、瓦韦、石韦、木鳖子等制成散剂内服，医治创伤疗效为佳。尤其对消除伤口发粘、协日乌苏疗效显著。

咒治（类似于现代的心理疗法）：施咒治治疗。

颅骨骨折所致脉道损伤者，内服冰片等二十五味散，加珍珠、石决明、各种胆类制成散剂内服或与石决明等二十五味散交替使用。伤势严重者，可用猛烈泻剂"那么吉各希乐哇"加铁线莲和刺玫内服，从脉道清泻祛除伤毒。此外，伤毒侵入内脉者火灸黑白际穴、第六脊椎穴。外脉者火灸第十四脊椎穴或血淤部位（梗死部位）之上火灸施治。伤口可用凉性药剂敷吸。面部肿胀则用羊肚灌水冷敷。按上述疗法施治之后自觉身体舒适、有食欲、疼痛不明显者是治愈之征兆。而胡言乱语、身体沉重、神志不清、发烧口渴、食欲不振、脉搏无力者是伤势致命之恶兆。

根除后遗症：浸浴自然温泉为佳。若有伤疤，用雄黄、姜黄、黄柏皮、紫草茸、茜草、雌黄制成散剂用蜂蜜调和外敷。

脑伤所致脱发者，可试用牛角、牛骨、牛蹄、牛毛、牛皮烧成灰，用芝麻油调成糊状外敷，可使头发生长。

饮食调理：禁忌陈肉、陈酥油、腐蚀变质食物、盐类等。少食羊肉，食用新鲜牛肉、柔性黄油、新酥油等营养丰富的食物滋补身体，直至伤口愈合。之后逐渐增加新鲜、营养丰富之食物。

起居方面：禁止日晒、烤火、昼眠、房事和剧烈活动等。

增补甘露精要八支秘诀医典，除一切病魔折磨嘎布日，断随时死亡之索利刃者头部创伤病之治疗第一百一十九章结束。

第一百二十章　颈部创伤

颈部是人体要害（重要）部位之一，此处被伤非常危险。此是骨骼之城、血脉之关隘，肌肉、白脉、筋腱汇集之处。颈部骨之险，如若被伤会迁延至骨松质，如同头部伤之险。颈部脉络之险，被伤所致淤血伤热扩散，如同胸腔创伤之险。颈部肌肉、筋腱之险，被伤之如同四肢创伤。

颈部创伤部位及症状：

颈骨创伤：颈部有椎体五块，颈骨组成为后颈窝骨（第一颈椎）、椎体、椎间盘、椎间隙、横突等，其中后颈窝和椎间盘是骨髓的要害部位，骨髓受损时颈项僵直、头沉、口干舌燥、小便闭塞、视衰、胸刺痛、行则两腿相扭、肢体萎缩则无法医治，会在七日至九日内死亡。椎体与横突根受损亦难医治。将用白硇砂、斑蝥、木香制成锭剂施治。若化脓须刮吸脓，之后对接整复，在毡片上涂面糊敷于伤口。再内服胡黄连、香附、文冠木制成的汤剂。

颈脉创伤：居于喉结和食道之间。喉部上方，左右两侧有似尖脉和睡脉两心脉，此脉受伤就会有危险。如断裂，便会立刻死亡。此脉向外量一横指半处，有两条属于心脉的黑尖脉，此脉未断则尚有医治机会。从此向外各量一横指半处有属于心肺合脉两小尖脉，此脉受伤则血流不止，会立即昏倒而死亡。这些管脉遭到创伤或破碎断裂时，即刻在断裂脉上下处施火烙灸止血。若不能止血者按压创口。即刻用牛黄、黄牛胆、黑狗胆、鱼胆、熊胆、白糖制成散剂，内服。将伤口暴露，上下用压垫粘合压迫，上涂敷用各种胆汁、奶酪调和成的面糊。

脑后大筋的左右两侧稍向下处，有两条管状水（白）脉，其向外一寸（一指）处，有瘫脉，此脉断裂，则会出现左右交叉性疼痛，颈部僵直，下肢拖拽，尿闭而死亡。耳垂下窝有两条珍宝水脉，此脉伤断，则双臂麻木拖垂，丧失活动功能。这些脉络被伤的治疗方法是，于受伤脉道上下处施火灸并涂抹油剂，用药面团热敷。如若拖拽者，煮煎獐子粪取汁药浴。如若颈项僵硬、上肢瘫痪则用甘露五味药浴。如若小便闭塞，使用利尿剂利尿为佳。

联络脏腑内十三条脉，此脉被伤断裂者，小便闭塞，出现四肢被捆和活动受限的感觉。若出现错觉、口苦、舌燥、面容油腻、眼睛发黄、头晕、进食呕吐者，即便是医术精湛的名医也无能为力。

颈肌肉创伤、胸锁乳头肌被伤者，用药面团热敷。若气管与食道断裂，此乃不治之症，即刻死亡。气管和食管有破裂者，在创伤口涂撒胆粉，用筋丝缝合伤口，取一块白薄皮涂上胶水、面粉贴敷，再用毡片垫压包扎。进食性凉而软饮食为佳。

颈部筋腱创伤，颈部扁筋断裂，极为危险，伤者即刻扑倒、身体有被绳子捆束之感、活动受限、失去知觉。用各种胆汁、黑菖蒲、阳起石、诃子灰、蒲公英汁、母乳（喂男婴乳），制成膏剂。涂敷后颈部肌腱，用涂胶水的薄皮条压贴包扎。禁忌卧睡、翻身，宜蹲坐疗伤。

治疗方法：骨伤如同头部创伤的治疗，脉要害创伤如同躯干创伤的治疗，肌肉筋腱创伤如同四肢创伤的治疗。治疗此三方面亦应凉热均衡治疗，内服石药剂为佳。

饮食起居调理：饮食起居宜与头、躯干、四肢创伤相同，酌情调理，在此不详述。

增补甘露精要八支秘诀医典，除一切病魔折磨嘎布日，断随时之死亡索利刃者颈部创伤病之治疗第一百二十章结束。

第一百二十一章　体腔创伤

体腔创伤，从生理结构、创伤症状、治疗方法等方面讲述。

生理结构：分为支撑骨骼体腔、覆盖骨骼的肌肤、脏腑要害处、分区定位及脉络、穴窍等六种。

体腔骨骼生理：包括脊椎骨、胸椎骨、肋骨、骨两端（肋软骨）、锁骨、髋骨、肩胛骨、椎尾骨等八个。脊椎骨又包括脊椎体、脊椎间盘和横突等三种。这些骨骼是身体支柱，犹如帐篷的支柱架。

体腔肌肤生理：依附于脊椎两旁的黑脊肌内外两种，胸部乳房肌（胸大肌），肩胛骨下缘小圆肌，两侧腋下黑白二肌，肩上斜方肌，肩胛骨走行（颤）肌，肩胛骨逃肌等体腔肌肉八种，这些肌肉有创伤后容易扩散和肿胀之说。

五脏六腑生理：心脏犹如君王，生命、意志所依。五子肺如太子，五母肺似大臣。心如同母肺怀中的孩子。白膈膜状如白绸纬幔。肝脏状如悬崖壁。脾脏边缘厚，中间薄，状如圆饼。左右两肾如同力士支撑。胃是饮食之容器，如同四缨萝卜。胆囊似肝脏旁边悬挂的金皮囊。大肠弯曲三盘，如同被鞭击之金色蛇，盘绕而存。上下小肠如同水满之渠，结肠与直肠相连，如同绵羊结肠扭结。黑白直肠如同铁蛇。膀胱如同口朝下的皮囊。精囊卵巢是脉之缠结之团如肉核。这些脏腑均为致命的要害之处。

分区定位生理：端坐于坐垫上，身稍前躬，向外撑肩，手掌搭于膝盖上，从两肩之间褶纹向前，经连线为水平线，噪窝凹陷处，脊椎

第一节垂下为前后中线，以横膈膜分开上下体腔。从剑突骨与膈膜的结合部位向第十三椎画一斜线，为黑膈膜之区位。从第八脊椎向长肋一寸处，隔之帘子为白隔膜。花膈膜位于第八和第十三脊椎之间，肋骨上为黑白分界及花膈膜区位。胸腔内有子肺、母肺、心等三个脏器。心位于子肺后母肺前。从第四脊椎向上斜量四横指点，从第八椎向下斜量一食指为点，画出梯形。再从第四、第八脊椎分别画一条横线，选取四个尖角，形成一个方梯形。然后在梯形中间画两条竖线，将梯形分为三等份。再从梯形中央画横竖两条线，这样梯形两边成四个小方形。小方形上面的两个三角形第一个三分之一和左右边三分之二外画竖线，其中心画横线，这样画出横向方形。此处以外一寸处延出一三角形，左右为子肺及心脏之处所。其平行之第二、三、四等称之五叶母肺区位。

双侧乳下方各一寸处取一点，嗓窝下四横指为一点，画三角形，中央为心脏位置。从此向外一寸处画一个三角形，左右各画四条平行横线，将三角形分为四份，从顶点起顺序为子肺、第二子肺、第三子肺、第四子肺、第五子肺，它们围护在心脏周围。

双侧乳向下量一横指为一点，此处向外量一寸处为一点，在嗓窝中心画一个三角形，为母肺边缘区。双侧乳头外一寸处为一点，向上画竖线，从嗓窝画出一线连接。此处是母肺、子肺和心脏的边缘区。白隔膜以上至锁骨下为鸽子窝穴。从双侧乳头中线向剑突尖至胃两侧，再画至肚脐，高约八指，宽约十二指，此处是食物之仓胃腑位置。

右食指、中指捏住右耳垂，肘突向前后移动1厘米，所达之处即为肝脏部位。从左短肋向胃所处量以宽为一横指，长为五横指处即脾脏区域。从胃运行穴中央向右侧外开七横指处，长六横指，宽三横指区域为胆腑区。从肚脐上下各量一寸,宽为八寸范围处为大肠区。大肠又分为三个阶段,楚苏大肠在右侧,浩日海大肠在左侧,食物大肠在中间部。肚脐向下长度与大肠长度相同,其宽为二寸处上端为小肠上端,下端为小肠下端区。在小肠两下角至会阴部上方画一三角形,前者为膀胱,后者为乙状大肠。在第十四脊椎左右各宽为七横指、高五横指处为肾脏区。肾脏大小与本身耳轮廓相同。精腑(萨木塞)在第十三脊椎之下。

体腔脉络生理:体腔脉络分为内脉和外脉两种。

内脉:分为白命脉和黑命脉两种。命脉的内脉分布在脊椎内侧如松树样挺立,如树枝微细之脉分布于人体上下各处。从第三椎体向前发出三条脉,其中央一条脉连接于心脏似果核。黑白际之间有三个皱褶,其中央有五条脉,中间的是被称之为"嘎日塔嘎"的赫依脉,其余与楚苏、赫依混合的四条脉,分别居于四边。从第三脊椎左右发出两条脉,分别进入两个子肺,如同用皮革覆盖稻草似的。由于肺内脉管数甚多、泡囊丰富、柔软,是海绵状脏器,为此疾病易侵入,难祛除。

命脉的外脉:命脉的两分支脉走向双手臂。一条脉向外运行从腋窝外侧至谓之聚合汗脉,另一条向内运行于腋内侧经入肘内弯与阿索利噶脉会合成赫依轮脉。又分出两支,一支走向桡骨突,称之为诊脉心脉,从此运行至食指下面,称为动脉。另一支脉运行在腕内两筋间,跳动称之命脉。运行至无名指屈指所达手掌处称之为急脉。与另一支脉在手掌汇合成火轮脉。分布在头部的黑尖脉与睡脉,汇合在顶门处称之为囟门轮脉。从第九脊椎发出两条脉管,右侧脉运行至肝脏与黑膈膜相连。同样,从第十一脊椎发出两条脉与脾脏相连,从第十四脊椎发出之脉与肾脏相连,从第十三脊椎发出一脉与精腑相连。从第十四脊椎发出两条命脉各分为两支脉，一支脉运行至腹股沟称为红目脉，另一支脉运行经髋骨和腹股沟，两脉在膝盖髌骨处形成水轮脉。从此一支脉向腘窝外运行称为腘窝黑脉，再向内踝外运行称之为铁豆脉，又运行至足心称为"盘陀"脉。另一支分出后，向胫面运行称之为金柱脉，再循行至脚面称为黑动脉，达到足心称为夺足心脉。此脉与另一支脉汇合称源轮脉。从此分出五脏六腑内脉，离合甚多，犹如绳线缠结。

外脉，体腔有六条心脉。从胸骨左右向乳头前量两寸处，有两条下心的微细针脉，如针尖插入胸肌。从锁骨中线向下量一寸处，两条银针脉，状如钉了露头的钉子。从乳头上下各一寸处，有两条子脉。母、子肺的外脉有二十四条脉管。从母肺两侧发出两条脉，沿着第六脊椎左右各一寸一分之处，运行上下全身各部。此脉从第四脊椎要害部位处分出四条脉。其中两条脉运行至胸部，另两支脉从后颈大筋旁向头部运行。此脉属于横膈膜以上部位，属肺而称为肺脉，以下部位属肾脉，位于第十四脊椎前正方，称为黑肾脉。从此处又分发出四支脉，其两支脉运行至髋部，走向髂嵴，称之肾黑脉。一支经过腹股沟会于膀胱。另一支脉是沿着大腿进入股冈，称之陷骨脉。两支脉从第十四脊椎下行，经尾椎运行于大腿外侧，称之抬足肾脉。从母肺发出的两条内驰脉，居于第六脊椎两旁横五指处。从母肺前面发出的两条蚁腰脉，居于第八脊椎横七指处。从母肺发出的两条双窗脉，居于第十脊椎两旁横四指处。第三母肺发出的两条直立脉，运行于乳头经颔、锁骨下方。从第三子肺发出的，两条外行驰脉，从两乳正前方一寸处，走向锁骨。从子肺发出的两支交叉脉称之外驰脉，此处发出后又交叉于锁骨左右。

从第二子肺发出的两条钉头脉，居于腋窝下内外前后和上下四横指处。从第五子肺发出的两条毕直脉，运行于腋窝下。从第四子肺发出的两盘蛇脉，居于肩胛骨正中下方。母子肺汇合发出的两条脉，居于肩关节向上四横指处即肩头骨凹陷处，其脉横亘其上。从肺叶间隙中发出的二吹螺脉，居于肩内旁向下四横指处。

肝脉：称之为鹿角和狍角两条，从剑突两侧发出，乳头前二寸处，向上运行至四横指处，分成两支脉运行于肩膀，两支在耳后延伸。脾脉称之爪脉，居于肩胛骨肌肉之间。胆脉称之金泉脉，居于肺叶间隙中。金柱脉，居于肩与肩胛骨之间。胃脉，有蛇眼脉、柱脉、驴后鞯脉等三脉，蛇眼脉居于剑头尖左右各一寸处。柱脉居于胃中央左右各三横指处。驴后鞯脉，于肚脐上一寸处。大肠脉，居于肚脐旁左右各一寸处。小肠脉，运行于大肠脉末端至两髂嵴腹股沟。大小肠的内脉在各自的回弯处，网状肠系膜相连。两条精腑脉，由髋骨运行于腹股沟。膀胱脉：有三条脉，水脉为中央、命脉为右和依存脉为左，居于会阴部。上述诸脉，若被伤断者，大部分有死亡之险，伤之则容易伤毒流入血液而导致坏血。

穴窍生理：

先天孔窍：口是气管和胃上部食道的孔窍，肛门是大小肠之先天孔，尿道是膀胱、肾之先天孔窍。

箭穴窍：胸腔鸽子窍是箭可穿透前后而不致死亡的孔穴。膈膜髑或花膈膜空窍是能容纳一个食指的孔窍。脊椎左右旁一寸处和两乳头下方的一寸处，利箭进入四横指，不会触及脏器。胸部的任何部位，进入三横指，不触及内脏。膈膜以下的部位，盆腔的任何部位进入二横指，不触及内腑。另外，由于身体的姿势不同，中箭的情况不同，原无孔窍的地方，箭穿透也无大碍。

中击窍和穿刺窍，用利器刺后会流血，故这类穴不必再开通。

穿刺穴:胸腔中有六个心穴。在黑白际向上量一寸处,再向左右各量一寸,再量半指,此处为吉祥窍。由此向上再量一寸是心宫窍。由此再向上量一寸,此处称为乌眼窍。有母肺窍四个:从脊椎左右旁四横指处,称为肺源窝窍。从第八脊椎对直第九脊椎处量一食指处,再从肩胛骨向下量二横指处下方背部为长背窍,即肺脓窝窍。子肺窍,是从两乳头向下腋窝里量四横指,在此向下量四横指,再从乳头向外量一节四横指处称为子肺角窍。母子二肺窍,从第十二脊和第十三脊之际,向前左右各量四横指处为第十一肋间的第一引流口,第十二肋间(五横指处)处为中引流口,量一食指长为第十二肋间的末引流口,此处是子母肺均用引脓之窍。

下身的穿刺窍:第十四脊椎左右旁六横指处,是肾脏排引的孔窍。从肚脐向腹股沟作线,从髋骨角会阴上线外作一条线,两线相交点就是腹部的总窍。从肛门口向里四横指处,称为直肠窍。

除上述之外,还有在体腔内不固定的引脓液孔窍,应按脓血聚集情况予以穿刺引流。

诊察创伤症状:诊察从七个方面讲述。

诊察创伤部位:创伤于脊椎、椎间盘、尾骨等要害部位危险之处。若未伤及骨髓,并没有遗留金属异物者还有生机。伤及骨髓则颈部僵直后仰,下肢麻木及瘫痪,小便闭塞者,七日内死亡。胸骨受伤者极其危险,若骨松质开裂软骨溃散会形成塌陷。如若剑突、肋软骨、髋骨、肩胛骨等受伤,危险程度为中等。锁骨和肋骨等受伤时危险程度较低,但疼痛剧烈。脊椎旁肌肉断裂者,会出现肿胀以致成驼背。黑白肌断裂者,积脓、刺疼,而且很容易扩散。这些都是人体的要害肌肉、危险之处,其他肌肉要害受伤者则属中等危险。

所有内脉、子肺脉和心脉受伤者极其危险。母肺脉、肾脉受伤为中等危险。其他脉受伤者危险较小。如若伤及心脏、子肺、肾脏、小肠等部位是极其危险的。伤及母肺、脾、胃、大肠、膀胱等部位是属于中等危险。脏腑区之外，伤及空窍部位，一般预后良好。总之，危险与否根据受伤的部位就可评估危险程度，因此首先要诊察受伤部位。

诊察器械伤线路：受伤的部位常无固定处，任何受伤处都可能触及到要害部位。为此准确地评估创伤线路是很重要的。如果肌肉裂开、骨折、脉管断裂、伤及脏腑者危险依次加重，如上述四伤均有者死症。母肺，若凶器从上边穿入能治，从下边穿入则有死亡之险。如触及到内脉，立即止血可治愈。如脉口裂则出现全身肿胀，并导致胸腔积血而有死亡之险。为此要禁忌使用脉口开裂之饮食，并注意起居。如若兵器穿入浅层，未伤及脉管，协日乌苏未扩散者，精心治疗，可以治愈。凶器从肺下部穿入，伤口虽浅短，但协日乌苏淤积。伤口深长，且进入脉管少者，容易造成伤毒流入内脏，必须引流干净。

诊察是否内穿：若内穿者，表现为说话尾音中断，步态失常无力，身体沉重，呼吸不畅，咳嗽频繁，身体向受伤一侧倾斜，食欲不振，剧痛，发际出汗等。出现上述九种症状，可以诊断为内穿。

若凶器穿入空窍，未伤及脏腑，未出血，虽伤及深处，但疼痛较轻，呼吸平稳，面色发白，起居正常，不发烧，食欲尚可，语音洪亮者，称为虽穿入腔体但未触及内脏。

若胆管要害部位断裂者，面容暗淡，身体沉重，口渴，食欲不振，白昼嗜睡，剧烈疼痛，咳嗽频繁。具备这些症状时，可确诊伤毒流入内脏。虽未穿，但与穿入相同。肌肉与骨骼的要害部位受伤断裂时，疼痛剧烈，虽未内穿，但容易误诊为内穿。若胃胀、腹胀、呕逆、大小便闭塞、阵痛频发等症状者，可诊断为下体腔内穿破。

诊察体腔内是否积聚恶血：若出现腹腔内痉挛性痛，心窝下方剧痛，坐卧不安，不能枕枕卧睡，身体颤抖，发际出汗，牙齿积垢，寒冷则刺疼，暖则安，过一昼夜后舌唇牙龈皆失色泽，脉象紧，尿色赤，腰弯弓曲，身体衰弱，具备这些症状者，可诊断为恶血积聚。

诊察是否伤及脏腑：神志不清，急躁，伤及何脏腑则该处穴道开启，按压则剧痛，气短，不能俯仰，需要他人辅助才能坐，脉象及小便骤生热象，这些是伤及脏器的总症状。

诊察各个脏腑创伤：心脏中凶器者，取出则立刻死亡。伤心脏肌肉，则昏迷休克，惊恐颤抖，面容失色，要立即喷洒凉水涂搽按摩，伤口滴入温奶（人奶），随后若苏醒恢复意识，神志清醒，可有治疗之机。心脉裂断，出现癫狂、颤抖，轻度惊恐，若伤毒引入脉，则脓液淤积于心脏。命脉断伤和穿孔则即刻死亡。若有伤损，剧痛打滚，双手抓地，伤势不严重者也可治愈。

肺被穿孔，则不能咳嗽，胡言乱语，喘息犹如烈日之犬，伤口冒气，口吐泡沫血。虎头母肺中凶器，七日内死亡，或一年之内死亡。伤及母肺中尖者，七日或九日死亡。伤及母肺两侧，九日或十一日死亡。伤及母肺下叶，十七日或十九日死亡。伤及子肺的任何部位，立即死亡，最迟也不会超过三日。肺脉断裂则咳出茜草汁状痰，牵其脉刺痛发热，面容油腻，呼吸不畅，寒冷者气喘，伤毒流入脉者，肺部积脓和希日乌苏。尤其是脊柱两侧脉断裂者，上身则颈项僵直，下身则腰肾疼痛，拖腿拉胯。曲脉受伤时，阵痛。盘蛇脉断裂者，出现呃逆频作。钉头脉道断裂者，声音嘶哑，头垂。吹螺脉断裂者局部肿胀。交叉脉断裂者，难以卧睡。外驰脉受伤时，肩胛缝刺痛。白横膈膜破裂者，发不出声音，窒息，瞪目，挥舞四肢，剧痛，频频呃逆，食时疼痛，上述脉道损伤轻微者及时治疗还有生机。若以上症状具备则五日病势加重，七日内死亡。膈肌穿孔则会导致上体腔的血液流入下体腔，下半身的赫依逆行注入上腔，则立即死亡。黑横膈膜破裂者，其症状是头沉，目不睁，呕吐黑血，呻吟，眼脉突起，目睛瞪天，不能蹲坐，九日内死亡。若想谈话，知讲敬语，能行会坐，嗜酒但斟之无欲，此症状为黑膈膜受挤压之伤能医治。

肝脏受伤者肝外膜失华，精华之液枯竭者死亡。受伤严重，呕泻鲜血，立即死亡。肝击伤者眼睛呈现赤红，面色发青，呻吟。面部油腻，活动则脉管鼓胀，阵发性痛，若伤势较轻者及时医治，还有生机。肝脉破裂者出现头疼、肩膀疼痛、面容油腻、目赤红等症状。

脾脏边缘受损者，会出现心悸、恶寒、腹胀、便秘，五日之内死亡。若因跌伤或打伤而脾中央部位穿裂者，则腹胀满、腹泻或二便不通，打呵欠，喷嚏，嘴唇和牙龈发白。面部及白睛出现黑斑，医术高明的医生能治愈。

双肾受伤者，肾外膜精华液衰竭，因而死亡。若肾脉、肾系带断裂者，则双腿不能收拢，气喘，身体麻木，一日之内死亡。跌伤或击伤肾外脂肪者，身体沉重，四肢难收拢，遗尿，耳聋，医术高明医生医治大多数有生机。伤及肾脉者引起双足拖拽、小便闭塞等。

六腑穿孔者，总症状为胁肋刺痛、腹泻。若胃穿孔则不会有胀满，但跌打损伤，可导致腹胀。伤及胃中央可生存。伤胃小弯则死亡，其症状如痉挛性绞痛，小便闭塞，体力下降，呕吐进食之物，虽觉得能治愈，但于伤后十四日、二十三日、三十五日内死亡。胆囊穿孔者则上吐下泻胆汁而亡。眼、尿、皮肤皆变黄色，如果不及时医治五日之内死亡。伤及大肠（血肠）上端的盲肠部位时，绞痛如刮痧，吐泻腐血，九日之内死亡。降结肠受伤则吐泻肠虫，疼痛如刮痧。伤及横结肠时，腹胀，小便不畅，若由医术精湛名医医治则能治愈。

小肠穿孔，蹲坐则不适，剧痛，阴部灼痛，发烧而死亡。如果没有穿破而外露脱垂，及时施治，可治愈。如小肠受击或断裂时，则有口苦，发烧，小肠刺痛，腹泻，目、尿发黄。乙状结肠破者，如肠虫上下乱窜，吐虫，便虫，恸哭拍手，则一日内死亡。伤及肛门则大便失禁或闭塞，黑肠在肛门四横指以上部位被伤者难医治，白肠被伤者易治愈。膀胱挫伤或穿孔者，尿频或尿失禁。伤及精腑时，身体麻木，仰面翻倒。打滚但伤轻者有生机。脾脏和大小肠、膀胱以及精腑等脉管伤之症状与脏腑相同。

诊辨生死：

死亡征兆：击伤后立刻失去知觉，昏倒，颤抖，吐血，便血者死亡。击伤后三至五日内，无论怎么治疗，发热不退，疼痛不减者必死无疑。身体无力、发热、恶心、长期吐泻、尿塞者死亡。双目失神、眼睛难闭、眼珠上翻、口鼻气息寒凉、面部有些污垢、体力丧失、卧床不起等必死无疑。以上是伤及脏腑后的死兆与死期之述。

生兆：虽然受伤但是筋脉未断裂，疼痛间歇时间长，经药治外治见效者，可以治愈。

预后评估：体腔虽然穿孔，但出血量少。虽危险性大，但仍能治疗。出血量多或脏腑被伤击者，则观察是否出现三息，在三日至五日之内不要下结论，若五日内仍未出现死兆时，医术高明的医生用四施（药物、手术、饮食、起居）医治，可能会挽救其生命。如果出现死讯，则可以明确诊断为死症。未伤及脏腑亦未出恶血者，虽然内穿孔，但可以明确诊断为能治愈。大脉断裂，出血量大，伤及要害脏腑，伤口较深，但是死亡三息未来，能渡过大难。同样，死亡判定还要与中伤的部位是否凶险，伤势深浅，死兆及治疗效果等相结合，做出生死之明确的诊断。若有疑惑者，不能诊断。

治疗方法：结合致伤器械、受伤部位、上下体腔进行医治。

结合致伤器械：被石块、木棍击伤，悬崖坠伤或因坍塌而压伤等，上下体腔无伤口，未扩散的内伤疗法详见伤扩散热治疗专章。

刀伤、剑伤、箭伤或砍伤、切断伤、穿透伤，伤后立即止血则容易治愈。创伤的祸根为出血。伤则即刻将伤口朝下，使用有效的止血疗法。用伤口大小的一团白色羊毛燎烧敷其伤口，之后以十字形压上白羊毛并且不可颠倒毛尖毛根，用胶布粘好边缘，贴敷压垫，或用湿毡片敷压于伤口之上。年老、赫依偏盛、失血过多患者禁食一日。壮年、楚苏、希拉偏盛者应禁食五至七天之后施治为佳。

药用红花、紫草茸、各种胆类、天竺黄、三七膏制成速清火剂。如若伤口不愈合者，用热面团热敷五天，其后用酒糟、小艾蒿、蒲公英、车前草制成散剂涂抹于伤口。体腔内穿破，但未出血则使用泻血法施治。即用沙棘、藜芦、白硇砂、巴豆、狼毒、硼砂、鹿麻子、巴沙嘎等制成丸剂，用胡黄连煎汤送服，泻下。（下泻之后，饮雪水清肠，用松节热敷胃肠）预防泻后产生血热，要内服汤剂或散剂。汤剂：红花、熊胆、达日亚干、紫草茸、茜草、羽叶千里光、巴沙嘎、丹参、胡黄连、地格达、查干泵嘎、诃子制成汤剂热敷。或用土木香、苦参、掌参、连翘制成汤剂温服，医治楚苏刺痛疗效为佳。或紫草茸、栀子、巴沙嘎制成汤剂，加熊胆内服，为祛除恶血热的良方。或内服八贵散，可清热凉血，并施针刺放血疗法从脉道祛除恶血之热。

箭伤：分凶器遗留和未遗留两种。

凶器未留体内者：其伤口可用熟药面团热敷，以清除残血，防止赫依扩散和伤口感染。除了肌肉要害受伤以外，其他伤口无须特意涂敷治疗。如此一来伤口自然发干，脉口自愈，不会聚积协日乌苏。

遗留凶器者：需要再一次诊察清楚是否有遗留异物，如若有遗留异物但疼痛轻微，起卧行走自如，不必取出遗物（按舒服一侧卧位内服诃子箭汤，进食肉类、酒等之后施火灸）。如若必须取出遗留物者，应靠医治和药物取出。遗留的异物没在要害处，且所伤不深，明显看得见者，将金属及异物用手术钳取出，按四肢伤口治法施治。若异物伤及要害之处，并且伤口又长又深，手触不及者，可使用药物医治取出金属异物。药用：蝙蝠肉、乌鸦肉、紫磁石、野猪齿、鱼肉研制散剂用酒调和内服。或用牛黄、蜥蜴肉、羚羊角、白糖制成散剂内服，可从伤口引出异物。此外，磁石、蛇油、绵羊颅骨制成药锭剂，置入伤口，可外引出异物。

结合受伤部位施治：伤及肌肉要害部位时，采用拔吸、浸浴、热敷、涂敷、贴敷等办法。首先用熟面团、酒糟吮吸之后，有肿胀者，据其寒热，辨证施治，其严重红肿者施针刺放血效佳。伤及骨骼要害部位：要用拔吸、涂药和挫磨等法，伤口扩散至骨松质有淤血者锉磨之，伤及骨骼要害部但轻微者施火灸等治疗。在创伤处涂撒之药，与头部创伤医治相同。尾椎骨断裂时，禁忌施灸，施浸泡五味甘露药浴。腰椎断裂时，用上述白色剂涂敷，其上用毡片垫压包扎固定，之后不要活动，仰卧静养，进食性凉营养丰富的饮食。伤及脉管要害部位者：如若外脉断裂创伤严重者，在伤口上下处施火灸。创伤轻微不严重时，在伤口上施火灸。牵扯脉道疼痛者在该处施火灸。如若内脉断裂者，用金针火灸顶门、囟门、足心，其他如拇指毛丛，无名指，心窍穴，脊椎第六节、第七节等处用金器烙烧，并内服各种胆类、红花等制成的散剂，谓之速清火剂。此方剂能迅速凝血，有止血之效。哪个脉断裂者将要在该脏腑各自脉之上施火灸、针刺放血及药物治疗。

结合上下体腔：分为结合凶器运行途径和受伤时间治疗两种。

结合凶器运行途径：分为体腔穿破、出血和创伤脏器等三种。

体腔穿破者：虽然当时未出血，但顺其凶器致伤口之处往外溢血，即用红花、紫草茸、各种胆汁，制成速清火剂内服。饮食起居以使用凉性为佳，禁忌温热之类。

体腔穿破脉道断裂大量流血者：内服用红花、铁杆蒿灰、各种胆汁制成的速清火剂。淤血凝聚疼痛者用酒、醋、花椒、盐、酒曲、菜籽油、面粉等煎煮制成的浆剂热敷，有引出淤血、镇止刺痛之效。将水底小石子炒热，喷酒热敷，伤者卧于木棚上将伤口朝下，憋住呼吸，若阻塞则扩其伤口，从伤口往外引流病血。如若血中带泡沫时，则应终止引流血。此法有减轻伤痛和易愈合之效。如若恶血引不出，使用上述泻血剂下泻。

体腔穿破触及脏腑当时未死者：首先内服绵羊颅骨、熊胆、鱼胆等诸胆汁加红花、通经草、旋覆花、黄丹（浸泡的凉汤）制成的速清火剂。或用熊胆、黄丹、贝齿灰、白糖制成散剂，用上述速清火剂送服，止痛，凝心脏流血。

结合受伤病程治疗：受伤初期第一个七日为楚苏期，此期应注意清洁治疗。中期第二个七日是病血扩散、协日乌苏增盛期，在此期要耐心细致治疗。后期第三个七日是疾病成熟化脓期，此期要调理饮食起居。

楚苏期治疗：药治、外治、饮食、起居等四个方面。

药治：首先要收缩脉管，即用红花、旋覆花、牛黄、熊胆一起包好，浸泡于雪水中，使水变色，取汁饮服未产生脓血之前，其疗效不可估量。或用冰片、紫檀香、白檀香、天竺黄、红花、黄丹、熊胆、朱砂、通经草等制成散剂，用凉水送服。此方称之通经草九味散，与速清火剂交替服用疗效佳。

体腔穿破、脉断裂、伤及脏器者，会造成楚苏、希拉紊乱、发高烧、尿发红、脉象紧、昼夜难眠、口干舌燥、牙齿生黑垢、不思饮食、剧渴、不能蹲坐、枕头低而难卧，所以须用药物和放血疗法医治。散剂药：用冰片、白檀香、天竺黄、红花、丁香制成散剂，内服，可祛除血热之气。或内服全能之帝王石药剂。

外治：子肺和心脏受伤出血时，于大脉从上向下针刺放血（从小尖脉始依次往下针刺放血）。母肺受伤出血时，于微小细脉从下向上针刺放血。刺痛所致出血者用铁块冷敷。脏器创伤所致刺疼者针刺各自脉道放血。

饮食调理：宜进食淡粥、黄牛乳酪、黄油、凉水。

起居方面：要在凉爽地方安闲调养，少许活动，禁忌剧烈活动。

协日乌苏期治疗：受伤之后第二个七日为协日乌苏积聚期。此期治疗方法为：饮食、起居行走、药治、手术等四种。

起居疗法：要注重行走起居，禁止猛烈起、卧及用力、激烈活动、大声说话、猛咳、用力排便等。致使开脉窍的剧烈活动等，如同守法而守之。

药治：内服白犀角（为角药太阳）、鹿茸、狍鹿茸、白檀香、紫檀香、金色诃子、天竺黄、红花、肉豆蔻、白云香、决明子、苘麻子、黄丹、熊胆、锦缎灰、贝齿灰、铁杆蒿灰等制成的散剂加白糖，将文冠木、五灵脂等浸泡于黄牛尿中取汁冲服。此方楚苏期开始内服，如同五阳晒干海水似的，促使像海水般的楚苏、协日乌苏及脓液干涸脓液。或使用膏浆剂干涸脓液。即将文冠木于白酒中浸泡五日之后取汁,加黄精、天门冬,煎至稀稠如绵羊奶酪时加无水蜂蜜调和,又加半掌硫黄,犀牛角,羚羊角,鹿茸,熊、鱼、猪、鹫、旱獭、犀、狗等动物之胆汁,檀香,沉香,木通,协日乌苏三药(白云香、茼麻子、草决明),木棉花,木棉花蕊,红花等制成散剂内服。按《四部医典》所述的水银珍宝剂加犀牛角、冰片内服。宜进凉性饮食及加水的酸奶等。

脓期治疗:受伤后第三周起转变为脓期。在此讲述诊察症状和治疗方法。

诊察症状:身体沉重,头疼,上体前曲,身体扭转,有脓一侧的手臂、肩部活动受限,心肺颤动,声音微弱,咳嗽频繁,阵阵轻微腹泻,肌肤发青,目发黄,牙齿、指甲皆发白,颜面出汗,脉尿呈热象,具备上述症状及痰带脓块,口臭者可确诊为有脓液。

治疗方法:药治、外治、饮食、起居等方面。

药治:依《四部医典》所述施治。另外,冰片二十五味散用葡萄汁送服。

外治:温针穿刺引流疗法已失传,在此难以实现,若想实施者,详见诊治脓液专章。要从肝脉、小尖脉、六头脉依次向下针刺放血。

饮食调理:初期,脓血之热未减弱者,食用黄牛、山羊乳酪、野兽肉、牛犊肉、大麦粥等凉性食物。中期,脓液消除热退时,宜食新鲜酥油,新鲜绵羊肉,白糖,新鲜的三甜软膏(冰糖、蜂蜜、红块糖),淡酒等。末期,脓液残留时,食用肉类、红糖、油、低度酒等营养丰富的食物滋补。

起居方面:禁止剧烈活动、房事、骑射、举重物、扔石头击打等消耗体力之事。经过医治后,出现脉、尿热象及体外热减退、身体轻松、食欲尚可、体力恢复，则为脓彻底消除之时。脓绝时期有四个阶段，春天是草木萌芽之时，夏天是雨露初降之时，秋天是大地燥干之时，冬天是寒冷结冰之时。

下体腔伤治法：分为总治法与具体治法两种。

总体治疗：包括饮食、罨敷、涂敷、疏导化淤、药治、放血、下泻、火灸、脓血上引下排等九个方面。

饮食：下体腔容纳六腑，因而饮食调理非常重要。米粥、炒大麦、面食煮得烂糊，加少量新鲜酥油、牛犊肉，少食多次饮用。每次给予牛奶面糊，一次饮少许。饮食多就剧痛而呕吐，所以应有禁忌。

罨熨：肝区痛者，用马粪罨敷；脾脏痛者，用鼠洞土罨敷；肾区痛者，用干酒糟罨敷；胃痛者，用食盐罨敷；大肠疼痛者，用水底石敷；小肠疼痛者，用热砖瓦罨敷。

贴敷法：受伤初期用药面团贴敷，然后用熔酥油加羊绒毛（在蒸发尽水分的酥油中加山羊绒）外敷，之后再盖一层无毛薄皮，其后贴一层酒糟，外敷药物，保持湿润。之后，禁止酒糟等热湿之物外敷施拔吸治疗。

疏导化瘀：受伤引起腹胀、小便闭塞者，药用藜芦、大黄、胆类、天然碱、酒曲、屋梁油烟灰、盐等研末用黄牛溲调和稀状，灌肠下泻，能开通下体热、便闭、清除淤血，立即得安，此法可连续施用。

药治：使用檀香、牛黄、三凉药（天竺黄、红花、丁香）、菊花、熊胆、甘草、通经草、朱砂、犀牛角、鹿茸、贝齿灰、铁杆蒿灰，研制成散剂内服。诸药可祛除脏热、封闭脉口，干涸协日乌苏。根据病情加引导药物，肝热加五灵脂、香青兰，脾热加木鳖子、诃子，肾热加白豆蔻、螃蟹、冬葵子。牛黄、三凉药（天竺黄、红花、丁香）、绿绒蒿、茜草、熊胆、羽叶千里光、石榴、木通等制成药剂内服可祛除腹热，滋补体弱，增强体质，增加胃火。同样，胃热加土木香、荜茇，小肠热加连翘、叉分蓼，大肠热加紫硇砂、木香，胆腑热加木鳖子、连翘，膀胱热加螃蟹。难于消化者，用开水冲服，其他用凉开水送服。

放血：生热、刺痛发烧时用针刺方法排除恶血。受伤部位在肚脐以上者，针刺脏腑脉、肝脉放血。受伤部位在肚脐以下时，针刺足大脉、踝脉放血。受伤部位在肾脏者针刺肌尖脉放血，放血量要结合血色确定。六腑放血过多造成胃火失损。若经上述施治，发热仍然难以减退，尿色黄、阵痛、口苦、食欲不振者，内服大黄、藜芦、长嘴诃子配伍制成缓泻剂清除腑热。

灸疗：若脉管断裂，腑内穿，脉络牵引，肿胀、刺痛者，除施火灸之外，再无良策。脉管断裂者，在伤口上火灸五至七壮。腑器穿孔但无触及要害处，火灸其伤口。若穿孔触及要害处，火灸凶器穿破的伤口处。脉管牵引者，在该处牵引刺痛处施灸。肿胀、阵痛者，于前后各自相应的穴位施火灸。

脓血上引下排法：脓血上引，如头痛、口苦、食欲不振、胃部肿胀、呕逆、有欲呕吐感者。其脓血在未消化时，要用外引催吐疗法，药用丝瓜子、腊肠果、荜茇、婆罗子、刺飞廉等制成散。按三期更换药引，即楚素期时，用白水；协日乌苏期时，用母黄牛溲；脓液期，药引用淡酒送服。

脓血下排，若小便闭塞、大小肠疼痛、烧热阵痛、下身沉重者，则脓血降落于消化部位之征，施下泻法排除。药用地格达、腊肠果、蓝钟花、诃子、狼毒、大黄、天然碱、荜茇、芫荽子，以黄牛溲、淡酒为引子，能清下坠腹腔的脓血。

具体疗法：白膈膜受伤者，首先将熊胆调入山羊奶内服用，禁止针刺放血疗法，火灸第八脊椎和鸠尾处。或用花椒、小茴香、各种调料、三红（茜草、枇杷叶、紫草茸）制成散剂涂擦。禁忌妇女护理。黑膈膜受伤者，胆类制剂内服，针刺肝脉，小尖脉放血，进食凉性饮食。若肝脏受伤者，要针刺双侧肝脉和双侧踝脉放血，火灸第八脊椎、第九脊椎，饮食起居要凉热均衡为佳。脾脏受伤者，双侧胫脉和肝脉放血。火灸第九脊椎和第十一脊椎。宜进食温性营养饮食，间隙性涂敷经年陈酥油。肾脏受伤者，火灸第十四脊椎、黑脉、双侧镫脉、肌尖脉处针刺放血。宜进食温性食物，须服凉性药物。若出现尿闭塞者，内服硇砂、麝香、螃蟹、冬葵子、牛奶制成的散剂。若胃腑受伤者，火灸第十二脊椎、胃中脘。如若失热者，在左右两肝脉处放血。若胃破裂者，用马或驴筋，进行缝合后，涂敷生肌药物（熊胆、红花、制硼砂）等，用绸子覆盖伤口，其上再盖酥油煮的毡片包扎，防止药物往外引流。腹壁脂肪下坠者，趁热立即纳入腹腔，不能纳入的用马尾或丝线缝合，再撒肉桂和白硇砂粉，消融脂肪后纳入腹腔，再按上述方法进行施治。另外，若发热，内服汤剂、散剂，或放血施治。胆囊受伤者，内服熊胆、牛乳、酥油配制成的散。火灸第九脊椎，仍脉、肝脉针刺放血。若伤及大肠者，火灸第十六椎节。若发热者，在双侧踝脉针刺放血。小肠外露者，首先用水清洗之后用酒冲洗，再突然泼水使其受惊引小肠收入腹内，或者用羽毛刺激喉头使其呕吐，能使小肠复位。或者使其头朝下，腿用绳缚住吊起来，用木棒敲打绳子震之小肠即刻收入腹内。肠复位后，用马或驴筋或丝线缝合，上敷伤药，用绸子和酥油毡片包扎。这样施治后让受伤者脱衣，慢慢地摇动身体，小肠便复原位。若出现小肠扭曲、缠绕，必须禁止进食，在七日内仰卧静养。身下挖坑原地排出二便。饮食以稍软而稠的面粥为宜。膀胱受伤者，火灸第十八脊椎；小便闭塞者，内服白硇砂等利尿药物。

若发热，在大肠穴针刺放血。伤及肛门者，火灸第十九脊椎。若肿胀者施热敷，若高热者尾脊脉放血施治。若大便困难者在肛门内置入药锭医治，或灌肠施治。精腑脉受损者，在该脉处针刺施放血疗法。热敷臀部、足心、顶会，火灸第十三脊椎节。

饮食调理：首先要食用凉性饮食调理，后用温性饮食调理。

起居方面：禁忌所有劳身、淫欲等损坏伤口愈合之行为。

增补甘露精要八支秘诀医典，除一切病魔折磨嘎布日，断随时死亡之索利刃者体腔创伤病之治疗第一百二十一章结束。

第一百二十二章　肢体伤病

　　四肢创伤，从要害部位、诊察症状、治疗方法等三个方面讲述。

　　要害部位分为肌肉、腺体、脉络、骨骼、筋腱等五种。

　　肌肉要害部位：锁骨上肩部黑鱼形肌之要害，肩胛骨上肩胛花肌要害，在肩胛骨边缘斜方肌是要害。臑上肌有七条缝迹是要害，从肩关节缝向下量四横指处，羊尾肌是要害。前臂上的鱼形肌，状如串在杆上的鱼是要害肌。有缝迹骨与两条大肌要害。在手腕关节向上五横指、从肘尖向下六横指处，为肌中心要害。手掌的拇指和食指之间为拇收肌要害。髋部肌肉"十"形交叉处为要害，腰间有臀大肌要害。大腿有十三块缝迹，状如绫绸粗大的叠卷肌要害，从大腿量两横指处是股二头肌的要害。髌骨向上四横指为黑蛙肌要害。小腿中肌无缝迹，似一捆竹，小腿肚中有三种肌肉，从跟骨向上量五横指处，胫肌头要害部位。从此向上六横指为肌肉中心要害。以上所述为二十二处肌肉受伤后易肿胀的要害部位。

　　腺体要害：从肩胛骨柄和肱骨缝向上量四横指处，有青头腺要害部位。从犬怒肌向上量五横指处，是肱紫腺的要害。从膝外侧关节缝向上量一拃处，为白腺要害部位。从此再量三横指处有蛇昂头腺要害。上述八处腺要害部位可突发恶肿，有夺命危险。

　　脉管要害：脉管要害分为赫依脉、楚苏脉、赫依楚素合并脉等三种。

赫依脉也称白脉，在胘羊尾脉和腋窝外侧之间是水脉（白脉）要害。肘隙外侧之间是赫依脉、珍宝脉的要害。髌骨要害处有骨脉、腘脉两个要害。踝骨与外踝间是脊髓脉的要害。大拇指生毛处为大趾发际脉的要害。上述十处为赫依远行和功能衰弱的要害。

楚苏脉要害部位：肩胛骨下盘团青脉，两臂上端的脉络、膊内吹螺脉等六脉为肺脉，即汇聚脓液之要害部位。胛骨缝隙是金柱脉的要害处，臀大肌的长纹脉处为为希拉脉要害，此四条希拉脉为产生希拉要害脉。脏腑总脉（两条）、肝脉（两条）、足内大脉（两条）、肝下三脉其两条为要害处。上述八条脉称为失血止不住要害部位。髂嵴处有两条黑肾脉，股冈上有两条渗骨肾脉，股外侧有两条举足肾脉，以及股外侧的两条黑脾脉，此八条脉为产生巴达干要害部位。肺脉六条、希拉脉四条、失血要害脉八条、肾脉六条、脾脉两条，总共二十六条脉为楚苏脉要害部位。

赫依楚苏合并脉要害：赫依楚苏搏动心脉是足心旋窝的掌夺脉，为要害部位。脚背上有两条黑动脉为要害部位。踝骨内窝里有两条铁豆脉为要害部位。胫下方有金柱脉为要害部位。腘窝里有两条黑动脉为要害部位。腹股沟处的赤目心脉为要害部位。在手掌无名指之下有速脉为要害部位。在手掌食指下有动脉要害。在手腕骨凸出处是诊脉要害。在诊脉下角筋之间有命脉要害。肘内窝的"阿素利嘎"脉为要害。腋窝有聚汗脉，是心脉之要害。上述四条脉道贯穿于肌肤内或向外凸显者，故称为要害处，此处受伤，易使胸腔生热而危及生命，故为凶险要害。

骨骼的要害：骨骼要害部位分为关节和小块骨两种。大关节：有十二个，即髋关节两个、肩关节两个、膝关节两个、肘关节两个、腕关节两个、踝关节两个等。上述关节上下约四横指的骨松质，包括在关节内,皆是凶险部位。

小块骨、髋骨、肩胛骨、膝盖骨、踝骨、跟骨、腕骨、手指骨、脚趾骨等二十六处是病痛要害。

筋腱要害部位:筋腱的要害部位有腘窝、肘部、手腕、足跟、蛙头,共十处筋腱。筋大,居于后;腱小,居于前。外伤所致抽缩或僵直,为此称之要害部位。

上述要害部位里,脉络和腺体为凶险部位,肌腱和关节为中度凶险部位,筋腱为轻度凶险部位。脉络要害里,心脉为凶险部位,希拉脉、赫依脉为中度凶险部位,其余脉络为轻度凶险部位。肌内要害里,胫心黑蛙肌为凶险部位,大腿肌为中度凶险部位,胫肌为轻度凶险部位。关节要害里,膝关节与肩关节为凶险部位,髋关节和肘关节为中度凶险部位,其他关节为轻度凶险部位。骨块要害里:踝骨和跟骨为凶险部位,髋骨和肩胛骨为中度凶险部位,其他为轻度凶险部位。筋腱要害里,腘窝韧带为凶险部位,肘部韧带为中度凶险部位,其他韧带为轻度凶险部位。关节和筋腱、水脉为赫依要害部位,肺脉、心脉、希拉脉为希拉要害部位,大脉与肝脉为楚苏要害部位,脾脉、肾脉、筋腱、腺体为巴达干要害部位。因此如果懂得了上述要害部位生理,可以准确无误地诊断病症,可以判断易治或难治。

诊察要害部位创伤症状:一般来说,要害部位受伤后即刻有肿胀、剧痛、全身被捆的感觉,活动受限,失去知觉,一阵发烧一阵发冷。总之,身体的要害部位被伤时,很痛苦,束手无策,难治,有可能死亡的危险。八种腺体要害被伤者则有顽固症治疗乏术之说。

治疗方法:分为总体治法和具体治法两种。

总体治法:创伤初期是楚苏期,壮年人、楚苏偏盛者,禁食五日。儿童和巴达干偏盛者,禁食三日。老年人和赫依偏盛者,禁食一日。经过上述治疗,消肿,未蔓延,疼痛减轻,楚苏不激增,不会危及要害部位,楚苏会自然凝固者容易治愈。

咒治(类似于现代的心理疗法):施咒治疗。

外用药:贴敷法,酒糟加热,糊抹一层后包扎。如若伤及脉道或关节处,加紫草茸。或者酒糟与小白蒿调合,加热之后,再加冬葵籽、酒曲、花椒灰制成散,撒敷伤口上进行包扎。如果此施治适宜者,一直贴敷治愈为止。若此法效果欠佳而肿胀者,用红药贴剂即茜草、枇杷叶、蓝黏土、紫草茸、红石花之剂,贴敷按压为佳。

创伤中期:协日乌苏扩散期,肌肉肿胀者,药用酒糟、生面粉、植物油制成面团热敷。如若此法未见效时,使用黄药剂,即栀子、黄柏、大黄、枇杷叶、生面粉、乳酪等制成散剂,撒敷或压敷可消肿。或用姜黄、黄柏、大黄、茜草、枇杷叶、紫草茸、蓝黏土、铁垢、狐粪、狼粪、松鸡粪、鼬粪、兔子粪等制成膏剂,涂敷或贴用,在其红肿胀处上下和伤口边沿同时用胶布包扎,小伤要治至无疤痕为止。

内服药:经上述疗法未治愈,肿胀扩散者,内服收敛剂,加银珠之嘎日迪五味丸或嘎日迪十五味丸加水银(制)内服。若胃火旺者,与漏芦花十二味散、石药剂交替服用。并将生面粉、大黄、碱、塔灰、胶水等制成浆剂,再调入石药、多叶棘豆、黑菖蒲、查干泵嘎、麝香、黑云香、狼毒、五灵脂、协日乌苏三药(白云香、决明子、茴麻子)制成称之为大粘合浆剂,涂肿胀开裂处肌肤。此浆剂主要有排脓、收敛扩散之效,以及缝合脉口,复位创伤之肌肤,增强关节功能,连接断裂之筋腱的作用。时而在上述浆剂上加减调入三红(茜草、枇杷叶、紫草茸),姜黄,黄柏,大黄制成散剂,用童子尿调和反复涂抹保持伤处湿润。

外治: 于肿胀的脉道针刺放血, 内服泻下药。

消肿征兆: 红肿消退, 肤色恢复, 疼痛减轻, 出现褶皱。

化脓的症状: 肿色不变, 肿块稳定不增, 坚实而硬。此时可用狐粪、狼粪、兔粪、松鸡粪、鼠粪、鸽粪等在酒里煮后调敷而润之, 此施治可促进化脓而收敛。其后脓肿为红、亮, 如同吹胀之皮囊, 边缘和中央全部肿胀, 发烧灼热, 失眠, 不忍触摸。之后化脓成熟, 其脉象颤, 肿块自边缘向中间聚敛, 有时阵痛, 发热灼痛, 汗毛倒伏, 出现如牦牛眼之孔腐。用双拇指在肿胀上下按压时, 犹如充水皮囊, 水和气泡来回移动, 此时又软又空之处为中央位置, 用矛头状穿刺针凭指感探插, 带出脓液诊察脓象。

诊察脓色: 脓色如烟汁, 气味臭如腐皮, 稀薄而有泡沫者, 预后凶。气味小, 质软色白稠者, 预后良。连续三日用酒糟吸脓, 之后用面团温热敷脓尽愈为止。此时内服药有嘎日迪十五味丸或五太阳剂或水银方剂等可消除余脓。

具体治疗: 包括取出异物、祛除伤热、包扎、复位、连接断脉、施治要害部位等六种。

取出异物法: 有药物与手术两种。

药物取出: 异物不显露在深处者, 服药物取出。内服渡鸦、飞鼠、秃鹫肉、磁铁、黄精、鼠粪制成的散剂, 用酒调和, 可从伤口取出异物。或者外用磁石、水石、蛇菊石、雌黄、生蜂蜜、东向鼠洞土、蛇脂肪配制涂伤口, 或者用蛇肉、磁石、假耧叶菜、毛茛黑枸子(白头翁)、大戟、紫檀香制成膏剂, 涂抹伤口, 之后拔罐吸出异物。若上述治疗未见效者药用大尾骨、磁石、蛇肉、酸模、秃鹫喉、曲玛子、蜀葵子、诃子制成散剂涂抹伤口或内服则可使异物化尽消除。

手术取出: 在创伤当日取出凶器, 未能取出时不要使凶器移动,肿胀严重者等待化脓时取出。关节里残留铁片时，待几日取出。器械用狮子口钳、鹤嘴钳、机关钳、镊子等，需要何种器械均要仔细考虑，还要注意脉道的失血情况等。

消除伤热法：创伤发热是楚苏热、希拉热所致，药用冰片、天竺黄、红花、熊胆、牛黄、白檀香、紫檀香、巴沙嘎、胡黄连、三子（诃子、川楝子、栀子）制成散剂，用凉开水送服，能祛除骨伤热症。于小尖脉、肝脉、肝胆穴、踝脉等针刺放血施治。陈旧创伤热久治不退，并伤口坚硬而实者，内服冰片二十五味散。饮服胡黄连、黄连、三七、冬葵籽等浸汁。或用三七、卷丝苦苣薹、胡黄连、紫草茸、蓝刺头浸汁饮之。或白檀香、山刺玫瑰、杜仲、贯众浸汁饮之。湿沙子用牛粪调制成糊剂贴敷，可消除伤势引起的肿胀，之后要进食新鲜营养之物如鲜肉、新油、新酒滋补。治疗骨伤症，无论内服药还是外用药，加用三七疗效尤佳。陈旧性创伤，可使用茼麻子散剂，能干涸协日乌苏，使伤口愈合。

接骨复位法：包括骨折形状、骨折症状、包扎方法等。

骨折形状：包括母携子式骨折、斜裂式骨折、骨断裂、粉碎性骨折四种。概括为有伤口（开放性）与无伤口（闭合性）两种。

骨折症状：局部发凉、骨有响声、不易活动。若骨折处完全断裂成角，则伤势严重。

包扎方法：首先是用牵拉方法，使骨折断面对接好，其长短以未受伤一侧骨作对比，防止出现双侧不同现象。若骨折外穿暴露者，用马、驴、山羊、绵羊的奶清洗之后，加热脂肪外敷，然后用力牵拉，使外露骨折复位。无论使用上述何种手法均未接连者，用锯子锯挫断骨尖，再复位。施任何牵引复位应缓慢进行，对接骨端后涂药压垫，之后使用夹板包扎。夹板制作方法：松木或无节无疤的柳树条制成直且细粗、厚薄、长短、软硬均匀的小木板。夹板间不能重叠，应留有间距，用细线缚扎，松紧适当。将手束缚在胯部。如若下肢伤则在其左右夹之，勿令屈伸，直到骨折愈合为止，并卸取夹板。此时与头部创伤治疗方法相同，实施保守疗法。夹板束缚过紧则出现局部麻木、红肿，应稍微放松缚绳即可。过松者夹板会滑脱，造成骨折不能按时复位，脓血不能流出、疼痛不止、筋头收缩、断骨交错、长短不齐等弊病。此时加紧夹板有利于伤口愈合。伤势愈合后解去夹板，之后浸泡天然温泉浴。

脱臼复位法：将脱节部位及脱出复位方法等。

脱臼部位：分左、右、上、下脱臼四种。肩关节、膝关节则不会向上脱臼。跖部关节和腕关节不会向左右脱臼。肘关节和踝关节不会向后脱臼。髋关节易向内、向外两侧脱臼。

脱臼症状：有轻微疼痛，立即肿胀，屈伸功能丧失，脱臼之处上突下陷，长短不齐，髋关节的连接韧带断裂和胛骨的软筋断裂，纳而脱位，就会变成残跛。

复位方法：新伤未肿胀之前立即纳入复位。若迁延陈旧，用药浴施治，调理肌肉和韧带，促使其变软，之后纳入复位。任何关节脱臼纳入时，将脱臼骨用力拉开，然后用手将脱臼骨端推拿纳入骨臼内。牵引使关节口脱开，他人固定住患者的身体，将脱出的骨纳入原位。如果关节没有牵引脱开，则会使关节破裂离散；如果牵引脱开，则必然能复原；或者用绳子牵引，用小木棒捶打。如果想将肘关节、踝关节脱臼复位则将该关节放到凹陷处，医者用脚尖踩按脱出的部位则能复原。此时出现声响，原有的凸起消失，能够伸屈，疼痛减少，证明已复原。之后再用毡片重叠缠裹固定，巩固疗效。若确实复位并已固定，可用有营养的饮食调养。如果是陈旧性脱位和习惯性脱位，则火灸施治，用凹槽板束好。

结合脱臼部位治法：肩关节脱臼者，用绳系于手腕，腋下塞进毛团，医生向上托，将腕绳拉直，并用木棒敲击而复位。肘关节脱臼者，先将肩向上拉，另一人向下拉小臂，医生用手掌以适当的力度向内推入肘关节使其复位，再用毡片包扎，用绳子吊于颈部。

腕关节脱臼者：将毡子铺于平地，把患者的手放置上，医生用脚踩压，用手以适当的力度拽拉患者的手指，可以使其复位，几天后以火灸施治。

上下肢脱臼：不要将脱臼面压于身下，而要双腿并拢平躺。

肋骨脱臼，要让患者吃饱，肋骨下面垫上椭圆石，医生从上面轻轻按压，用大米糊或面糊涂于脱臼处，其上再涂胶水贴薄皮并绑扎，于双侧踝脉针刺放血，并在脱臼处施火灸。

膝关节或髌骨开放性脱臼：握住小腿向下拽拉大腿，推拿可复位。

颌骨脱臼，详见本病章节所述。其他复位法要按《四部医典》所述或师口传实施为佳。

脉断连接法：塞入药栓法（药治）、板夹法、闭合法、分流法、腹内秘隐法等。

药治法：首先用白蒿、麻黄、蓝花棘豆、红花、熊胆制成散，撒在伤口上用绸子覆盖，上涂凉性吸附燥湿之药。

夹板治法：在伤口上下六横指处，用小石块压住，之后用布条紧缠，再垫压毡子包紧之后，于脉管左右两侧用夹板固定，用布条包扎，伤口上尽量留一小气孔。

封闭穴位止血法：在脉道上下施灸法。

分流法：在断裂脉管上下处针刺放血。

腹内闭合:脉管断裂者用药止血等。

要害部创伤治法:肌肉要害创伤用药面团热敷或热吸附燥湿药。如果未见效,用鱼肉、各种动物肌腱类、小白蒿等,以及植物油和尿液煮汤施浴。

腺体八处要害创伤:粉碎则无治,伤者可用。即用沉香、吉乐泽、铁屑、炉铁渣、胡黄连、巴沙嘎、地格达制成散剂,以山羊奶酪调和涂敷,用毡片覆盖伤口包扎,或用五灵脂、脑汁、盐等煎煮制成浆剂涂敷。如若未见效,可用各种动物腺体煮煎取汁浸浴,可以治愈。

赫依脉创伤时:赫依脉上下和赫依穴处,以火灸施治。伤口上,用芝麻渣、热面团、酒曲和佐料、小白蒿、酒酪等烤热后反复贴敷。

楚苏脉创伤失血:用凉水冷敷,之后用独活、碱草放入伤口,同时在伤口上下施火灸封闭。若赫依、楚苏合并时,用凉药施治或放血。可依据病情施治。

骨骼要害处创伤:与头部创伤治疗方法相同。

筋腱要害的创伤:用湿润法和热法施治。

大筋断裂:要用马筋和野驴筋线缝合,熊胆研细末撒在伤口上,再用毡片重叠包扎。其上置木夹板,用线包扎,伤口亦可用燎过油的羊绒贴敷。

微细筋断裂:取脂薄皮,上涂胶水黏胶,其外贴敷膏剂,再外缠毡片,并在上下用药面团贴敷。

若筋腱僵直或萎缩者:不能伸屈者不可医治。若能稍许伸屈者,首先要在天然温泉中浸浴,然后做各种花浴,或者将酒糟和马粪、野驴粪、羊粪或水柏枝用酒煎煮浸浴。其后,用绵羊脂在酒和山矾叶中煎煮制成膏浆涂抹。饮烈酒醉后,慢慢伸屈。如此进行伸屈活动使其舒展,舒展之后于就近脉道放血和浸浴,待伤口愈合后可涂油、喷药、热敷及按摩。进食肉类、酥油、红糖酒等,用富有营养的饮食从内滋养其筋腱韧带。总之,凉药未能治愈时,要用热药诊治。热药未能治愈时要用凉药诊治。饮食起居调理和创伤总调理相同。

增补甘露精要八支秘诀医典,除一切病魔折磨嘎布日,断随时死亡之索利刃者肢体创伤病之治疗第一百二十二章结束。

第一百二十三章　中毒症

外缘所致体内疾病称之中毒症。植物类毒药物有草乌、铁棒槌、狼毒、披针叶黄华、肉托果、莨菪、马毛等。有毒的动物有蛇、蝎子、虫类、苍蝇等毒。

中毒症分类：分为合成毒、转化毒、天然毒等三种，在此讲述合成毒的诊治，其余的详见各自章节。

传播毒的媒介有五种，传播地域有四个，用以合成之物有六类，中毒症有二十三种，发病时间有三个，毒物侵入途径有五种。在困厄之时，不管任何地域，六类合成毒仍以食物为媒介的毒较多。因此首先要讲述合成毒侵入途径、诊察症状、治疗等三方面。

合成毒侵入途径：毒物首先从口进入胃部，依饮食精华而运行，引起呃逆、呕吐、无食欲、不消化症状。因其食物精华进入肝脏转化为血液，毒侵入血液，造成肝区和胸部刺痛、脉象数等，其后随着血液运行侵入肌肉，出现肤色发青、身体消瘦、局部放射性痛等症状。其后从肌肉侵入脂肪，出现体乏无力、失眠症状，然后侵入骨骼，出现牙齿和指甲疼痛、骨关节胀痛等症状。此后侵入脑髓、脊髓、骨髓，引起头昏、难忍日晒、脊髓疼痛等，按压脊椎时自觉舒适。从脑汁、骨髓再侵入精卵，男子遗精，丧失性欲，女子月经不调，最后此精华转化为精气，随着精血侵入心脏，出现容华失泽、健忘、恍惚、癫狂、不悦等。总之，毒随食物精华而遍及身体"七素""三秽"等。毒素侵入部位不同出现的症状也不同。由于赫依、希拉、巴达干三根紊乱,因而发病初、中、末期症状错综复杂,诊治及断除后遗症非常困难。再者由于各种毒剂成分不一,人体病原不同,以及食物媒介不同,毒素可以降于五脏,落于六腑,沉溺于骨骼,行于脉道,散布于肌肉皮肤等任何部位。

诊察症状:从内诊、外诊、秘诊、合成毒种类诊察、依秘诀物诊察、中毒部位诊察、不治死兆诊断等七方面诊察。

初步要做内、外、秘三种诊察。

外症状应与其他并发疾病相区别。内症状则从脉象、尿象、发病因素等方面诊察认识。秘症状诊察要秘物确认。

诊察外症状:中毒患者早晨起床后不说话,进食之前将清晨空腹唾液唾入干净水中,唾液浮于水面则无毒,唾液直沉水底则为有毒。将唾液涂于羚羊角上,其上再吐唾液立刻沸涌似泡沫者为有毒。将唾液涂在烧红的白石块上,石块碎裂如大麦粒,颜色发黑为中毒。将尿液与酒混合灌入黄牛角内,用刺猬毛搅拌,呈现出各种颜色者为有毒。或尿液灌入杂种黄牛角里,用野兔的胡须搅拌,胡须变焦则为有毒。患者的尿液里放置鬓颊的毛发,次日清晨观察发现毛发干燥而且卷曲如同烧焦者为有毒。将一块纯银片贴在牙齿上,次日清晨观察银色衰退出现锈斑而且难以擦去者为有毒。一勺酒里,加卷丝苦苣薹、猫头鹰肝和胆、白檀香等,黄昏时服,服后不要说话,至次日清晨观察舌苔和牙龈,以及上颚处,出现各种颜色者为有毒。取一根孔雀彩翎,用酥油包裹囫囵吞下,次日清晨随便排出的翎毛用水洗净,色泽未衰退者为有毒。虽用外诊法时症状俱全,但仍然要存疑,应进行实施诊察内症状鉴别法为佳。

诊察内症状:脉象呈现交替脉,深处粗而洪,时时出现脉象变化多端,错综复杂,如阿达脉象者为中毒症。尿色发黑或如彩虹,浑浊, 异味甚, 舌发青, 舌尖发红, 犹如犬舌, 无舌苔或如同鸟舌发红, 牙齿和指甲出现裂纹, 身体弯曲, 出现斑疹或疮疱者为中毒。或者诊察尿色不能确诊者, 将尿液装入青铜容器, 加盖密封后埋入地下一昼夜, 次日观察尿液如若出现土、石、珍宝或出现草类粉末、蛙卵、尿液发绿者无疑为中毒症。或将尿液涂在红铜上, 发黑为中毒。或将尿液装入铁器内, 插入头顶头发, 头发变焦为中毒。或将无虫蛀（无痕迹）卵白石放入尿液里, 加热煮沸, 待尿液被烧干时, 将唾液吐至白卵石上, 若唾液的颜色发黑或者出现唑唑响声并裂开者中毒无疑。或将鸡冠血滴入尿液中, 再加查干泵嘎, 若尿液变为似脓之物为中毒。或在木质的碗里放入黄鸭血, 用水柏枝火烧沸待血干黏后, 将病人的唾液滴入其中点燃卷缩呈团者为中毒。

中毒发作症状: 毒物侵入腹内一个月以后, 咳嗽频繁、体衰无力、身体不适。两个月以后, 反复出现阵痛。三个月以后, 毒侵入何处则何处疼痛。四个月以后, 由于饮食起居不当而发病。因药物制剂、中毒种类、饮食起居、发病部位等的不同, 中毒症状错综复杂难以确诊, 但一般中毒症状为食欲欠佳、懈怠懒动、易生气、身体沉重、肌肉消瘦、肌肤发青、身体不适、舌干燥裂、汗毛竖立、指甲根麻木、头晕、神志昏沉、步态不稳、头及肝区胸背疼痛、肌肉抽搐、肌肉疼痛; 喜欢晒太阳, 烤火, 但不愿久留; 追逐阴凉地, 亦不愿意久留; 睡眠时多时少变化多端, 视力模糊, 口涩乏味, 打呵欠和喷嚏, 有时腹泻和呕吐, 小便不畅, 阳衰不举, 心情烦躁, 全身上下四肢游痛; 眼球、牙齿、耳朵、头部刺痛, 脖子僵硬, 喉咙嘶哑等种种症状。其中牙齿和骨骼疼痛似赫依症, 眼睛发黄、发热状似希拉症, 消化不良、呃逆呕吐、腹中空空似巴达干症, 脉急、胸部刺痛似楚苏病, 皮肤发痒、皮肤粗糙似协日乌苏症, 恶寒颤抖、关节疼痛似瘟疫,吐血、肝胃疼痛似宝如巴达干。以上皆是配伍不当、饮食不善的中毒症状。特别是脉象和尿象，难以鉴别，变化多端，多食无益，体瘦乏力，肝胃不适，咳嗽，心情不悦。以上症状俱全者，无疑是中毒。

凡房事、骑马后及进食鱼肉、猪肉、腐肉为最初传递毒之媒介，进食牛羊新鲜血之后发病者即考虑为中毒。如若未出现上述症状不能确诊者，则实施秘诊。

秘诊症状：进食大黄浆加鱼肉和猪肉，如果发作疼痛为中毒。在水中煮黑蚂蚁，夜间服一勺，如若身体不适，身体发沉，寒战者为中毒。贯众放入牛乳中饮服后呕吐者为中毒。三七、白檀香、黄柏皮制成散，杜仲汤送服，出现呕吐腹泻，并刺疼者为中毒。诃子、玉簪花、山刺玫瑰、黄柏皮汤内服，大关节和小关节均疼痛则为中毒症。柏枝叶、阿魏、麝香、三籽、黄牛尿熬汤内服，毒侵入何处则何处疼痛者为中毒。山刺玫果、水柏枝煎汤内服后，次日清晨将小便放入净器中煮沸卷成块状者为中毒。若上述各法均未能确诊者，服用收敛药可以查明。收剑药：草乌、查干泵嘎、白芥子、掌参、猪血、糖、六良药（红花、天竺黄、草果、肉豆蔻、白豆蔻、丁香）制成丸剂，其为收敛之贵剂。如若用酒送服，引起胃胀肠鸣、消化不良或上吐下泻为中毒症。或者羚羊角、犀牛角等量，再加秘药（白檀香）、麝香依次减少一半量（六良药为上述四味药的二分之一剂量配制内服可祛除毒素）制成散，搅匀放置一昼夜，制成似泡涨的黄豆粒大小丸剂。禁食一天，当晚用花椒水送服，次日黎明时用童尿送服，清晨用酥油内服，如若出现上吐下泻胃痛症状为中毒。

秘药的采集方法与一般药不同。首先，不可见日光；其次，捣碎药材，核籽要砸碎；其三，发酵方法是先取三碗醇酒正午时将上述药物放入酒碗并盖好盖，塞入大麦堆中发酵，以防止灰土进入；第四,服药方法是清晨调整患者的睡姿,抬高脚部,服药后医者坐在患者枕头旁边,喂给患者一口生肉,医生问三次药物是否起效之后,患者答应一声"好了"之后漱口躺卧,闭口不言。若出现腹泻、呕吐、胃胀肠鸣等症状则为中毒,相反未出现上述症状则无毒。上述为外诊、内诊、秘诊来诊断中毒病的总体方法。

诊察合成类中毒:

珍宝类合成毒中毒:症状是体力衰弱、身体消瘦、肤色逐渐发青、病痛轻、口有铁锈味、阴茎不举、眼睛发黄、腹胀呕逆、食乳酪则便血。

石类合成毒中毒:症状为胃部坚实、四肢细瘦、脸浮肿、发热后转化为寒征,肝、胆、脾、胃等部位易积痞瘤。

肉类合成毒:症状是肝、胃不适,目发红,视力模糊,嗓子发紧,声音嘶哑,便血或咳痰带血。食用头、颈椎、脖后颈外肌肉、内脏肉合成毒者,会出现相应的部位疼痛。

毛类合成毒中毒:症状为腹内如同虫蠕动疼痛、大便带血、内脉疼痛。

津液合成毒中毒:症状为偏身疼痛,其侧枯瘦,头和骨髓、骨关节疼痛,恶寒,发热,视物模糊,腹膈抽疼。

天然合成毒中毒(真毒):症状为舌与指甲根麻木,视力模糊,牙齿发黑,舌唇干裂。

草类合成毒中毒:症状为全身骨骼疼痛,筋腱僵硬,体寒,心悸,神志恍惚,走路不稳,栽倒,自觉口唇肿胀。

秘法与药物探试:采取患者的无名指血,将姜黄、黑云香置于血中,若出现黄色血纹者,则为猛兽类中毒。将患者的尿液在铁锅内煮沸之后放入水晶石,若水晶石一半变黑者为猛兽类中毒。在铁锅里盛尿液，加入患者唾液后再加诃子，若变成黑团者则为孔雀羽毛之毒。在铜盘里盛狗血，加犀牛角、查干泵嘎，与患者的尿液搅拌，若出现白色者为兔胆之毒。取十二岁以下女孩尿中加黄柏汁，与患者尿液搅混，出现黑色团状物，则为斑蝥之毒。在猪血中加入石韦，再放入患者的粪便，出现黄色团状物，则为黑蛙脑毒中毒。此外，马、驴肉，患者的粪便微量，放入少许孔雀胆汁一起煮，若变成似炭灰之物者，为珍宝类中毒。以黄柏枝、石韦、犀牛角、姜黄、麝香点燃，用烟熏患者鼻孔，其鼻血发淡红者为风之毒。

诊察中毒部位：中毒于心脏，其症状为口吃舌结，心浮气躁，大汗淋漓，长吁短叹。中毒于肺，其症状为咳嗽频多，鼻孔阻塞，嗓子嘶哑。毒于肝脏，其症状为目疼痛，吐出胆汁，膈膜疼痛。中毒于脾脏，其症状为嘴唇干裂，腹胀，左侧刺痛。中毒于肾脏，其症状为腿足发沉，尿塞，耳鸣。中毒于六腑，其症状为呃逆、呕吐、消化不良、大小肠鸣、发烧、腹泻。中毒于肌肉，肌肉颤动及松弛，皮肤发青。中毒于脉道，其症状为诸脉抽搐，脉冲而坠痛。中毒于筋腱韧带，其症状为脊柱发僵，四肢蜷缩。中毒于骨骼，则全身关节疼痛，关节部位肿胀，伸屈困难。

诊察是否死兆：根据上述症状与体征判断是否可治或死亡征兆，如若出现消瘦、腮陷、呃逆、食而不纳全吐，舌、齿龈、指甲失其色，身体衰弱，黑疹遍身，呼吸急促，五处（三交穴窍、肝穴、诸骨结节）肿胀，治癫狂毒和中毒之药不见效，上吐下泻，肠道黏膜腐烂，吐鲜血等，则难以治疗。因此要注重综合诊察，尤其是此类合成中毒的诊断，必须对上述症状先认真诊察，可治愈者要及时治疗。

治疗方法：

包括收敛、镇灭、导泻、联合用药、咒治（类似于现代的心理疗法）、除后遗症等几个方法。

收敛法：收敛方剂很多，但主要有山刺玫果、黄柏、五灵脂、猪血、马先蒿、贯众、水柏枝等，上药煎汤，温服数次。或白芥子、甘草、查干泵嘎、黑猪血、贯众、金色诃子、肉豆蔻配制散剂，每日清晨空腹内服，用凉水送服，根据病情轻重调药。急性中毒者服药一天，慢性中毒者服药两到三天。还可以服用巴达干章节所述的二十五味依赫汤剂，收敛毒症。收敛的症状为身体发沉、慵懒、恶心、口干舌燥、胃部灼热。如果未出现这些症状，其毒未收敛，继续服药。收敛症状全者，药物切不可过量，若收敛药过量，会致病毒扩散到脉道。

镇灭法：收敛之后按"医典"所述使用君臣二十七味剂。即犀牛角，珍珠，铁屑粉（治珍宝中毒），硼砂，银珠，诃子，牛黄，六良药［天竺黄、红花、丁香、肉豆蔻、白豆蔻、草果（治津液中毒）］，贯众，山刺玫果，黄柏中皮（治菜毒），檀香，诃子，杜仲，查干泵嘎，牛黄（治天然中毒），熊胆，猪胆三（治肉类中毒），三胎粪（人、马、犬刚出生后哺乳之前胎便）等制成散剂，内服可镇灭珍宝中毒、津液中毒、草类中毒、天然中毒、肉类中毒等。根据合成毒、转化毒、自然毒等中毒之源、中毒轻重情况调理药物剂量。或多叶棘豆、小茴香、吉勒泽、甘草、紫草茸、姜黄、麝香、粪便（制）、五灵脂、兔心、铁屑粉、白糖制成散剂，用文冠木汤送服，可镇灭所有中毒病。或者诃子，五灵脂，木鳖子，钩藤，紫茉莉，马钱子，木香，草乌（关白附、褐紫草乌、查干泵嘎），连翘，胡黄连，金腰草，乌奴龙胆，贯众，石韦，水柏枝，香青兰，青金石，珊瑚，绿松石，珍珠，银珠，麝香，牛黄，巴沙嘎，地格达，炉甘石，白巨胜，木通，犀牛角，紫檀香，白檀香，白云香，决明草，苘麻子，木棉花蕾，木棉花蕊，木棉花，天竺黄，红花，丁香，草果，肉豆蔻，白豆蔻，三胎粪，石榴等制成散剂，以白糖药引子送服。能镇灭合成毒、转化毒、天然毒、原毒、梅毒（接触毒）、日光毒（紫外线）、饮食中毒（吃毒）等所有中毒症，并能消除隐热、陈热。对中毒症的治疗，以施导泻法为佳。收敛药服用四至五天，可使用导泻疗法。

导泻法：洗浴、涂抹和按摩之后使用导泻药施治。方法是将马蔺子按时间采集、按标准加工锤砸。再加七粒大米锤砸，以净水调和，包在白布里，取汁倒入容器里服用。服用时禁忌外人，忌油腻饮食三天，忌食用有害物刺激病势。根据病人的体质调整用药量，若病人前者未消化再服下一次药。多次给药之后少吃饭，卧睡。让患者取蹲位，闭口不说话。此时可出现腹泻、腹痛、肠鸣、颤动等一系列症状。

中毒症收敛征兆：首先全身酸痛。中间服灭杀药，出现胃痛、肠鸣。后期施导泻药除毒物。若还未泻出者是药量过小则应加大药量施治。如果前天吃的糜子糜烂或外壳皮完全脱掉，说明毒已泻净。另外，毒症久治不愈，在首先增强体质之后，用泻药施治。还可用前述泻药方或宝剂方、额日和敦丸等良方。此方法施治仍不能泻治、病情延缓者，在患者体质允许的情况下，先用收敛方，等收敛症状出现时，再施以沐浴、按摩，用大黄、诃子、光明盐、塔黄、黄柏、荜茇等制成散剂内服，试探胃火兴衰情况，再给予犀牛角、金色诃子、查干泵嘎、大黄、水银（制）、秘药、贯众、麝香、白硇砂（微量），加与上述药同量的藜芦浆剂（冷制）制成丸剂。根据患者的体质内服十三粒、十五粒、十七粒不等。用淡酒代替马蔺子做药引子施导泻。若泻的量小，再加药量施治，这样可以泻出毒物本色泻物。若中毒者体内存有任何传播毒的媒介食物，则需按照上述方法，长期依次用泻下药，直至传播毒的媒介食物彻底排除。饮食方面，宜用易消化的饮食,如不冷不热的米粥等。

联合治疗:严重慢性中毒病者,根据患者的体质,可联合应用收敛、灭杀、导泻等三种疗法施治。每次泻下之后要滋补身体。对于体质差并且毒症陈旧者,要用收敛、灭杀等两种疗法同时施治。此方是将诃子,五灵脂,三种乌头(查干泵嘎、褐紫草乌、关白附),白附子,苔苣黄芩,白檀香,紫檀香,天竺黄,红花,牛黄,法药,贯众,姜黄,熊胆,石榴,山刺玫果,黄柏中皮,白芥籽等研制成散,用五灵脂汤送服。或内服北方医学派名医所创制的犀牛角十七味散,即先将犀牛角粉碎,放入水中,再加牛黄、钩藤、孔雀肉、麝香、水柏枝、贯众、金色诃子、红花、漏芦花、猪血、山刺玫果、黄柏中皮、查干泵嘎、五灵脂、津液、草秘药调和均匀,用温开水送服。此方是收敛镇灭所有合成毒中毒症之良方。或津液秘药(精药),五灵脂,铁屑粉,金色诃子,麝香,白犀牛角,查干泵嘎,六良药(天竺黄、红花、肉豆蔻、白豆蔻、丁香、草果),熊胆,白硇砂等各一份制成散,再加蔓菁浆(三钱)制成绿豆粒大小丸剂。每天三次,空服用开水送服五至七粒,能收敛合成毒,立即镇灭中毒症。或者水银,两种秘药(白檀香、三七),白附子,黄花黄芩,查干泵嘎,马钱子研制成散,用跟骨汤送服,可有止痛功效。同时服用犀牛角,红花,莱菔汁,秘药(精药),丁香,天竺黄,麝香,海金沙,木香,冬葵子,螃蟹,三种果(芒果核、蒲桃子、大托叶云实),白檀香,牛黄,巴沙嘎,贯众,槟榔,三籽,白硇砂,朱砂制成丸剂,以红糖送服可镇灭新旧合成毒中毒症及陈旧性热病。任何药方可根据合成毒素之源和侵入部位进行对症施治。

咒治(类似于现代的心理疗法):用咒语治法施治。

任何毒症均可损伤胃火,导致消化不良,因此要扶正精华,注意调理。

合成毒中毒症并发浩日海症，则按《四部医典·后部医典》所记的古日古木十三味散加猪血治疗。另外，此症不论赫依、希拉、巴达干、楚苏哪个偏盛，应加大该病对治药量。毒素侵入肌肉、皮肤、脉、骨、关节、五脏、六腑者，应附加各自对治药量施治为佳。有并发症者先诊治基础疾病，之后再治并发症。但是恶劫之时医生们不懂正确治疗方法而留下病根，之后转化为痞瘤及浮肿之症。治疗中出现这种变化者按各自章节所述方法施治。

根除后遗症：为了防止病情复发，施浴五种寒水石温泉。饮食调理：禁食鱼肉、猪肉以及腐烂食物。起居方面，一年之内禁忌赛马、房事等。

增补甘露精要八支秘诀医典，除一切病魔折磨嘎布日，断随时死亡之索利刃者合成毒中毒病之治疗第一百二十三章结束。

第一百二十四章　转化毒中毒

由于所用的食物性质不同，因而在消化过程中发生转化导致不适的转化毒中毒。下面从病因、诊察症状、治疗等三个方面进行讲述。

病因：其原因是性质不同与精华未化为精气。

食物性质不适者中毒：新酒与未完全发酵的奶酪，黄蘑菇用白芥子油炒，鸡肉反奶酪（同）食，牛奶反萝卜，牛奶反大蒜，白芥叶反鱼与鸡蛋（同）食，植物油反萝卜（一起）食等。进食这些食物，如若前者未消化又进后者，或同时混合进食，因性质不适，功能相犯，导致赫依、希拉、巴达干失去平衡引起中毒。或虽不属于性质不适之食物，然而因不习惯或因食不合时，进食后不容易消化，精华与浊物混淆，溃散于脉道，逐渐使身体七素衰弱，导致转化中毒。

诊察症状：脉象细而深处紧，尿色红或紫，无沉淀物，肤色青，干瘦，视力模糊，头痛，身体麻木，胸背两肋刺痛，呃逆，腹胀，食物难消化，食后疼痛，关节疼痛，足背，肚皮浮肿。若进食不适食物则出现上吐下泻之症状。总之，毒素侵入胃则出现寒症，毒素侵入肝则出现热症。合并赫依病，出现腹胀、呃逆、头晕等症状，合并希拉病出现腹泻症状，与楚苏合并出现刺痛症状，与巴达干病合并则出现身体发沉、头痛、消化困难但贪食；与协日乌苏并发会出现浮肿、关节疼痛等症状。由于本病出现症状繁多，未消化症状与中毒症状并存，故很难辨证，会出现诊断不清、误诊或单方面诊断等。因此一定要从病因、性质等多方面仔细诊察确诊。

治疗方法：从护胃、收敛、灭杀、下泻、饮食、起居等方面讲述。

护胃法：首先使用阿那日四味散，或冬青叶四味散，用白糖做药引子，早晚各一次白开水送服，增胃火，祛除胃黏液，促进治疗药物及食物消化。

收敛法：牛奶加少许盐（温之）、白云香、猪血、沙棘、白糖等制成散剂。早、晚内服，收敛扩散之毒。被收敛聚集症为身体乏累，发沉，唾液鼻涕增多，食欲欠佳。病情轻者，此时便可施泻下疗法。

灭杀法：病情严重则收敛之后施灭杀治疗。即牛黄，绿绒蒿，三凉药（天竺黄、红花、丁香），连翘，硼砂，胡黄连，白云香，茼麻子，诃子，熊胆，五灵脂，关白附，白菖蒲与白糖制成散剂，中午或午夜凉开水送服。清晨（空腹）时开水送服以石榴或冬青叶药剂保护胃火。

下泻法：煎汤或烧或生用诃子下泻施治。

饮食调理：不宜过饱，以清淡饮食为主。

起居方面：注意保暖，切忌贪凉，在病情稳定后，可逐渐解除禁食疗法放宽饮食，如转化毒难于治愈，要反复使用收敛药，并通过脉道将其毒排出。若未能根除，残留遗毒，则要通过药物灭杀治疗。要根据赫依、希拉、巴达干三毒盛衰情况进行饮食、起居、药物等多方面治疗。毒扩散于脉道，较严重者施用导泻法和利尿法，与合成中毒章节中所述的导泻疗法施治。另外，饮食起居调理等可参照合成毒中毒章，灵活变通治之。

增补甘露精要八支秘诀医典，除一切病魔折磨嘎布日，断随时死亡之索利刃者转化毒中毒病之治疗第一百二十四章结束。

第一百二十五章　肉毒中毒

　　肉毒中毒，从病因、病缘、分类、诊察症状、治疗等五方面进行讲述。

　　病因：生肉放于潮湿地而变质、腐烂，被毒气污染等。

　　病缘：生肉放在潮湿地，煮熟后热气未散密封存放，肉类被奶制品、酸腐食物、经血、黄鼠狼尿等污染，日光照射，常放谷物、炒面、蔬菜之中，死母牛及死胎之肉，屠夫受伤之血污染等种种，时过七日则变成毒肉。特点是，其生肉和熟肉肉色发红，味臭而不生虫，若生虫头黑者为有毒。

　　分类：分为肉毒中毒和肉毒病两种。

　　诊察症状：分为总体症状和具体症状两种。

　　总体症状：视力模糊、瞳孔扩散大、胃胀、绞痛、咽喉发紧、声音嘶哑、神志恍惚如醉、头晕、腿脚失灵等。

　　具体症状：肉毒诊断及治疗方法详见各自章节。

　　肉毒中毒症状：表现为咽喉阻塞、声音嘶哑、咽食困难、体衰、视力模糊等症状。此症直接危及生命，必须谨慎医治。若无疼痛及呕吐、脉搏动平稳者为死亡征兆，除此之外要积极治疗。

　　治疗方法：有收敛、下泻、灭杀、疏松咽喉阻塞、祛除并发症、调理饮食起居等七个方面。

　　收敛法：首先饮服姜黄汤数次，收敛肉毒症。为防止未能收敛的肉毒迁延脉道，用山刺玫果、黄柏中层皮、返顾马先蒿、白芥子、鲜血等制成散剂内服。

下泻法：收敛治疗之后使用英雄（紫草茸、胡黄连）骑快马（藜芦）、手拿锐器（白硇砂）、导向（贝齿、麝香）施下泻疗法。如若药物未能吞入食管反而逆转返流时用石子冷敷咽喉，或用莱菔汁、山刺玫果、黄柏皮制成汤内服，将肉毒收敛聚积于胃里。此时内服泻剂，即蒺藜、尖嘴诃子、巴豆五粒、漆树膏（微量）、黄柏皮、查干泵嘎、胡黄连、紫草茸、白硇砂、麝香、蒺藜等制成散，用雪水送服。使用此疗法，未出现腹泻反而呕吐时，实施灌肠治疗并使用石块冷敷喉部。

杀灭法：实施泻下治疗之后，内服金色诃子六味散，根除毒症。或者葶苈子、沙芥、水柏枝、褐紫草乌、苦苣薹、金色诃子、蓝花棘豆制成汤剂内服，此药治疗肉毒有很好疗效用则无危，具有收敛、杀毒之效。或褐紫乌头、金色诃子、硼砂、姜黄、羽叶千里光、麝香、黑云香、苦苣薹制成散剂，用凉开水送服。此方是祛除肉中毒等所有中毒症的佳方。或蓝花棘豆、诃子、碱、马蔺子等制成粒连续内服，可祛除肉毒症。或秘药、囊矩翠雀花、莱菔汁、查干泵嘎、诃子、贯众、黄蘑菇、碱、盐、麝香、苦苣薹、白花龙胆、硼砂等十四味制成散，用雪水送服，能祛除肉毒中毒和肉毒病。或查干泵嘎、黄柏皮、麝香、葶苈子、沙芥等五味散，白糖为引，是灭毒的良药。

疏松咽喉阻塞：使用天竺黄、玉簪花、硼砂（制）、诃子等制成水剂，滴喉。反复滴注咽喉，保持喉部湿润，并施水蒸咽喉疗法。或茜草汁加硼砂、甘草制成散喷于咽喉。或用茜草和马粪两药水浸滤汁加油烟子调和注入咽喉部，并于"照日公、喉脉"选任何一脉放血治疗。

祛除并发症：合并眼病视力模糊时药用黄柏皮汁涂抹于患处。

咳嗽频繁、不易咳痰时药用木香、玉簪花、沙棘、甘草、硼砂制成散剂，用八岁童子尿便送服。

饮食调理：适于食用面粥、大米粥、凉开水。禁忌奶制食品、甜食、肉食和酸腐变质食品等。

起居方面：禁忌过度劳累、居于烟瘴潮湿之地、大声说话、忧郁哀伤劳心等。

增补甘露精要八支秘诀医典，除一切病魔折磨嘎布日，断随时死亡之索利刃者肉毒中毒病之治疗第一百二十五章结束。

第一百二十六章　肉　病

肉病又称为毒性微小肉毒中毒症。

病因、病缘、诊察症状、治疗与肉毒中毒基本相同。

诊察症状：寒战、头疼、腿脚关节疼痛、上吐下泻，但危及生命的可能性小。

治疗方法：分药治、外治、饮食、起居等四种。

药治：茯苓和金色诃子制成汤，内服数次。之后用四花散剂，即水柏枝、葶苈子、苦苣薹、沙芥等量，制成散剂，用于祛除肉毒中毒，尤其对治疗肉病有效。或者用金色诃子、沙芥、返顾马先蒿、水柏枝、苦苣薹、褐紫乌头等六味散剂，此为治疗该病之良方。另外，连续交替服清腑热红花七味与金色诃子五味汤。

外治：若剧痛者，用大黄叶或狼毒外敷。用肉毒中毒章所述的施导泻法或灌肠法施治。

饮食调理：除可饮用少量米酒之外禁食，保持空腹。在末期防止其他并发症，即使用米酒也要视其症而定期量，因此在饮食方面须谨慎。

增补甘露精要八支秘诀医典，除一切病魔折磨嘎布日，断随时死亡之索利刃者肉病之治疗第一百二十六章结束。

第一百二十七章　天然毒症

　　天然毒分为动物毒和植物毒两种。

　　如今流行的植物毒有漆树毒，动物毒有狂犬毒，诊疗详见各自章节。在此重点讲述植物毒中草乌毒、山莨菪毒、马毛毒三种毒和动物毒中蛇毒、虫毒、"伊拉干"毒的诊治。

　　植物中毒症状及治疗：

　　草乌类中毒症状：舌唇发麻灼热、干裂、发黑、视力模糊、寒战发冷、眼前昏暗、神志不清、四肢僵硬、头昏晕倒、胃胀满绞痛。对此饮服动物热血，之后浸泡水浴和从头部不断浇水。为防止毒素扩散至脉管，只收敛至胃里。之后实施碱、姜黄、诃子药浴并内服即刻舒服。此是"医典"所述佳方，但病势严重时服用大粪汁和黑油二三碗催吐之后，让患者坐在木桶里，把木桶底朝上口朝下，此时患者体位已倒立即驱吐而赢得救活的机会。之后按《四部医典》所述进行施治。即诃子、乌头、苦苣薹在童便里浸泡内服，可平息毒症，或者反复服用金色诃子汤，或用苦苣薹花汤平息毒症。

　　山莨菪中毒症状：无疼痛反应，五官功能失调，胡言乱语，出现贪色之症。其解毒用苦参、贯众、巴沙嘎制成散与酥油调和内服，立刻平息中毒症。

　　马毛中毒症状：触及马毛部位有肿胀或疮疡、刺痛反应。对此使用植物油、猪油及其他脂肪，可消除。

　　动物之毒中毒的症状与治疗：动物毒种类多，症状有差异，治疗方法各不相同。

虫毒症状及治疗：虫咬伤中毒之后灼热、瘙痒、肿胀、起疱疹等。治疗时用黑云香、马勃、紫茉莉、藜制成云香四味散，用红牛尿调和成粒剂，用童子尿送服。或草木樨、白豆蔻、木香、甘草、胡椒、黄连制成散内服祛除蛇毒、虫毒、伊拉干毒等动物之毒中毒症。或荆芥、草木樨、油松、芡实、姜黄、黄柏、三籽、三辛等制成散剂用黄牛尿调和内服，或制鼻药施治可祛除蚊蝇、虫、蛇、蝎子、蜘蛛毒中毒症。上述诸方加麝香疗效更佳。施治虫毒，应结合赫依、希拉、巴达干三毒，分别外敷药治疗。

蛇毒症状和治疗：依赖血液运行扩散毒汁，毒在血液里，为此在离伤口就近脉道刺针放血施治。

伊拉干毒：症状是发热、肿胀、起疱疹、化脓。治疗时使用木瓜、草木樨、檀香、绿绒蒿、干姜、山豆根、木香、荜茇、珍珠杆、穿山甲、娑罗子、肉桂、麝香、黑云香制成散剂，用童尿调和外敷。之后出肿疱化脓则应按各自章节治法施治。

增补甘露精要八支秘诀医典，除一切病魔折磨嘎布日，断随时死亡之索利刃者天然毒症之治疗第一百二十七章结束。

第一百二十八章　梅毒（接触毒）

漆树毒引起的接触毒：从病因及病缘、诊察症状、治疗三个方面讲述。

病因及病缘：在尘世间，关于黑莲花（女性外阴隐晦的说法）流传着那么几种接触毒的传说。

诊察症状：脉象与合成毒相同，尿出现寒、热象。毒素侵入部位出现白色丘疹、瘙痒，搔之出现脓水，浸润结成疮疡，肌肤红肿刺痛，灼热，头疼，反应迟钝，身体沉重，最后眉毛和头发脱落。

探诊：使用狐狸血、犀牛角、牛黄、查干泵嘎、木香、猪血、狗粪、三种尸体（羊、马、狗死胎）、蝙蝠和熊脑等制成散，用驴奶或狗奶调和制成浆剂涂抹周身，如若从毛孔往外渗出协日乌苏，则确诊为此病。

治疗方法：有药治、咒治（类似于现代的心理疗法）、饮食、起居等四种。

药治：内服药剂，内服文冠木四味汤。根据脉象、尿象的寒热症，一般内服马蔺子四味解毒汤（马蔺子、犀角同量，诃子二分之一，麝香四分之一），内服孟根乌苏十八味丸、冰片二十五味汤等。总之，要同步使用解毒剂和干涸协日乌苏剂疗效为佳。猛烈剂，即秘药（水银，用三十八份金纸所制的量），以及信筒子、胡黄连、胡椒、天仙子、文冠木浆、花椒、水石、代赭石等制成散，冰糖量为上述药物的四分之一，用纯净水调和，制成豆粒大丸剂，避日光，禁忌猫和女人跨过药丸，每晚三粒，温水送服。禁止患者的舌尖、牙齿以及任何人触及药丸。或用牛黄、大托叶云实、熊胆、胆矾、雌黄（用十五份金纸所制的量）制成散剂，用凉水送服。

外敷散剂：胆矾、铜绿、红花、熊胆、麝香、文冠木浆用水或乳汁调和涂抹患处。或在协日乌苏渗淤时涂抹羊反刍物和羊血，用麝香水清洗。或文冠木浆、槟榔、炭灰、胆矾、麝香半钱等制成，用患者本人唾液调和，之后用乌鸦羽毛蘸取涂抹于患处，可药到病除。或用水银（制）、白硇砂、白云香、麝香、文冠木浆、褐紫草乌，放羊油熬，加三七，用八岁童尿调和，涂抹疮疡并日晒烤火。或外敷黑矾、熊胆、羊脂，内服天仙子、信筒子、胡椒、水银（制）、花椒、朱砂、胡黄连制成散剂用白糖水送服。同时宜用新鲜羊皮和羊肉罨敷。另外，冰片、丁香、肉豆蔻、草果、白豆蔻、荜茇、黑白芝麻、胆矾、珍珠杆、牛黄与两秘药烧灰制成，每日三次，用烟袋杆吸入，连续吸七七四十九天，并卧床调治二十一天。在疮疡上涂抹文冠木浆、槟榔、广枣、肉豆蔻制成的散剂。只宜食低盐面汤，禁止食用其他食物及药物。此疗法效极佳。

召地梅毒治法：大风子、水银（制）等同量调制，楚苏、赫依偏盛者，加黑云香（黑云香为大风子的四分之一量）。赫依、希拉偏盛时，加白硇砂（八份），文冠木浆（两份）。所有药物调和之后，用与上述药剂等量的牛油调和，服药时不可触及牙齿，早晚空腹各一次，很快治愈。由银朱、沉香、白云香、肉桂、木香、辣椒、肉豆蔻、槟榔、硼砂、白硇砂、胆矾等量研制成散剂，熏鼻施治。外用药：用白云香、水银（制）、文冠木浆调和制成膏剂涂抹或直接用散剂施治。应用此法如若患处未出现疱疹者，施银朱半钱（治疗接触毒专治药）用童尿送服，连续服三天。若出现疱疹者，硫黄五钱，用陈红糖调和，制成粒剂。连续服用七天，无需用药引。另一方，将葱须放在黑麻油里煎熬，取汁弃去渣，再加硫黄一份，继续煎熬，再加麝香涂抹即刻治愈。此法为喀什地区名医伊巴之验方。

咒治（类似于现代的心理疗法）：施咒治疗。

饮食起居调理：适当食用羊肉、羊血，病情严重时，只需食用面糊等易消化的食物，其他饮食全部禁忌。

外治：可以施肝脉、踝脉针刺放血。病严重者，可用那木吉乐斯乐瓦加蒺藜、巴豆、马蔺子等制成粒剂内服下泻施治。最后，施浸浴硫黄温泉疗效神奇。

增补甘露精要八支秘诀医典，除一切病魔折磨嘎布日，断随时死亡之索利刃者梅毒病之治疗第一百二十八章结束。

第一百二十九章　狂犬病

动物毒中之一狂犬毒，从病因、特征、诊察症状、治疗四个方面讲述。

病因：因人体肌肤被损伤而染上狂犬毒导致发病。主要病因是狂犬病毒融入花斑狗体内，如若人被此狗咬伤发病被称之为狂犬病。在困厄之时，"巴日巴达"（瘟疫）、毒虫作祟。为此要十分谨慎对待狂犬病的诊治，竭尽全力为佳。

特征：病狗耳聋眼瞎、口流涎水、嘴巴张大、垂头夹尾，到处游荡。

诊察症状：从有毒、无毒、病势重、病势轻、发病时间、难治、易活等七个方面讲述。

分辨有毒无毒：如若在日出之时被花斑狗咬伤，则一般有毒；若被黑嘴巴狗在过午之时咬伤，则一般有毒；若被红毛狗在日夜交替或在日出之时咬伤，则一般有毒；若被花斑狗在黎明或日落之时咬伤，则一般有毒；若在晚上或者早晨被蓝毛狗咬伤，则一般有毒；若在黎明或者近午时被黄狗咬伤，则一般有毒。其他时间咬伤一般无毒。其中，若被红鼻尖白狗咬伤，无论何时，均为有毒。

诊察伤口：初期伤口肿胀色发紫偏黑，有凹凸不平的黑斑点，伤口里生出鼓鼓突突的、空空洞洞的肉瘤，特别是咬伤处出现狗吻状肿伤，或无血空洞。用清水洗，滴入牛奶不会湿润者皆为有毒。另外，触及狂犬呼出的秽气味等，中毒之初期症状为头痛、面唇发红、恶寒战栗、非人之行为。中期及病势扩散期症状为易怒，不让触摸，出现落水、眼前出现水池、舌和嘴鼻变长等幻觉。后期出现心神不宁，眼脉发黑，大拇指、食指指甲根发青，见镜子和水容易惊恐不安，痰白色透明如乳酪。或口吐暗色秽物，睁眼不闭，牙齿发黄，舌伸长、颜色发黑，尿色偏赤红，大便发黑，出犬吠声，似咬人架势，行走似狗状。治疗时用狂犬牙、塔烟灰、紫草茸、犀牛角（制）、土木香、旧靴底灰、燎焦牛羊角共制成散剂，空腹用八岁童便送服。如若出现打呵欠、打喷嚏、将眼前食物视如彩虹等症状为狂犬毒之征。肿胀处发黑，肉如马尾丝扯向深处，伤面多为蜂窝状组织则为有毒特征，反之则为无毒。

诊察中毒轻与重：为了确诊中毒轻重，是否有中毒症状，是否存在疑似病毒，在清晨日出时，取一铜盘，搽净铜锈迹涂上诃子、查干泵嘎、乌兰泵嘎、红花浸水，朝向太阳放置，患者犬蹲其上。将铜镜、青铜盘对着水，若水面出现长舌犬形象、毛竖嘴歪目斜者，可确诊为严重中毒之症。若镜子里出现与所咬狗的颜色相同颜色，如彩虹色为中度中毒之症。若镜色变成灰白色者为轻度中毒之症。若镜色不褪无异常则为无毒。用清水洗青铜盘，用箭搅动水，若有似蝴蝶飞舞跟随，则为狂犬毒中毒。

发病时间：被白狂犬咬伤一般是在七天，黑狂犬咬伤大约一个月，花狂犬咬伤一般为十六天，蓝狂犬咬伤一般为二十六天，红狂犬咬伤大概是在被咬之后半个月到三个月，黄狂犬咬伤一般为三个月，褐色狂犬咬伤一般为七个月，斑花狂犬咬伤一般为一年零半个月，黑蓝狂犬、虎纹色狂犬咬伤发病时间一般为八个月或一年。

治愈难度：若清晨被白色狂犬咬伤容易治愈。中午被像狼样犬咬伤有治愈之机。黄昏时被黑熊似犬咬伤中毒难治愈。晚上被虎纹犬咬伤者无治愈之机。午夜被红毛犬咬伤和清晨被花斑犬咬伤均容易治愈。此外, 赫依型体质的人, 被白狂犬咬伤难治。希拉型体质的人, 被红毛狂犬咬伤难治。巴达干型体质的人, 被黑狂犬咬伤难治。聚合型体质的人, 被花斑犬咬伤。男人被母犬咬伤, 女人被公犬咬伤均难治, 与之相反则易治。

治疗方法: 有药治、咒治(类似于现代的心理疗法)、外治、饮食、起居、镇逆等。

药治:

疾病初期: 被犬咬伤后, 立即用嘴吮吸并做拔罐处理, 在伤口上端四横指处, 用布条和线扎紧, 接取青色种公马的新鲜粪(未落地), 挤汁之后和酥油煎煮, 凉后注入患者的右鼻孔可控制病情, 此为防止毒素扩散之验方。隔日之伤, 用热铁熨烫伤口, 然后用酥油调和白硇砂、黄柏灰、茜草等研末, 涂于伤口。或将姜黄、黄柏灰、草乌、麝香研末, 用酥油调和外敷, 其上盖以乳酪调和的马粪膏引出毒素, 进行施治。

疾病中期: 用六良药(天竺黄、丁香、红花、肉豆蔻、白豆蔻、草果), 沉香, 广枣, 诃子, "龙阿尔" 两个秘药(臭鼬爪、乌鸦眼), 自然铜, 贯众, 牛黄, 代赭石, 黑云香, 白云香, 海螺(灰), 孔雀翎, 麝香, 法药, 查干泵嘎, 黄柏皮, 五灵脂, 沉香, 肉豆蔻, 两种秘药为主剂制成散剂, 称之二十五味犬毒大剂。用酒送服, 每日中午内服, 连续服七天。用药疗程, 咬伤日当天及后两天共三天(注: 原文为 "咬伤日及前后共五天" 存疑)服药为最佳。或用牛黄, 六良药(天竺黄、丁香、红花、肉豆蔻、白豆蔻、草果), 紫檀香, 白檀香, 贯众, 金色诃子, 查干泵嘎, 麝香, 蜗牛壳, 草木樨, 自然铜, 沉香等制成散剂, 以白糖送服。或用加少许麝香的蜗牛壳粉, 用清水送服, 此方治疗狂犬病很有效。或用黄花黄芩、贯众、马钱子、金色诃子、自然铜、鹏鸟之眼、虎爪、木香、菖蒲、白糖制成散剂，阴历十月十五日这天用酒送服。肺有病加天竺黄等，各脏腑病加各自对治药物为佳。伤口上用该狂犬之牙、舌、狼毒、麝香制成膏剂进行涂抹，或用六良药（天竺黄、红花、丁香、白豆蔻、肉豆蔻、草果），五灵脂，藁本，黑云香，大黄，烟絮，狂犬尾尖毛燎灰，石菖蒲，硫黄，生土（地下约一尺之土）制成散剂，用童尿调和涂抹施治，此方为治疗狂犬病最佳药。

疾病后期：在上述药治基础上，进行外治、饮食、起居等方面的调理。

咒治（类似于现代的心理疗法）：施咒治治疗。

外治：内服药物之前不可施外治法，但可以施泻脉和泻下疗法。可以在第六、第七脊椎处，用金针施火灸治疗。若楚苏偏盛者，根据病情于上体小尖脉和下体踝脉针刺放血治疗。

饮食调理：发病时可进食清淡食物如未加调料之面粥，根据病情可酌情饮茶。

起居方面：忌谈关于狗的话题，避免生气争吵、斗殴、涉水过桥、骑乘和勿贪凉风寒，避免风吹等，不可过喜，勿往悬崖边，禁忌酒色，特别注意不可去深水处。以上禁忌要禁止两年。

增补甘露精要八支秘诀医典，除一切病魔折磨嘎布日，断随时死亡之索利刃者狂犬病之治疗第一百二十九章结束。

第一百三十章　壮　阳

此章讲述壮阳秘诀。

为使人们生存和繁衍，要调理性欲和情感，努力传授传宗接代这一秘法。在此从先行、环境、情侣、起居、饮食、药物、外治和相适等七个方面讲述。

先行：先行油剂疗法和导泻施治。

环境：居住环境有水池、绿地、花草、森林、花卉、树荫、悦耳之声、湿等寒热适度环境、湿润等，能使人心怡，能引欲念才能起到壮阳效果。

伴侣：青少之龄、容貌靓丽、饰佩雅观、音韵绝妙、谈吐友善、随和、举止礼貌文雅。

起居方面：眉目传情、相拥亲吻、歌舞愉悦、谈情说爱，以殷勤与欢笑体贴为伍是情之美。

饮食调理：宜食白糖、红糖、蜂蜜、肉、肉汤、牛奶、蓉酥、奶酪等味甘色白的可口饮食，以及强身荣养体魄的食物。

药物：肉类之王（君药）雪蛙，是增长体力、盛旺精液的佳药。其颜色有紫、红、青（蓝）、黄、绿。紫青蛙的特点是眼睛有光（闪亮）、颈短、唇粗、割破肌肉全为脂肪等。黄青蛙的特点色淡黄、光泽好、微红、颈和尾较长等。尤其是紫雪蛙是极品。雪蛙肉的去毒炮制法按师口传，但要加三种药物。体瘦蛙和森林蛙不能入药。

制剂方法虽然很多，但这里只讲述雪蛙肉十三味剂：即紫、黄两种雪蛙，水獭肉，石蜥蜴，鸡肉，鸽子肉，树麻雀头，淡水鱼，泡囊草，掌参，天门冬，寒水石与红糖制成丸剂内服。另外，牛奶里煮公狗睾丸，加白糖及芝麻调制食用，疗效与上述相同。常食奶酪、乳脂之后再吃白糖、大米者，虽然老年，但行房事如同青壮年。雪蛙、肉豆蔻、黑白两种芝麻、种公绵羊睾丸、白公鸡、树麻雀、蛋类等制成散再加五根药制成油剂，每天空腹服一次，可起补精壮阳之效。雪蛙、树麻雀、种公绵羊、种公山羊睾丸、刀豆、藜豆、鸡肉、冬虫夏草、螃蟹、掌参、诃子等份制成散剂，蜂蜜红糖加酥油煮，待凉之后加上述药物，制成油剂或浆剂内服。或木棉花、绿绒蒿与白糖、蜂蜜调制成浆剂，涂于肚脐，性欲如其愿也。或者石榴、木香、五灵脂、诃子制成散剂内服，可调理三根，增生胃火。手掌参为主、大米两份、雪蛙肉粉、秘药兔心、水獭肉、蛇肉、淡水鱼、羊睾丸、石蜥蜴、鸽子、麻雀肉、鸡肉、冬虫夏草等份制成散，用蜂蜜调和，清晨内服，可壮阳增体力，称为一切壮阳药之上品，是藏医达吾扎巴的经验方。手掌参研细配以白糖，用热牛奶送服，也是壮阳的上品。或北藏学派关于壮阳之验方，将牛奶熬汁，加紫雪蛙肉、红公鸡肉、种公羊睾丸（二钱）、金色诃子、天门冬、白芝麻、寒水石（一钱）、手掌参（三钱）制成丸剂，黎明时空腹服，可增强体力，焕发荣光，眉清目秀，无病长寿，香火兴旺。或寒水石、白酥油、红糖、甘草、麝香、熊胆以牛奶送服，也能使性欲增强。或用达日地嘎医生的验方，将白色公鸡拴在柱子上，喂好肉食，待公鸡肥壮后，水银一钱与面粉调和制成丸剂，均分喂食六天之后（收集鸡屎）待力气减弱消瘦，再继续复壮，等肥壮时杀之，掏空内脏，用干净水清洗后加黑云香、肉豆蔻籽、丁香、肉桂、沉香、胡椒、信筒子、天仙子、蛇床子、白豆蔻、荜茇、牛蒡子、冬葵子、木橘子、紫檀香、查干泵嘎、硫黄等与麦粒大小黑云香共研制成散，装入鸡膛（扎紧肛门和食管避免漏气）。与蜂蜜和黄油及水一起放入锅里，将锅盖密封之后，外涂豌豆粉，其上用布和湿泥封好锅盖，用慢火煮两天，待锅里水煮干时灭火冷却。之后开锅盖取出鸡开膛剔去骨头，将肉药剁细，制成丸剂。与肉豆蔻花同吃，可增加体力，具有壮阳之效。与大托叶云实同吃，可随意行房事。另外，有些人随意收集鸡粪和小肠两物制剂做壮阳药，此举除了罪恶之外无善行可言，这里只说这些恕不详述。或者制云母石、肉豆蔻、木香、雌黄、铜灰、葫芦巴、橡子、土木香、天南星根、黑种草子、紫草、荜茇、连翘、刀豆、三热药、文冠木、蒺藜根和叶及子、黄精、麝香、冰片、黑芝麻、芜荑子、甘草、丁香、肉豆蔻、光明盐、三子、降香、"拉细"肉桂叶、诃子、川楝子等量，上述这些药总量与秘药（葶苈子）等量放入新瓦容器里用牛奶煮，煮煎至半干涸，与容器里药物同量秘药调和之后，加酒和白糖，再加蜂蜜调匀，将药物降温后再加入贵重药物与蜂蜜制成丸剂内服，这是浩特格敦地区名医左勾格日大师之奥秘验方。公羊睾丸、肉豆蔻、丁香、肉桂、黑芝麻、蜂蜜制成拇指大小丸剂内服，可壮阳。种山羊睾丸配制食之可防治早泄遗精，能延长房事。此是喀什地区名医伊巴医生之验方。冰片、马钱子两药烧灰再加"潘蒲德"寒水石、铁线连、沉香制成散剂，用凉水送服，连服十四天之后，可使阴盛壮阳，心悦如云。

外治：坚持沐浴和按摩。白狗舌、狗鞭加红花、冰片、硼砂、甘草、鸽子粪、雪蛙等制成散，用生蜂蜜调和成膏剂，涂搽阴茎部位。或（对寒赫依偏盛者）在芝麻油里反复煮，变凉之后直接涂擦，立刻使阴盛壮阳。或用精液、白狗鞭制成散用生蜂蜜调和，涂抹于阴部，有促进性欲的功效。或雪蛙、树麻雀、螃蟹制成散用生蜂蜜调和，内服七天，有使阴盛壮阳之说法。

　　补阳的目的，是不生病，焕发青春。无病年富力强之人不受《论述医典》所述之行房事次数限制，只要体强阳壮，身心愉悦，则能香火旺盛，传宗接代。

　　增补甘露精要八支秘诀医典，除一切病魔折磨嘎布日，断随时死亡之索利刃者壮阳病之治疗第一百三十章结束。

第一百三十一章　不育症

本章主要讲述因阿达作祟、机体三根失调、遗留余胎、服用育儿药等造成的妇女不育症。

阿达作祟者：要鉴别诊察男女先天疾患或非先天疾患所致的不育。

机体三根失调：赫依、希拉、巴达干三根失调紊乱所致的不育。

赫依紊乱所致不孕：症状为经血呈黄色，经期失调，子宫口有张开之感，有时有堵塞的感觉而使小腹肿胀。

希拉紊乱所致不孕：症状是小腹部灼痛，经血颜色如烟汁，分泌物似脓状。

巴达干紊乱所致的不孕：症状是呈现寒象，经血颜色犹如黄水。

遗留余胎：子宫内余胎遗留、疾病残留、产后淤血症、宫颈扭拧所致血痞瘤。上述疾病无论发生哪一种，皆为如同怀孕似下腹部隆起，时而下腹部以及髋腰肾疼痛，从阴道流出黑褐色血。

治疗方法：

赫依所致不孕症：早、晚各服用鲜姜汤，再用芝麻油渣和谷物类热敷小腹部，其后用润脉泻剂和锭药治之，结合内服药，最后用酥油营养剂根除后遗症。使用鸽子粪、松节热敷小腹部。其后用诃子、肉桂、大黄，分别煎煮取汁之后混合，调入白硇砂、藜芦、贝齿、赤爬子、肉桂制成散剂，清晨空服。或者三辛、诃子、光明盐、肉桂、白硇砂分别煎煮取汁之后混合，调入藜芦、赤飑子、白硇砂、肉桂制成散剂，清晨空腹服。如若疼痛剧烈者用石块与谷类热敷。如若未能消除疾病者，用白硇砂与酒配制内服。以上疗法均可治愈死胎、子宫痞瘤、脓疮、恶血病、血淤积、宫口扭歪等疾病。这样治疗不孕者可以受孕生子。或用莲花清宫方：三辛、白硇砂（豆粒）、芒硝、白豆蔻、巴豆、黄柏、藜芦、刺柏叶制成散剂，用蜂蜜（一勺）、红糖（四钱）制成丸剂放入阴道五指深处，再使用妇女专用器材送入子宫中。此时患者要放低头部，垫高臀部为佳。此疗法对所有子宫疾病均可分离清浊治愈，晚上用药次晨可泻出。如若效果不明显，则反复用药。要注意保暖，并加用饮服淡酒施治。此疗法对产后后遗症、宫颈痞瘤、积脓、敷烫伤、服避孕药所致的不孕不育等子宫疾病均有效。

经过上述疗法施治仍然不孕不育，月经量多，颜色不变，周期正常，对此无法医治。

增补甘露精要八支秘诀医典，除一切病魔折磨嘎布日，断随时死亡之索利刃者不育症之治疗第一百三十一章结束。

第一百三十二章　妙音法

　　获得妙音的秘诀，要从意义、药物、外治、饮食、起居等五个方面进行讲述。

　　意义：经过八世磨难具全因缘获得人体的人类，其中修炼佛法的僧人，要向信佛的人念佛经、讲道理、开道教育、灌顶指引、解脱烦恼；僧人聚会念经、讲经；人们唱歌、讲话、交谈等要保持声音明亮，为此保护嗓子、修持妙音十分重要。

　　药治：诊察身体寒、热、合并、聚合等偏盛偏衰情况，进行调理平衡治疗。如若楚苏、希拉偏盛则施水浴，饮服金腰子汤。巴达干、赫依偏盛则饮服蜂蜜与寒水石粉合剂。之后，寒性遗精或月经不调内服花椒、秸秆、栀子三味汤。再取诃子、丁香、木香、葡萄、甘草、沙棘，用白糖制成散剂，热偏盛者加冰片、天竺黄、茜草，或者加玉簪花、北沙参、吉勒泽、茵陈、紫檀、查干泵嘎。寒偏盛者，加肉桂、荜茇内服。要使气息平缓、声音尖悦，长期内服秘方。如若要声音响亮，加地格达、鸥喉。如若要声音清晰，加雀喉、雀舌。如若要声音洪亮，则加龙喉。如若要声音颤婉，则加石榴、白豆蔻制成散与天然蜂蜜调和，制成羊粪粒大小蜜丸，清晨空腹根据体质内服一至十五粒。或用马喉、松鸡、熊胆、鹿脑浆为主剂，鹦鹉、杜鹃、黄鹤喉舌（秘药单传）制成散剂，用羊奶调和，每月下旬内服，可以改善发声功能。这是北方医学派的验方。或者牛黄、天竺黄、红花、丁香、白豆蔻、甘草、北沙参、金色诃子、寒水石、木香、沙棘、吉勒泽等制成散剂,用白糖调和内服。此为医药大师"迪门素米"所创制的著称于世界的"雷鸣散"。"都德"医派名医所创制的"胜过雷声"响声丸,可调理体三素和开脉道,即为吉勒泽三份,诃子两份,红花、牛黄、天竺黄、甘草、葡萄干、北沙参、地格达、石榴、茵陈各等量及秘药(龙喉头)制成散剂,冰糖为药引子,用沙棘水调和制成丸剂,木曜星亮时进行调和,每月下旬开始服药一个月。根据声音是否洪亮、悦耳等用调理药物护养嗓子,服药期间禁止房事和唱歌。经过上述温和治疗,虽天生有好嗓音,但仍发不出妙音者,要消除嗓窝部巴达干黏痰,即用黄鹤、云雀、马、牦牛、鹫等各种动物的喉头煎汤热服几次。之后将花椒籽、麦秸节放入水(升)里煮汤,温服三天。

外治:即橐吾、飞廉、婆罗子、蒺藜、北沙参、葡萄煮汤温服。之后,用手指或羽毛刺激咽喉催吐之后,内服上述药剂。如楚苏偏盛,针刺舌脉放血治疗。

饮食调理:结合患者的自身体质调理饮食,如常人可饮麦酿大麦酒为佳。禁止烤肉、葱、蒜、陈旧乳制品、烈酒、酸腐食物。

起居方面:禁止劳累、中午睡觉等激发楚苏、希拉等事项。

增补甘露精要八支秘诀医典,除一切病魔折磨嘎布日,断随时死亡之索利刃者妙音法之第一百三十二章结束。

第一百三十三章　老年人的滋补法

养老滋补壮体之法，从功效、药物两方面进行讲述。

功效：延年益寿，健壮身体，端正五官，敏捷思维，壮阳生精。

药物：首先根据病原，要进行温缓泻疗法，若不进行泻下而直接滋补就如在污垢上染色，疗效较差。其后内服四甘露和五精方。五精方中，土之精华五灵脂，滋补肌肉；石之精华寒水石，滋补骨骼；木之精华红糖，滋补力气；花之精华蜂蜜，滋补气色；草之精华白酥油，滋补精气。侧柏子、杜鹃、麻黄和小白蒿四甘露冬季不干枯，谓之长寿滋补之药。

四甘露五精华油剂制作法：选优质寒水石，粉碎如大麦粒大小，水（五升水）中煮至剩一升，去杂质。用铁器里浸泡的五灵脂纯净汁半升，加四甘露（各半升）分别煮煎成浓汁，切记不可烧焦，各取一勺，加入三升红色黄牛奶调和煮煎，加新黄油四两搅匀，水分蒸发分离清浊之后，放入火中不会往外沸洒煎煮片刻。待凉不烫手时放到阴凉处，加红糖、蜂蜜（制）各一两搅匀。

上述六种药物中，如若要增强体力者加人参，如若要明目者加通经草，如若要增强胃火者加干姜，如若要壮阳者加蛙肉细粉，药物混合制成油剂，此是北藏医派创制。

秘药"塔嘎都唔"花色多种，以黄色为贵，像莲坐虎耳草，叶上有银色粉状物，性质油腻，根与羽叶千里光根相同，叶花旺盛时采集，阴凉处晾干。取两升加诃子一百颗、川楝子二十五颗、栀子两捧、掌参三捧、荜茇半捧与五灵脂、寒水石各二两及五甘露各二两四分一起粉碎，用无碱水（江河水十一升）煮煎，滤渣取汁加犏牛奶四升、犏牛黄油二两，煎煮浓缩，浓度达到能竖立勺子为度灭火。待凉再加诃子三颗、石榴、肉豆蔻、肉桂、荜茇、"塔嘎都唔"红花、光明盐九小勺、（优质）冰糖十斤，如若要增强体力者加手掌参和法药，如若要明目者加通经草等制成散剂。胃火旺者，清晨服药；胃火弱者晚上或午饭前内服一勺。坚持活动，注意不要劳累。饮食方面，按总滋补要求进食营养丰富的食物。巴达干、希拉偏盛者，则禁食肉类疗效为佳，或者用"塔嘎都唔"，具百药之功效，可祛除楚苏、希拉病。

手掌参，掌有五指为优质之说法，但无雄雌中性之说。可根据滋补之不同，分为雄雌，雄性掌参有短粗四指，雌性掌参有修长三指，男性用雌性掌参，女性用雄性掌参药效佳也。掌参有节者称为鬼参，有不可入药之说。具百药之功效（具足），故能强身生精。

金色诃子，功效有百种，能平衡三根。五种寒水石，功效有百种，能平息巴达干病。红糖，味甘，性重腻，能平息赫依病。上述诸甘露在体素平衡和相合时各等量，不平衡时（邪）酌情使用，制成鹿粪粒大小丸剂，每月上旬初一日服用甘露丸，服药期间要保持身心愉悦。药丸的加减功效为修身、健美、强壮、睿智、慧敏。

饮食调理：禁止食用蔬菜类、酸腐等不适宜身体的食物。

起居方面：禁止房事、劳累等行为，冷暖适度，适当活动以不出汗为度。

增补甘露精要八支秘诀医典，除一切病魔折磨嘎布日，断随时死亡之索利刃者养老滋补之治疗第一百三十三章结束。

参考文献

［1］内蒙古自治区中蒙医研究所. 四部医典（蒙古文版）. 呼和浩特：内蒙古人民出版社，1959.

［2］宇妥·元丹贡布. 四部医典（汉文版）. 上海：上海科学技术出版社，1987.

［3］白清云. 医学百科全书·蒙医学（蒙古文版）. 赤峰：内蒙古科学技术出版社，1986.

［4］蒙医学编辑委员会. 医学百科全书·蒙医学（汉文版）. 上海：上海科学技术出版社，1992.

［5］罗布桑. 识药学（蒙古文版）. 北京：民族出版社，1988.

［6］阿古拉. 蒙医传统疗术学（汉文版）. 呼和浩特：内蒙古教育出版社，2012.

［7］阿古拉. 蒙医传统疗术学（蒙古文版）. 呼和浩特：内蒙古人民出版社，2006.

［8］布和巴特尔. 蒙药手册（蒙古文版）. 沈阳：辽宁民族出版社，1995.

［9］奇玲，罗达尚. 中国少数民族传统医药大系. 赤峰：内蒙古科学技术出版社，2000.

［10］李时珍. 本草纲目. 北京：人民卫生出版社，1977.

［11］金玉. 蒙医药学注释大辞典. 赤峰：内蒙古科学技术出版社，2006.

[12]国家中药管理局《中华本草》编委会. 中华本草·蒙药卷. 上海：上海科学技术出版社，2004.

[13]青海省藏医药研究院. 秘诀学补遗. 北京：人民出版社，2015.

[14]乌仁图雅. 蒙医学蒙汉名词术语词典. 呼和浩特：内蒙古人民出版社，2015.

[15]内蒙古大学蒙古语文研究所. 蒙汉词典（修订本，蒙汉对照）. 呼和浩特：内蒙古大学出版社，1999.